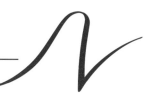

系統看護学講座

専門分野

成人看護学総論

成人看護学 1

小松　浩子　日本赤十字九州国際看護大学学長

井上　智子　国際医療福祉大学大学院教授

麻原きよみ　聖路加国際大学大学院教授

荒尾　晴惠　大阪大学大学院教授

雄西智恵美　大阪歯科大学特任教授

中村　光江　日本赤十字九州国際看護大学教授

矢ヶ崎　香　慶應義塾大学教授

医学書院

発行履歴

1968 年 7 月 15 日　第 1 版第 1 刷	1992 年 2 月 1 日　第 8 版第 4 刷
1969 年 8 月 15 日　第 1 版第 3 刷	1993 年 1 月 6 日　第 9 版第 1 刷
1970 年 1 月 1 日　第 2 版第 1 刷	1996 年 2 月 1 日　第 9 版第 6 刷
1972 年 9 月 1 日　第 2 版第 6 刷	1997 年 1 月 6 日　第 10 版第 1 刷
1973 年 1 月 15 日　第 3 版第 1 刷	2001 年 2 月 1 日　第 10 版第 7 刷
1976 年 9 月 1 日　第 3 版第 5 刷	2002 年 2 月 15 日　第 11 版第 1 刷
1977 年 2 月 1 日　第 4 版第 1 刷	2004 年 2 月 1 日　第 11 版第 3 刷
1978 年 2 月 1 日　第 4 版第 2 刷	2005 年 2 月 1 日　第 12 版第 1 刷
1979 年 2 月 1 日　第 5 版第 1 刷	2009 年 2 月 1 日　第 12 版第 8 刷
1982 年 2 月 1 日　第 5 版第 4 刷	2010 年 1 月 15 日　第 13 版第 1 刷
1983 年 1 月 6 日　第 6 版第 1 刷	2013 年 2 月 1 日　第 13 版第 5 刷
1986 年 2 月 1 日　第 6 版第 4 刷	2014 年 1 月 6 日　第 14 版第 1 刷
1987 年 1 月 6 日　第 7 版第 1 刷	2017 年 2 月 1 日　第 14 版第 4 刷
1989 年 2 月 1 日　第 7 版第 3 刷	2018 年 1 月 15 日　第 15 版第 1 刷
1990 年 1 月 6 日　第 8 版第 1 刷	2021 年 2 月 1 日　第 15 版第 4 刷

系統看護学講座　専門分野

成人看護学[1]　成人看護学総論

発　　　行　　2022 年 1 月 15 日　第 16 版第 1 刷ⓒ
　　　　　　　2024 年 2 月 1 日　第 16 版第 3 刷

著者代表　　小松浩子

発 行 者　　株式会社　医学書院

　　　　　　代表取締役　金原　俊

　　　　　　〒113-8719　東京都文京区本郷 1-28-23

　　　　　　電話　03-3817-5600(社内案内)

　　　　　　　　　03-3817-5657(販売部)

印刷・製本　三報社印刷

はしがき

　現代社会は危機の時代を迎えている。新型コロナウイルス感染症によるパンデミック，たび重なる自然災害，環境破壊，経済不況など，私たちは多重の危機状況下におかれている。たとえば，災害や新型コロナウイルス感染症は，直接的に健康危機をもたらすのみならず，避難生活や活動の制約，社会的孤立，経済状況の悪化など多様で複雑な社会的課題を生む。このような危機の時代を生きる大人は，自身の健康をまもり，生活や環境の変化に対応しつつ，日々仕事に従事し，将来への不安や脅威に立ち向かい，家族の幸せを求め懸命に働き家庭を築きまもっている。ときとして，重圧に押しつぶされそうになりながらも，それを切り抜け，困難を経験知としながら，さらなる課題につぎつぎに立ち向かう力を，大人はどのように身につけていくのだろうか。危機の時代にあっても，社会の一員として，次代を担う人々の幸福と安寧のためにどのように力を尽くそうとするのだろうか。

　成人看護学では，このような大人を対象に，その人にとって最適な健康を維持・促進するための看護援助を学ぶ。本書『成人看護学総論』は，成人看護学における基盤となる考え方や理論，援助方法論をまとめたものである。これらを学ぶことにより，大人を対象とする成人看護学全体の地図を手にすることができると期待している。「成人看護学総論」を学び，学習のための地図を手にした者は，具体的な看護を理解するための「成人看護学各論」について，より効果的に学習を進めることができる。

　『成人看護学総論』は初版(1968年)からこれまでに15回の改訂が行われ，時代や環境変化を反映した学習内容へと充実がはかられてきた。今回の改訂では，危機の時代を生きる大人の生活や生き方について，最新の情報やデータに基づき変動する社会生活や政策，医療システムの改革の動向を鮮明にとらえ，大人の健康状態や健康問題をダイナミックに理解できるようにした。大人の生活は時代とともにさまがわりしているが，とりわけ危機の時代の変化は目まぐるしく，そのことに影響を受けるであろう大人の健康問題も複雑性や多様性を増している。さらに，医療財政の建て直し，医療従事者不足や偏在化への対応のため，医療制度改革・医療システムの変革が近年大きく進められている。大人を包括的に理解するためには，大人の生活や健康に関する最新の動向をキャッチし，時代を生きる大人の健康生活を多角的にとらえる視点をもつ必要がある。このような背景から，大人の生活と健康に関する基本的な知識を理解の基盤としつつ，大人の多様な健康状態や健康問題に対応するための看護アプローチの基本的考え方や方法を学ぶことが重要と考えた。

　その円滑な理解のために，本書を「成人の生活と健康」「成人への看護アプローチの基本」「成人の健康レベルや状況に対応した看護」の3部構成とした。

　第1部「成人の生活と健康」では，まずは成人看護学の対象である「大人」について，変動する社会状況に対応しながら生活する姿を最新のデータや情報から概観できるようにした。そのうえで，生涯発達論や他者との相互性，また生活や仕事といった概念に基づいて大人の生活と健康を力動的に，論理的に理解することを目ざした。適切な看護アプローチを行うためには，対象理解が欠かせない。大人とはどのような人たちか，どのような健康問題をかかえるのかを学び，第2部以降の成人看護の実践の学習に取り組んでいってほ

しい。

第2部「成人への看護アプローチの基本」では，個々人の生活と健康に焦点を合わせ，その人らしくあることができるように看護するための，基本となる考え方や方法論について理解する。ここでいう看護アプローチは，個人のみならず，家族や社会におけるさまざまな集団を看護の対象としてとらえはたらきかけるものである。

第3部「成人の健康レベルや状況に対応した看護」では，大人に特徴的に，また共通してみられる健康状態や健康問題に対する看護を，健康レベル別や治療・医療システムの状況別の切り口でまとめた。あわせて，今回の改訂では，急性期看護や慢性期看護の解説で事例を活用し，より実践がイメージできるよう工夫をこらすとともに，治療・医療システムのさまざまな状況や患者の状態に対応するための理論や具体的な支援方法についても解説を加えている。第1部と第2部で成人看護学の基本を押さえたあとに，第3部で実践的な理論と支援方法について学ぶことで看護への理解を深め，今後の成人看護学各論の学習や，臨床能力の研鑽に役だててほしい。

上記のとおり，各部はそれぞれ関連することで学習効果をもたらすよう配置されている。その構成がわかりやすくなるよう，各部のはじめにイントロダクションを設けたので，成人看護学のなかのどの部分を学んでいるのか，確認するときに適宜活用いただきたい。

以上，『成人看護学総論』の学習のねらいを記した。本書によって，成人看護学の学習が深められることを願うものである。

最後に，今後ともさらに本書の充実をはかり，内容を継続的に洗練し，よりよいテキストの追求に努めたい。そのために，読者の皆様からの忌憚のないご意見をお寄せいただければ幸いである。

2021年11月

　　　　　　　　　　　　　　　　　　　　　　　　　　　　　　　著者ら

目次

第1部 成人の生活と健康

第1章 成人と生活

小松浩子

第2章 生活と健康

矢ヶ崎香・小松浩子

第2部 成人への看護アプローチの基本

第3章 成人への看護アプローチの基本

小松浩子

第3部　成人の健康レベルや状態に対応した看護

第4章　ヘルスプロモーションと看護

麻原きよみ

_{第5章} 健康をおびやかす要因と看護

井上智子

_{第6章} 健康生活の急激な破綻とその回復を支援する看護

井上智子・雄西智恵美

第7章　慢性病とともに生きる人を支える看護

中村光江

第8章　障害がある人の生活とリハビリテーション

麻原きよみ

第9章 人生の最期のときを支える看護

荒尾晴惠

第10章 さまざまな健康レベルにある人の継続的な移行支援

矢ヶ崎香・荒尾晴惠

第11章　新たな治療法，先端医療と看護

井上智子

第 1 部

成人の生活と健康

Introduction

　成人看護学を学ぶにあたって，まずは対象である成人，すなわち「大人」について理解しなくてはならない。第1章では，人の心身の発達と生活の視点から大人をとらえる。健康や病気に対する受けとめ方は個々人の考え方や価値観によって異なるため，その人がどのような生涯を歩んできたか，多様で変化の激しい社会のなかで，どのような生活を営んでいるかを知らなくては個別的な看護ケアはできない。第2章では，大人の生活を取り巻く社会や環境について幅広く学ぶ。刻々と移りかわる社会や環境の変動は健康にどのような影響を与えるのか，最新データや情報をつねに把握してほしい。また，健康にかかわる政策や制度など，生活と健康をまもりはぐくむシステムについて理解することも大切である。生活と社会という広い視座から大人を理解し，成人看護学の基盤を築いてほしい。

対象理解 → **成人看護の基本** → **成人看護の実践**

第1部
成人の生活と健康

第1章
成人と生活

第2章
生活と健康

第2部
成人への看護アプローチの基本

第3章
成人への看護
アプローチの基本

第3部
成人の健康レベルや状態に対応した看護

第4章
ヘルスプロモーションと
看護

第5章
健康をおびやかす
要因と看護

第6章
健康生活の急激な破綻と
その回復を支援する看護

第7章
慢性病とともに生きる人
を支える看護

第8章
障害がある人の生活と
リハビリテーション

第9章
人生の最期のときを
支える看護

第10章
さまざまな健康レベルに
ある人の継続的な移行支援

第11章
新たな治療法，
先端医療と看護

第 **1** 章

成人と生活

本章の目標

□ 成人看護学の対象である大人について，社会において生活を営み人生を歩んでいる生活者として理解する。

□ 人が心身ともに成長・成熟し，社会において一人前の大人となっていく過程について，生涯発達的な視点から学ぶ。

□ 大人の生活について，働くこと，生活を営むことに関する概念に基づいて理解する。

□ 社会の近年の状況変化を把握し，それが大人の生活にどのような影響を与えているかを学ぶ。

□ 大人は，人生を送るうえでおこってくる課題や予測しなかった事態に直面するなかで，どのように人生の意味を探求するかについて学ぶ。

　成人看護学が対象とする「成人」とは，身体的および心理・社会的に成長・成熟した人，すなわち「大人」である。大人の健康を維持・増進するための援助を行うには，まず，対象である大人への理解が不可欠である。では，大人になる，大人であるとは，個人的にはどのような体験なのだろうか。あるいは社会的にはどのような期待や役割を担うことなのだろうか。

　大人は，社会において人々が生活を営むうえで，中心的な責任を担う立場にある。本章では，人は社会生活の担い手となるべく，どのような生涯発達をとげ，どのように家族や社会の中心的な期待を担い，役割を果たしているのかについて学ぶ。また，大人として働き，生活を営むという体験を通して，それぞれの人がどのように人生の意味をさぐり，人生を充実した歩みにしていくのかについて学び，大人を看護することの意味・目的を理解する。

A 対象の理解——大人になること，大人であること

　大人とは，子どもと対比される言葉として，成年，十分に成長した人，一人前になった人という意味をもつ。年齢を重ね，心身ともに成熟・成長している人という意味とともに，社会において役割を果たし「一人前」だと認められることを含んでいる。考え方・態度に関しても，熟慮ができるようになることが期待されているといえるだろう。

1 生涯発達の特徴

　ここでは生涯発達についての基本的視点や要素を理解し，生涯発達の考え方から，人が，心身ともに成長・成熟し，大人になっていく過程をみてみよう。

1 生涯発達とは

● **発達**　人は生まれてから命を終えるまでつねになんらかの変化をとげている。その変化は連続的で，その人の命がつきるまで途絶えることはない。このように，人が時を重ねて変化をとげながら生きていく過程が，**発達** development である。

　発達とは，年齢を経るにしたがってあらわれる身体の発育といった量的な増大や生理的な変化（成長 growth）だけを示すのではない。その人がおかれている環境や社会，文化との相互作用を通して人間として**社会化❶**していく過程でもある。

　また，発達は，子どもから青年・成人期における上昇的な時期に限ることなく，全生涯において変化する過程である。身体および心理・社会的特性の変化の過程とその関係性を，発達という視点からとらえる必要がある。

　人は，どのように生きていくかを環境との相互作用のなかで選択し，自分らしく生きようとする。とくに青年・成人期には，生涯をかける仕事を考え，家庭を築くなど，選択を迫られる機会が増えてくる。これは，どう生きるかを自分に問いながら自覚的に生きているということであり，そのことが生涯を通して発達しているという実感につながる。

● **量的変化と質的変化の関係**　発達を考えるときには，身体的・生理的・量的な変化と，心理的・社会的・質的な変化がどのように関連し合っているかに焦点を合わせる必要がある。たとえば，青年期には，身体的成熟と性的成熟は，当人がとまどうほどの加速度的な身体的変化としてあらわれる。しかしそのことを当人がどのように認知し受けとめるか，あるいは性的な成熟がその人の所属する社会・文化においてはどのように期待され，その人にどのような影響を与えているかによって，その人の体験は異なってくる。つまり，発達は，身体的・心理的・社会的な変化のからみ合いとして体験することであり，それぞれの局面における体験はほかの局面と切り離してあるものではなく，個々人の統一ある全体としての体験なのである。

● **発達の方向性と順序性**　人間として生活するために必要な身体的・心理的・社会的な機能は，誕生してから連続的な分化と統合を繰り返して備わっていく（◉表 1-1）。また，人間の発達は，方向性と順序性をもった過程でもある。発達の方向性は，人が自分らしくよりよく生きていくことに向けられ，そのために個人の機能はより高次の構造化（より複雑で，より洗練され，組織化されたもの）へと向かう。その構造化の進展には一定の順序性がみられ，どの個人も遅速の差こそあれ，その順序に従う。

　こうした順序性は，同時に連続性をもって進んでいく。前の段階は次の段階への移行のために必要な段階であり，前段階での発達がとげられたうえで次の段階での発達がとげられていく。また，前の段階での課題が再吟味されるとともに自己についての新たな課題や方向性が検討される。したがって，1つひとつの段階がその人の発達に欠かすことのできない重要な意味をもつのである。

NOTE

❶社会化
　人間が，その属する社会の文化・価値観を取り入れていく過程をいう。

●表1-1 発達における分化と統合

分化	未分化で全体のなかでは十分に機能することのできなかった部分(身体的, 心理的, 社会的な部分すべてを含む)が, 各部分の機能を独自に果たしうるようになること。
統合	それぞれの分化が進むことにより, しだいに全体を制御する機構が発達し, 各部分間の協応が可能になること。
発達	個体と環境との経時的な相互作用を通して, さまざまな機能や構造が分化し, さらに統合されて, 個体が機能上より有能に, また構造上より複雑な存在となっていく過程。

　なお, 各発達段階において, 身体的機能や精神活動はつねに一定の速度で上昇・変化するわけではない。急速な時期と停滞・低減する時期とがあり, その時期は能力や機能, 人によって異なる。

2 発達段階・発達課題

　発達の過程は, 生涯発達の特徴を基盤にして, **発達段階**として理論化されている。それぞれの発達段階は構造的な意味をもち, 発達理論には, それぞれの研究者が発達をどのようにとらえるかという考え方が反映されている。ここではエリクソンの理論とハヴィガーストの理論を取り上げて説明する。

◆ エリクソンの発達理論

　エリクソン❶は, 精神分析理論を土台に, 自我とそのはたらきを社会・文化・歴史的状況の諸条件との相互作用のなかで把握し, その視点を軸にして発達論を構築した。エリクソンの理論の特徴は, 人間の生涯(ライフサイクル)を8つの段階に区分し, 第1の段階から第2の段階へ, さらに第3の段階へというように, 生涯の終わるときまで, 順序に従って徐々に発達が進んでいくという考え方(**漸成発達論** epigenesis)である(●図1-1)。漸成とは, 1つの項目が時間的・空間的に前の項目の上に生じるという概念で, ここでは, 順序を飛ばすことなく, 前の段階での課題達成の上に次の段階へと進んでいくことを意味している。

● **発達課題**　それぞれの発達段階には, 基本的信頼の獲得などの**発達課題**が提示されている。これは, 一連の技能と能力からなり, 個体が環境に対して支配力を増すことで獲得していくものである。すなわち, それぞれの課題は心理的発達を促し社会的期待にこたえるものであり, 将来の発達を導くような活動である。

● **発達危機**　人間は, 環境と切り離しては存在しえないものであり, 個人の発達的欲求と個人の生きている文化・社会からの期待・要請との間の葛藤と緊張のもとで生きている。発達の各段階において生じるこの緊張状態を心理・社会的危機(**発達危機**)という。直面した発達課題をいかに受けとめ, 自己の可能性のためにいかなる方向へ適応していくかは, 個々人によって異なる。前向きに受けとめ前進することも, 停滞や後退をすることもあるだろうし, 自分の可能性を広げていくこともあれば, 自分を見失ってしまう場合も

■NOTE

❶エリク=エリクソン
　Erikson, E. H.
　エリクソン(1902-1994)は, フロイト Freud, S. とアンナ=フロイト Freud, A. に師事し, 精神分析的自我心理学を展開した精神分析家である。アイデンティティ, モラトリアムなどの概念を提起した。

		1	2	3	4	5	6	7	8
老年期	Ⅷ								統合 対 絶望，嫌悪 英知
成人期	Ⅶ							生殖性 対 停滞 世話	
前成人期	Ⅵ						親密 対 孤立 愛		
青年期	Ⅴ					同一性 対 同一性混乱 忠誠			
学童期	Ⅳ				勤勉性 対 劣等感 適格				
遊戯期	Ⅲ			自主性 対 罪悪感 目的					
幼児期初期	Ⅱ		自律性 対 恥，疑惑 意志						
乳児期	Ⅰ	基本的信頼 対 基本的不信 希望							

○**図 1-1　エリクソンによる発達段階と心理・社会的危機**
それぞれの発達段階における発達危機は，「基本的信頼対基本的不信」というように発達課題の対立で示され，それぞれの危機の葛藤からあらわれる強さを赤字で示している。
（Erikson, E. H. ほか著，村瀬孝雄ほか訳：ライフサイクル，その完結，増補版. p.73，みすず書房，2001 による）

あるかもしれない。どの発達段階においても，発達課題への取り組みには，つねに危機的状況が包含されている。

　発達危機の解決とは，発達課題への取り組みにおける肯定的で望ましい面のみを強調し，否定的で望ましくない面を排除することではない。どちらの面も，ともに課題への取り組みの過程および結果として生じるものと考えられる。危機がどのような割合で達成されるかが，次の発達段階への適応にとって重要な意味をもつ。

◆ ハヴィガーストの発達課題

　教育学者として人間発達と教育の問題に取り組んできた**ハヴィガースト**❶は，乳幼児期から老年期までのライフステージを記述しながら，人間が健全で幸福な発達をとげるために各発達段階で達成しておくことが望ましい課題があることを指摘している（○表 1-2）。

　ハヴィガーストは，生活することは学ぶことであり，成長することも学ぶことであると考えており，個人が学ばなければならないもろもろの課題，すなわち生涯の発達課題は，われわれの社会において健全な成長をもたらすと

NOTE
❶**ロバート＝ハヴィガースト**
Havighurst, R. J.
　ハヴィガースト（1900-1991）は，アメリカの教育学者である。シカゴ大学で教育学の教授を務め，その研究は発達心理学の基本概念に大きな影響を与えた。

◯表1-2 ハヴィガーストの発達課題

発達段階	発達課題	
乳幼児期	• 歩行の学習 • 固形食を食べる学習 • 話すことの学習 • 排泄の学習 • 生理的安定の達成	• 性差と性的慎み深さの学習 • 社会的・物理的現実についての単純な概念の形成 • 両親兄弟の人間関係の学習 • 善悪の区別，良心の学習
児童期	• 日常の遊びに必要な身体的技能の学習 • 生活体としての自己に対する健康な態度の形成 • 遊び友達をつくって，うまく付き合う学習 • 男子・女子の区別の学習とその社会的役割の適切な認識	• 読み・書き・計算の基礎的学力の習得と発達 • 日常生活に必要な概念の発達 • 良心・道徳性・価値観の適応的な発達 • 個人的独立の段階的な達成・母子分離 • 社会集団や社会制度に対する態度の発達
青年期	• 両性の友人との交流と新しい成熟した人間関係をもつ対人関係スキルの習得 • 男性・女性としての社会的役割の達成 • 自分の身体的変化を受け入れ，身体を適切に有効に使うこと • 両親やほかの大人からの情緒的独立の達成 • 経済的独立の目安をたてる	• 職業選択とそれへの準備 • 結婚と家庭生活への準備 • 市民として必要な知的技能と概念の発達 • 社会人としての自覚と責任，それに基づいた適切な行動 • 行動を導く価値観や倫理体系の形成
壮年期	• 配偶者の選択 • 配偶者との生活の学習 • 第一子を家庭に加えること • 育児の遂行	• 家庭の心理的・経済的・社会的な管理 • 職業につくこと • 市民的責任を負うこと • 適した社会集団の選択
中年期	• 市民的・社会的責任の達成 • 経済力の確保と維持 • 10代の子どもの精神的な成長の援助 • 余暇を充実させること	• 配偶者と人間として信頼関係で結びつくこと • 中年の生理的変化の受け入れと対応 • 年老いた両親の世話と適応
老年期	• 肉体的な力，健康の衰退への適応 • 引退と収入の減少への適応 • 同年代の人と明るい親密な関係を結ぶこと	• 社会的・市民的義務の引き受け • 肉体的に満足な生活を送るための準備 • 死の到来への準備と受容

(Havighurst, R. J. 著，児玉憲典ほか訳：ハヴィガーストの発達課題と教育──生涯発達と人間形成. 川島書店，1997 より作成)

とらえている。発達課題は，原則として平均的な一定期間内で学習されることが望ましく，それぞれの発達課題はその年代の人たちの興味や関心を引きやすいものになっている。しかし，発達課題は社会の大多数の人が正しいと信じる社会通念や文化的な要因などに影響を受けるので，絶対的なものではないことを忘れてはいけない。

2 各発達段階の特徴

発達段階のとらえ方には諸説ある。本章では，大人の発達段階を，①子どもから大人になる移行期である青年期，②家庭および社会の担い手となる壮年・中年期，③熟年から人生の有終へと向かう向老期，の3つの特徴的な段階に区切って説明する。

1 青年期—大人になること

　青年期とは，子どもから大人へと心身が成熟していく時期であり，さまざまな責任を担う立場になるための準備段階である。子どもとしての心身の安定をくずすような加速度的な成長（**スパート** adolescent spurt）がみられ，性的成熟，大人としての心理的・社会的成熟に達する。一方，このような急激な心身の成熟に伴って身体的不均衡や心理・社会的不安定性が生じる。さまざまな意味で，一生のうちで最も危機をはらむ状態にあるといえる。

　次にあげる**事例❶**を通して，青年期の発達の特徴をとらえてみよう。

事例❶

　香織さん，18歳，女性。東京都内の私立高校3年生。両親（父親はコンサルタント会社経営，母は専業主婦），中学3年生と中学1年生の弟と同居。

　幼少のころより家の手伝いをし，弟のめんどうをよくみ，成績もトップクラスであった。中学・高校ではバスケットボール部に所属し，元気いっぱいに日々を過ごしていた。

　高校2年3学期に受験のために部活を引退し，その後2か月余りで5kg体重が増加した。久しぶりに会った中学の友人から「太った」と言われショックを受け，夏休みにダイエットを始めた。間食を控え，主食を減らしたところ体重が6kg減少した。着られなかった9号サイズの服が着られるようになり，食欲をコントロールできたことで充実感を得られた。2学期になって登校すると，友人が羨望（せんぼう）のまなざしで自分を見ているのに気づいて内心とても得意で，食事の量をさらに減らした。

　2学期のはじめに，進路決定の三者面談があり，本当は文学部志望であったが，親の強い意見を受け入れ薬学部に進学することにした。英語は得意であったが，数学や化学は苦手で，勉強へのやる気が徐々になくなっていった。食欲をがまんしてなにかに打ち込んでいるときは「強い人間」になれた気がして，そのときだけは勉強に取り組むことができた。

　体重はさらに5kg減少し40kgを切り，生理も不順になった。夜，勉強に取り組もうと机に向かうが，気持ちばかりがあせり，時間が過ぎ去るばかりであった。朝の目ざめがわるく，立ち上がるとめまいがして学校を休む日もあった。母親は，香織さんのからだを心配する一方で，受験勉強に遅れがでるのではないかと，あせりも感じていた。

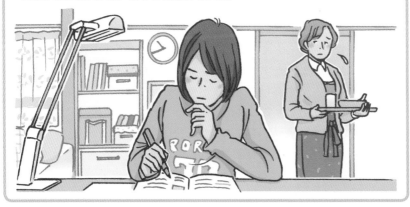

　この事例の香織さんは，生涯発達の過程で，どのような発達危機を体験しているのだろうか。

　青年期における「自分がこれから生涯をかけるべきものはなにか」「自分はどのように生きていこうとしているのか」という，自己のあり方への問いかけは，自己をいきいきと躍動させる希望や夢をはぐくむ。そして，現実的吟味と時間的展望を備えた青年期に，同一性（自己同一性，● 12ページ）の獲得という発達課題を達成する過程で，希望や夢は確かな自分への忠誠心へとつながっていくといわれている。

　香織さんはこれまで，クラブ活動という仲間との連帯感のなかで躍動し，悩みつつも自分のあり方を確かなものとしてきたと考えられる。しかし，受験を目前にし，自分ひとりで，「自分は何者であるのか」「どうありたいのか」という，自分への根本的な問いに答えていかなければならなくなった。親からの期待を自分の期待とおきかえてみても，自分自身の固有な特徴への気づき，現在の自分がなんであるのか，そして将来の自分がなんでありたいのかへの気づきは，確かな実感としてはもてないだろう。それはまた，それまで期待されてきた自分のあり方とこれからの自分のあり方とをいかに統合し，どのように一貫した自分という存在を確認するかという過程でもある。

　香織さんの場合，困惑や葛藤のなかで，自分の確かさをつかめるのは，他者の目を通した理想像でもある「やせた自分」であり，その理想的な自分を追い求めようと努力することで自分をなんとか保とうとしていると考えられる。

◆ 身体の発達

● **成長のスパート**　前述したように，青年期の身体発達の特徴は，スパートとよばれる加速度的な成長である。個人差は大きいが，外観（身長・体重・胸囲などの身体発育）の変化や，身体的能力（神経機能，筋機能，呼吸・循環機能など）の増強が生じる。身体的能力の増強に伴い，作業能力・運動耐久力（最大酸素摂取量）の向上がもたらされる。さまざまなスポーツや活動への参加は，このような能力をさらに増進する機会となるだろう。

　一方，急激な成長と活発な活動は，青年の栄養必要量の増大をもたらす。進学準備などで突然クラブ活動を中止し，一方で，それまでと同様の食生活をしていると，基礎代謝は低下しているわけであるから体重増加につながることもある。

● **第二次性徴**　もう1つの身体的発達の特徴として，**第二次性徴**の発現があげられる。性腺と性器の成熟には性ホルモン（テストステロン，エストロゲン，プロゲステロン）がかかわっており，これらはフィードバック機構により調節されている（● 図1-2）。第二次性徴とは，この性ホルモンの分泌による性腺・性器の成熟の結果，女子では乳房の肥大，体毛の発生，初経，男子では変声，体毛の発生，射精能力の獲得など，生殖機能の完成にいたることをさす。第二次性徴に伴う心理・社会面の変化としては，男女の性役割意識，男らしさ・女らしさの自覚がおこる。

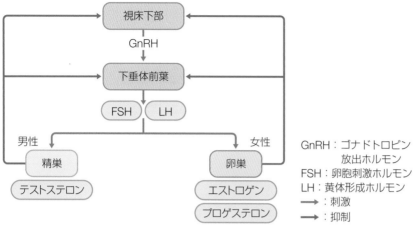

◎図1-2　ホルモンと性ホルモンのフィードバック機構

　第二次性徴の評価法として，タナー Tanner, J. M. による段階評価が広く用いられている[1]。思春期の開始は，男子では精巣容積が3〜4 mL となったとき，女子では乳房がタナー2度（乳房・乳頭がややふくらみ，乳頭輪径が拡大）となったときとされており[2]，わが国の平均的な思春期開始年齢は，男子では平均年齢11歳6か月[3]，女子では平均9歳9か月[4]という報告がある。

●**発達加速現象・成熟前傾現象**　このような青年期の身体的発達が，世代が新しくなるにつれて促進されることを**発達加速現象**という（◎図1-3）。そのうち，初経・精通などの性的成熟や心理的変化がより早く生じる現象を，**成熟前傾現象**という。

●**運動能力や体力の変化**　身体発達は早まっているのに対し，近年の青少年の体力調査によれば[5]，現代の親世代が青少年であった時代に比して，現在の青少年の運動能力や体力は低い水準にある。その背景として，遊びやスポーツへの取り組みの減少，環境変化（遊び場の減少，生活時間の変化，情報の質と量の変化，受験など）があげられている。

◆ 心理・社会的発達

■ アイデンティティの確立

　青年期における自己への気づきは，心理的発達をとげていくうえでむずかしい課題を提示すると同時に，発達のステップをふむ原動力にもなる。青年期の心理的発達の特徴の1つに自己意識の高まりがある。青年期は，自己に関する問題に敏感であり，自分の進むべき道の選択に迷ったり，悩んだりする。そして，自分の前に選択の可能性と未経験な世界が広がっていることに

1）Tanner, J. M.：*Growth at adolescence, 2nd ed.* pp.1676-1689, Blackwell, 1985.
2）日本小児内分泌学会編：小児内分泌学．p.171，診断と治療社，2009．
3）Fujieda, K.：Pubertal development of growth and maturation in Japanese. *Clinical Pediatric Endocrinology*, 2(Suppl 3)：7-14, 1993.
4）田中敏章：健常女児の思春期の成熟と成長．日本成長学会雑誌 12：3-9，2006．
5）スポーツ庁：令和2年度体力・運動能力調査報告書について．2021-09（http://www.mext.go.jp/sports/b_menu/toukei/chousa04/tairyoku/kekka/k_detail/1421920_00003.htm）（参照 2021-10-28）．

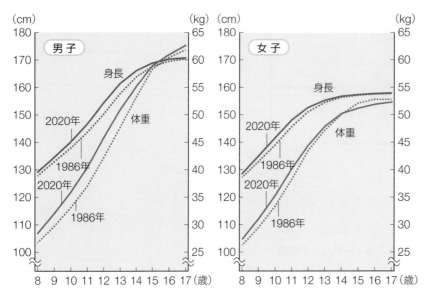

◎**図1-3　青年期における身長・体重の推移（1986年と2020年の比較）**
（「令和2年度学校保健統計調査」による）

気づく。そのなかで，「自分の本当にしたいことはなにか」「自分はどういう人間なのか」という問いが繰り返される。

　こうした取り組みは，多かれ少なかれ葛藤や不安を生じるものでもある。心理的動揺を体験しつつ，それを上まわる確かな自己評価と自尊感情に基づくアイデンティティが確立されていくことが青年期の心理的発達においては重要である。

● **アイデンティティ**　**アイデンティティ** identity（**自己同一性**〔**自我同一性**〕ego identity）は，エリクソンにより提唱された臨床心理学の概念である。アイデンティティは2つの面をもち，第一は，自分が自分として生きているという主体的・実存的・生命的な意識であり，第二は，自分というものが内的な本質において，社会とある共通の基盤をもっているという意識，つまり，社会との本質的一致の内的感覚である[1]。

　自分が他者とは違う唯一の存在であることを確かなものとするためには，自分の特徴（性格・自己像・能力など）を明確化する必要がある。将来の目標をつかみ，他者（親や社会など）の期待に引きずられることなく，自分で現状や未来を統制する力に気づいていかなければならない。そのため，青年期には，同じ考えをもつ人々に自己を同一化したり，社会的環境に適応する能力や手腕を選んだりしながら，自分らしさや自分の大切にしているものを明らかにしていく。

● **混乱や動揺を体験する**　アイデンティティを形成する過程では，一時的なものではあれ混乱や動揺を体験する。「いったい自分はなんのために生きているのか」「なにを目ざして生きていこうとしているのか」という自分へ

1）日本保健医療行動科学会監修：保健医療行動科学事典．pp.2-3，メヂカルフレンド社，1999.

の根源的な問いは，それまでにつちかってきた自信をくつがえし，それに
よってあやふやであいまいな自分にやりきれなさを感じ，不安といらだちに
さいなまれるかもしれない。混乱やいらだちのなかで他者の期待や要求に応
じて自分の進むべき道を決めたとしても，それは自己確認を伴うものではな
い。この状態では，自分自身についてのどのような見解にも確かさを得るこ
とができず，自分自身に関して意味のある決定をする能力を有しているとい
う自信をもつことができないだろう。

● **忠誠**　エリクソンは，青年期に獲得する強さの1つに忠誠 fidelity をあげ
ている。葛藤や混乱に直面しながらも，自分が何者かという認識や意味を確
かなものにしていければ，人は人格的活力としての忠誠心を身につけるよう
になる。ここでいう忠誠心とは，みずからが選んだものに誠実に打ち込む態
度を意味する。この能力は，みずから選んだイデオロギー（思想・考え・価
値観など）や仲間集団へおびただしいエネルギーを投入するなかで得られる
ものであり，それは人格の組織的形成につながり，アイデンティティをつち
かうものともいえる。

■ 時間的展望

● **時間的展望の拡大**　青年期における心理的発達の過程におけるもう1つ
の特徴は，**時間的展望** time perspective の拡大である。時間的展望とは，「あ
る与えられた時に存在する個人の心理学的未来および心理学的過去の見解の
総体」と定義される[1]。子どもの時代には，一瞬一瞬の興味と関心によって
その場その場の行動目標や達成動機を追うような生き方がなされる。しかし，
青年期には，アイデンティティ形成に取り組むなかで，現在が孤立した時間
の断片ではなく，過去によって必然的にこのような自己が育ち，未来によっ
て予測的にこのような自己になっていくだろうという，自己の連続性の実感
が強くなる。そして，未来の希望的存在としての自分を追い求め現在の努力
を続けたり，いまある苦難を未来の喜びのために引き受けることができるよ
うになる。

　こうした時間的展望の拡大には，認知機能の発達が関与している。子ども
は具体的要素の比較や関連づけによる思考（具体的操作思考）を行うのに対し，
青年期には，具体的要素をみなくても，言語的表示（言語的説明，思索など）
や類推だけで問題を解決する能力や，演繹的仮説検証❶（仮説演繹的思考）に
よる思考力，比喩的な意味を認識する能力へと認知機能が発達してくる。

● **時間的展望の機能**　時間的展望の機能は，次の3つにまとめることがで
きる。

（1）行動の動機づけ的機能：人生の目標の構造によって時間的展望は構成さ
　　れる。時間的展望は，個人がなにをしたいかという欲求と，個人がなに
　　をどのようにできるかという認知とが統一されたものであり，行動を引
　　きおこしたり，維持したりという，さまざまな動機づけ機能をもつ。

（2）人格的機能：個人の生を意味づけたり，時間という観点において，自己

□ NOTE

❶演繹的仮説検証

　一連の仮説を立てて，そ
れを検証すること。ピア
ジェ Piaget, J. によれば，児
童期は目の前にある現象に
ついて思考できる具体的操
作期にあるが，11〜15歳
ごろになると実際にはお
こっていないことがらで
あっても「もし〜ならば，
〜になる」と思考できる形
式的操作期に移行するとさ
れている。

---

1) Lewin, K. 著，猪股佐登留訳：社会科学における場の理論，増補版. p.86，誠信書房，1979.

を再編成したり，人格を統合したりする機能をもつ。

（3）共同化機能：個人間の行動を調整し，共同化のための手段としてはたら
　く機能がある。

　このような能力は，アイデンティティの危機に直面している青年にとって，
現実だけでなく，自分の過去や未来を現在とつなげて，みずからのおかれて
いる意味を問い直す力のみなもととなるだろう。それにより，昨日の自分と
今日の自分が同一であるという連続性の意識の獲得が可能となる。また，時
間的展望の共同化機能により，自分の未来や過去だけでなく，家族や社会全
体の未来や過去を考え，社会形成の主体者として育っていくことに力を注ぐ
ようになる。

▍相互性の視点からみた発達

● **異世代との相互作用**　青年期の心理・社会的発達の理解のためには，個
人の発達過程だけでなく異世代の人との相互作用について探究することが重
要である。青年のアイデンティティ形成の課題に対して壮年・中年世代がど
のように関与しているか，あるいは，青年が成熟した大人との相互作用のな
かで求められる期待や要請をどのように受けとめるかは，青年・大人双方の
発達課題への取り組みに影響する。

　各人の発達段階には，特有な重要他者との関係性が大きな影響を与える。
たとえば，乳児期の親子関係では，子どもは母親や父親から寄せられる愛情
を感じとり，彼らの心のなかに愛着を形成させ，相互交渉をおこさせるよう
なコミュニケーションパターンを喚起する。親は子どもの求めるものを与え
る手段を発達させ，関係を調整する。このような相互調整的関係がうまくい
く場合，親子はくつろいだ相互性を獲得することになる。

● **両親との関係**　それでは，青年は異世代との関係においてどのような相
互性を獲得するのだろうか。青年にとって重要な生活空間は，家庭・学校・
地域社会であり，そこで青年は親や教師などのさまざまな大人と相互作用を
行っている。なかでも親との関係は，青年にとって最も身近で愛着や親密性
をもつものである一方，大人になるための親からの自立，心理的分離という
葛藤を含んだものでもある。

　異世代との相互性については，さまざまなモデルが提示されているが，そ
の葛藤を統合したモデルとして，ホワイト White, K. M. らは，青年期から初期
成人期までの両親との関係の過程を6つの段階として提示した[1]（●表1-3）。
このなかで，両親から分離し個性化をとげる段階・過程において，両親との
関係について再び目を向け，両親の視点を獲得し，やがて仲間のような相互
性を形成するようになる，としている[2]。この過程では，過去の両親との課
題（親の過度の支配や親に対する過度の理想化など）を解決し，親との相互性
を通して自己を位置づけ直す作業が進められる。

1）White, K. M. et al.：Young adults and their parents：Individuation to mutuality In Grotevant, H. D. & Cooper, C. R.（Eds.）：
　Adolescent development in the family. Jossey-Bass Inc. Publishers, 1983.
2）平石賢二：青年期の異世代関係. 落合良行・楠見孝編：自己への問い直し——青年期（講座生涯発達心理学4）. p.136, 金子
　書房，1995.

○ 表1-3　子どもと両親との関係の発達段階

1．個性化の段階	子どもは両親から分離した自己を強調する。子どもはしばしば自分が正しく，両親が間違ったもの，自分は時代に合っているが両親は古いものとしてみなす。子どもは多くの「私」の陳述を用い，自分が現在，成長している存在であることを強調している。
2．個性化に関係の視点が加わる段階	子どもは両親との関係において自分が寄与しているという視点をもつ。たとえば，ものごとを引きおこし，心配の原因となっている自分自身の過去の役割をみるなど。しかしながら，両親についての視点は単に自分との関係におけるものであり，分離した自律的な大人としての両親の視点ではない。
3．個性化に両親の視点が加わる段階	子どもは両親の立場に身をおき，両親の目でものごとを見る能力をもつ。
4．個性化に相互的な視点が加わる段階	個性化された子どもは，両親の視点を十分に発達させており，両親が自分たちを1人の個人としていかにながめているかということについてのはっきりとしたイメージをもっている。両親は，子どもがアドバイスを与える者であり，ケアしてくれる者，自分自身の意見をもっている者であることを理解できている。しかしながら，子どもと両親とが互いに仲間のようにふるまう事実はほとんどない。
5．相互性の始まりあるいは実用段階	仲間のような相互作用の事実がみられ，互いに個別の人間としてみなしている。しかし，互いの相互作用は最近のものか，あるいは安全で表面的な領域に限定されている。
6．完全に仲間のような相互性の段階	

（平石賢二：青年期の異世代関係．落合良行・楠見孝編：自己への問い直し——青年期＜講座生涯発達心理学4＞．p.136，金子書房，1995による，一部改変）

■ 心身発達のからみ合い

● **心身発達のからみがもたらす不調和**　青年期の発達は，心理的要因と身体的要因，それに人間関係や社会的役割などの環境的要因が，複雑にダイナミックにからみ合うなかで進展する。

　たとえば，身体的成熟としての第二次性徴はすべての青年に生じるものであるが，それに伴う心理的反応は，個々人により異なる。乳房のふくらみや初経は，女らしさをみとめる肯定的な感情と受けとめられる一方で，身体の成熟に対しておそれやとまどいを生む。女らしさを備えていくことへのおそれや罪悪感などの否定的な感情が強い場合は，身体的成熟という現実の変化と女らしくなってきた自己の身体へのイメージ（ボディイメージ❶）が自分のなかで不調和な状態として体験され，自分らしさが揺るがされ，とまどいや自尊感情の低下をもたらすこともある。

● **社会・文化による影響**　心身の不調和な状態は，身体成熟が社会・文化にどのように受けとめられるかにも影響を受けることがある。第二次性徴に伴う身体的変化について，それが訪れる時期がほかの者よりも早い場合には「早熟」な子として，身体的成熟が遅い場合には「おくて」な子として，周囲からみられたり扱われたりする。このような社会的比較，すなわち社会の大多数の者との違いの認知は，青年期にさまざまな心理的影響をもたらす。

● **社会悪の脅威**　青年期では，先に述べたように加速度的な成長（スパート），アイデンティティの危機から，身体や心の不調和な状態，将来への漠然とした不安，焦燥感などに陥りやすい。そのために，自分が頼りとする何者かに全幅の信頼をおいてしまったり，焦燥感や空虚感を埋めてくれる快感に心を奪われる危険性がある。たとえば，覚醒剤や大麻などが青少年を中

□NOTE

❶ボディイメージ

　自己概念の一部であり，身体的魅力・外観に対する自己知覚や，自己の身体に対するポジティブあるいはネガティブな感情など，自己の身体についてもっているイメージである。思春期の身体的成熟を契機に，自己のからだへの注目が促されるが，青年は社会において他者から与えられる評価や反応というフィルターを介して，大人になろうとしている自分の身体に対するイメージをもつ（○治療によりボディイメージに変化をきたした人への援助については，231ページ）。

心に濫用される状況がある[1]。社会悪の脅威と自身の健全な生活をまもるための生活習慣・生活信条を形成することの重要性について認識を促していく必要がある。

◆ 発達の統合的な視点としてのセクシュアリティ

　生涯発達の身体的・心理的・社会的側面における各体験は，それぞれほかの側面と切り離されているものではなく，個々人の統一ある全体としての体験といえる。第二次性徴を契機とした青年期の性的成熟と心身発達のからみ合いは，発達の統合的な体験である。この体験について，セクシュアリティという観点からみてみよう。

●**セクシュアリティ**　セクシュアリティ sexuality という言葉は，1964年に全米性情報・教育協議会の創設にあたり，人間の性 sex をセクシュアリティという包括的な概念としてとらえようと提唱したのが始まりとされる。その中心メンバーの1人，カーケンダール Kirkendall, L. A. は，セクシュアリティを人間対人間の相互関係すべてに含まれるものであるとし，「セクシュアリティでは人間の身体の一部としての性器や性行動のほかに，他人との人間的なつながりや愛情・友情・融和感・思いやり・包容力など，およそ人間関係における社会的・心理的側面や，その背景にある成育環境などをもすべて含むべきである」[2]としている。つまり，セクシュアリティは，性を人間の生物学的な側面のみでなく，心理・社会的側面からも包括的・全体的にとらえた概念である。これは人間関係の基礎であり，人々の日常生活に深く関係している。

●**性役割の認識**　青年期における性的成熟は，急速な性器の発育や性機能の成熟，性衝動の高まりや性反応の発現をもたらす。性衝動や性反応は子どもを産むための身体的機能が準備されたことを意味するが，それがすぐに結婚や出産に関係した性役割の認知につながるわけではない。自分が男性として，女性として，どのような役割をそれぞれの性にふさわしいものと認識し，行動として見つけていくかは，単に生理学的な性の成熟のみならず，その人が所属する家族や社会との相互作用のなかで，社会化（◯5ページ）という学習によって獲得される。たとえば，乳房の発達が，大人の女性になるサインとして仲間にみとめられたり，あるいは魅力ある女性のイメージとして異性から見られたりすることが，女性としての自己のありようを認識する機会につながる。

　性別に応じて期待される役割は，結婚や出産などの経験を通してさらに拡大する。母親となった女性・父親となった男性は，子どもとの愛着形成をはかり，子をまもりはぐくむ母親・父親役割を身につけていく。

●**性行動**　性衝動や性反応によっておこる性行動は，直接的には性的接触や性的行為をさす。それらの行為は個々の人間の思考や感情に影響を受ける

1）薬物乱用対策推進会議：第五次薬物乱用防止五か年戦略. 2018-08（https://www.mhlw.go.jp/stf/houdou/0000168553_00001.html）（参照 2021-10-01）.
2）Kirkendall, L. A. 著, 波多野義郎訳：現代社会における性の役割. 現代性教育研究(1)：133, 1972.

ものであり，相手への思いが関与してくる。また，社会化の過程で青年に期待されている性役割は，個々人の性行動になんらかの影響をもたらすだろう。社会的に，受け身的でやさしいという女性としての役割を期待されてきた人は，性行動もまた受け身的なものであるかもしれない。

● **性的存在としての自己**　セクシュアリティのそれぞれの局面は互いに関連しており，その全体的，統合的なあり方として性的自己が形成される。青年期は，身体的成熟を契機として，性的存在としての自己を意識しはじめる時期である。性的存在のありようは，イメージとしてだけではなく，性的接触や性行為などの性行動の体験や，それぞれの性にふさわしい役割を果たすことを通して，他者とのきずなを結ぶことにより確かなものになっていく。親と子・異性間・仲間などとのきずなを結び深めることで，愛情・友情・融和感・思いやり・包容力など他者との一体感を希求する性的自己同一性を獲得し，社会のなかで生きていくことの喜びや意義を見いだし，性的な存在として自己実現をとげていく。

2　壮年期・中年期 ── 大人であること

● **壮年期**　青年期という人生の波乱の時期に自分についての気づきを深め，求め歩むべき方向性を見いだした人は，**壮年期**を迎えると，そのことにエネルギーを投入し，課題を切り抜けていく。それにより生きていく活力と生活機能を広げ，より成熟した人間性を発達させる。いわゆる働き盛りの時期にある 20 歳代後半から 40 歳代がこの時期にあたり，仕事の成就，社会参加，家庭の形成と維持にエネルギーが注がれ，これらの人生上の大きな課題に直面して生きていく過程で，自己をさらに拡大・発展させる。

● **中年期**　40 歳代後半から 60 歳代の**中年期**には，壮年期からの生活機能の充実がピークに達し，家庭においても社会においても，実質的な働き手・担い手としてさまざまなものを生み出し，その発展と完成を目ざして努力し，また責任をとろうとする時期である。同時に，忍び寄る心身の衰えや自己の発達の停滞と先行きへのとまどいを感じたり，退職や子離れなどによりこれまでにつちかった社会的な地位や役割が変化する時期でもある。こうした身体や心の移ろいは，態勢を立て直し，もう一度自分というものを見つめ，自分なりの人生後半の生き方を見いだす機会にもなる。

　次の**事例❷**を通して，中年期の生涯発達の特徴をとらえてみたい。

事例❷

　高山さん，53 歳，男性。都内の電気部品メーカーの営業課長。妻（専業主婦），長男（高校 2 年），次男（中学 3 年）と同居。

　高校・大学を通じて柔道部に所属し，体力・健康には自信があった。5 年前に現在のポジションにつき，年々忙しさが増してきた。車での営業は東京都内から福島県にわたり，早朝から夜遅くまで車で走りまわり，その合間に部下にも指示を出すという多忙な毎日を送っていた。ここ 2〜3 年の定期健康診断では，肥満（現在は体重 82 kg，身長 164 cm）と高血圧（166／96

mmHg）を指摘され，血圧のコントロールのために減量を試みては，忙しさのなかでいつの間にかあきらめている状態が続いていた。

　このところ取引先とのトラブルが続き，責任者である高山さんはその事態の収拾にあたっていた。人一倍責任感が強い高山さんだが，妻には，「やってもやっても終わらないんだよ。あちこちをまわって気がつくと夕方で，それからまた会社で対応に追われ，まったく心休まることがない。食事も夜中近くになって酒と一緒にかき込んでいる感じだ……」とこぼしていた。休日もほとんど接待ゴルフなどでつぶれ，ゆっくりと身体を休めたことは，ここ数年正月休み以外にはない。1か月ほど前より疲れがひどく，帰宅後はベッドに倒れ込むように寝入るが目ざめがわるく，疲れがどんどん積み重なっていることが自分でもわかっていた。妻が心配して，「少し会社を休めないのかしら。休めないとしても，せめて健康管理の先生に相談してみたら……」と話したが，高山さんは「こんなことぐらいで休んでいたら，がんばっている部下のみんなに申しわけがない。俺が疲れた顔なんかしていたら，示しがつかないんだよ」と話していた。高山さんは同僚に，「仕事もこのところうまくいかないし，家では，次男の受験が近づいており，妻はピリピリしている次男の世話に手を焼いており，まったく心休まることがない」と，疲れた顔で話していた。

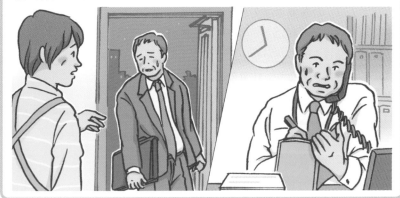

　高山さんは生涯発達の過程で，どのような発達危機を体験しているのだろうか。

　高山さんは仕事上でも家庭生活においても周囲からのさまざまな要請に対応し，その責任を忠実に果たそうと懸命に生活している。仕事の実質的な実務と責任は中間管理職である高山さんの肩にかかっており，顧客と企業の間，また上司と部下の間の軋轢（あつれき）や葛藤で，板ばさみの状態にある。人一倍責任感の強い高山さんは，積み重なる責任と負担を1人でかかえ込んでいる。かかえ込んだ問題は努力を重ねてもたやすく思いどおりの方向に進んでいくものではないから，自分や周囲に対して徒労感や無力感をおぼえているのではないだろうか。

　責任を遂行するために無理を重ねてきた身体にもまた，肥満や高血圧という身体症状があらわれている。疲労の蓄積により身体のはたらきも予備力をこえ，生命をおびやかす危険性をはらんだ過労の状態をきたしていると考えられる。若いころのエネルギー満ちあふれる頑強な身体ではなくなっている

ことを，高山さん自身も痛いほど実感しているだろう。家族もまた，それぞれが直面している課題に立ち向かっている最中にあるが，高山さんは逼迫(ひっぱく)した状況に思いを寄せるだけのゆとりはもち合わせていないようだ。

　高山さんの生きるためのたゆまぬ努力は，孤軍奮闘というかたちではなく，ともに働く人々やともに暮らす人々の相互性が成立するなかで，自分にも周囲にも生きたエネルギーとして生み出されるものと考えられる。社会のなかで多様な立場や価値観にある人々との相互性は感情のいき違いもありうるし，思いどおりの成果を生むわけではない。その過程での葛藤や軋轢，矛盾は発達のマイナス要因ともいえるが，それはまた新たな自分を見つけだし発達を促進する要因にもなりうる。

◆ 身体の発達

● **壮年期の身体的変化**　壮年期には，それまでにピークに達した身体の発育・成長が，その完了と同時に多くは衰退へと向かいはじめ，加齢による変化(老化現象)が始まる。外観は，性的成熟に伴って，男性はがっしりとたくましく，女性は豊かに成熟した安定感を増す。自分から見ても他者から見ても，容姿は青年期に比べて大きな相違があるようには思えないだろう。しかし，身体機能・運動機能は，30歳時を100％とした場合，軒並みに低下してくる。運動能力では瞬発力や持久力・敏捷(びんしょう)性の低下がおこり，作業能力は30歳代後半まで増加するが，それ以降は低下する傾向にある。

　しかし，壮年期では予備力が保持されているため，目に見えて体力の減退などを実感するまでにはいたらないだろう。日常の多彩な役割を果たしている充実感や生きているという活力がみなぎっている場合は，とくに体力の減退や身体の変調に気づいたりすることは少ないと考えられる。

● **中年期の身体的変化**　中年期では，明らかな身体的変化があらわれ，中年期独特の外観の変化がおこりはじめる。毛髪の減少や白髪，皮膚の弾性の低下，脂肪組織の配分の変化など，いわゆる老化のきざしがみえてくる。

　身体機能のうち，心血管系では心臓の弾性力の低下，心筋線維の膨化，弁膜の硬化，血管壁のカルシウム・コレステロールの沈着，膠原(こうげん)線維の増加などによる伸展力の減少から，心拍出量・心拍数が減退し，心血管系の予備力が低下してくる。ただし，有酸素運動といわれる持久性運動を行うことなどで，運動時の最大酸素の取り込みが維持され，持久力と全身の活動予備力が保持される。生活のなかに意図的に運動を取り入れることにより，加齢に伴う身体機能の低下の速度や程度をくいとどめる可能性がある。

　また，中年期では感覚機能の低下もおこってくる(●表1-4)。視機能では，視覚調節力の低下(水晶体の弾性低下)，読字速度の低下が進行する。聴力低下は，聴覚に関する感覚受容器や神経系の機能低下や硬化に伴っておこるものである。中年期以降，加齢が進むと周波数の高い部分を感受する線維の萎縮(しゅく)による聴力の低下がおこる。平衡機能は，下肢の筋力，神経系の反射，深部感覚，三半規管などの機能の統合としての指標であるが，50歳ごろから著明な低下をきたしてくる。

◖表 1-4　成人期の感覚機能の変化

20〜30 歳ごろ	視覚	およそ 10 歳ごろに水晶体がかたくなるにつれて，その後調整力が一貫して減退していく。
	聴覚	高い周波数の音に対する高さの弁別が減少しはじめる。
	味覚・嗅覚	顕著な変化はみられない。
35〜65 歳ごろ	視覚	40 歳を過ぎると，鋭敏さが急に減退する。明暗の変化に対する適応に時間がかかる。
	聴覚	50 歳までの音の高さに対する弁別力が一貫して減少していく。
	味覚・嗅覚	味覚の衰えが始まる。
60 歳以後	視覚	まぶしさに敏感になる。目の疾病が増加して失明したり，部分的な失明にいたることがある。
	聴覚	70 歳を過ぎると音の高さの弁別力が極度に低下するため大きな音が必要となる。
	味覚・嗅覚	70 歳までにおよそ 2/3 の味覚が失われる。

(Newman, B. M. and Newman, P. R. 著，福富護訳：生涯発達心理学——エリクソンによる人間の一生とその可能性．新版．p.454，川島書店，1988 による，一部改変)

◆ 心理・社会的発達

　社会において一人前とみなされる年齢になると，人は家庭や職場，地域においてさまざまな役割を担うことになる。大人は，自分のことだけに専念するのではなく，まわりの人とのつながりのなかで自分をいかし，自己の役割を見いだすという課題に取り組むようになる。個人に求められる役割は，家族や社会状況の変化に伴い多くの要求を含みながらますます分化し複雑になっている。結婚，育児，仕事の成就，社会的活動にまつわるさまざまな役割には，それぞれの社会からの期待や要求があり，人は期待や要求に模索しつつ応じることを通して，個人のパーソナリティ[❶]の充実と社会化を果たしていく。

　しかし大人が果たすべき役割やそこにおける課題は，そうたやすく獲得したり解決できるものではない。育児を例にとっても，親は昼夜を問わず子どもの要求にこたえなければならない。それはたえまなく続く無償のはたらきかけであり，さらに生命をはぐくむという重い責任を伴うものである。大人はなぜ社会のなかでこのような重い責任をとりつづけるのであろうか。

■ 動機の機能的自律性

　オルポート[❷]は，**動機の機能的自律性**という概念を提示した。これは，当初は生理的欲求や手段的に用いられていた行動が，発達の過程において自律的なものへと変化することをさしている。行動は，最初，なんらかの欲求のために実行される。そのうち本来の欲求とは無関係に，その行動自体に楽しみや価値がおかれるようになる。たとえば，家族を養うため，お金を稼ぐために仕事につく。そのうちに，仕事そのものに喜びを見いだし，仕事それ自体がかけがえのない価値あるものとなる。

NOTE

❶パーソナリティ
　その人らしさをあらわす特性のことで，人格と訳されることが多い。思考や情動だけでなく，行動や倫理観，価値観なども含めた統合的な概念である。

NOTE

❷ゴードン=オルポート
Allport, G. W.
　オルポート(1897-1967)は，アメリカの心理学者である。主著に『パーソナリティ——その心理学的解釈』(1937)，『人格と社会との出会い』(1960)がある。

価値づけられた行動の動機は，ある目的に規定されるのではなく，自分にとって重要な意味や意義からもたらされるものとなる。自分にとって価値あるものに従事することは，社会において自分自身が価値ある存在であることを実感し，充実感や満足感をもたらしてくれるものにもなるだろう。

▌親密性の獲得

エリクソンは，前成人期の発達課題として親密性の獲得をあげている。**親密性**とは，アイデンティティの喪失を恐れることなく，自分のアイデンティティと他者のアイデンティティを融合する能力のことをいう。つまり自分のなにかを失うのではないかというおそれなしに，他者や主義主張や創造的な仕事との緊密で永続的な関係を結ぶために自分を分かち合うこと，精神的に支え合い，やさしさに満ちた関係を経験できる能力であるといえる。

親密性の大きなテーマの1つは，異性との性的なつながりを築くことである。また，自分とは考えの異なる人々との関係性のなかで，相手の立場を理解し寛容さをもって，ともになにかに取り組んだりかかわりをもったりすることによっても，親密性ははぐくまれる。

● **親密性と孤立のジレンマ**　夫婦・親子・友人・同僚など，さまざまな人間関係のなかで親密性をはぐくむことはそうたやすいことではない。互いの思いや真意をやりとりすることは，きずなという喜びを生む一方で，痛みを伴うものでもある。その人にとってよかれと思って言ったことが，相手にとってはふれてほしくないことであったりして，結果的に相手を傷つけてしまうこともあるだろう。そのことで自分自身をせめることもあるだろう。そのとき，近づきたいという思いと自分を保つために相手と距離をおきたいという思い（ジレンマあるいは葛藤）が同時に存在する。相手との間に距離をおき，孤立を求めることは，親密性とは対極となる課題である（▶7ページ，図1-1）。

しかし他者との間で親密性が高まることは，同時に依存や葛藤を伴い，自分自身の同一性の境界をあいまいなものにしてしまう感覚をも伴うものでもある。人は自己同一性を保ち，自己感覚をこわさないように努めるために孤立を求めているともいえる。

● **異性との親密性の獲得**　異性との親密性は，このジレンマから逃げ出さずふみとどまり，孤立という状態にとどまらずに，果敢に自己を表現し合うことにより新たな自己への気づきを見いだすことで，より深い心身のつながりとして得られる。きずなへの希求は，相手に惜しみなく与える自己の内的な力（愛）としてあらわれる。

● **愛の形成**　他者を愛することは惜しみなく与えることであり，それはあたかも自分が奪いとられるような自我の危機感をもたらす。しかし，相手の存在を尊重し，信頼することは，自分を与えるという行為の重要性や価値を認めることにつながるであろう。そのことを通して，相手に与えることは，裏返せば相手から与えられていることではないかと気づいたりする。そして，相手との関係性のなかにいかされている自分を感じたり，自分の生きる意味や価値に気づくという体験をする。

親密性と孤立性という対極の課題に身を投じ，その葛藤をこえていくなかで，人格的活力である愛が形成される。愛の能力は，愛情と愛着の経験，性的成熟，認知的展望，自己同一性，成熟した道徳性を結びつける新しいかたちの愛情を含む統合的な能力といえる。

▌生殖性

中年期は，家庭においても社会においても，実質的な働き手として，まさしく1人ひとりがそれぞれの人生のまっただなかにあり，日々さまざまな営みに懸命に取り組みながら暮らしている。日々の営みは，もちろん自分自身の追い求めるものを生み出すためのものであるが，そればかりでなく他者のために自分の可能性に適する貢献を行うことで，なにかを生み出す営みでもある。

● **子育てと仕事**　中年期になると，子育ての責任は続くものの，子どもの成長・自立とともに，子どものために行う営みは実質的に減ってくる。仕事では，自分の役割に対する責務とやりがいという揺るぎなさを備えてくるようになり，それに伴って社会的立場や経済的な面での安定がもたらされる。仕事へのやりがいは，業務が円滑に効果的に進み，よりすぐれた状況を生み出すことによりもたらされるが，そればかりでなく仕事を通して他者との関係性の広がりや深まりを得ることも含まれる。

● **生殖性の獲得**　しかし，すべてが順風満帆ではなく，日々失敗や苦難を繰り返すなかでこそ，なにかを生み出すことへのやりがいは備わっていくものといえる。家庭や仕事の場で直面する日々のトラブルや気がかりは，自分自身で判断や決定を行うことを迫られるものであり，試行錯誤のなかで出した結論がうまくいかない場合はその結果も自分自身で受けとめなければならない。直面した事態を自分なりに受けとめる過程で，人は自分にとってのさまざまな意味を問うだろう。

このような自己への内的指向性の高まりは，自分と他者とをあまり比較せず，他人の基準に頼らないところで自己を認める機会をもたらす。過去の失敗，失敗への対処の経験は，生きるうえでの知恵や信条を生み，失敗を恐れずそれをいかしていくこともできるようになるであろう。体験を重ねるなかで，人は個々人の自己の努力と責任のもとに，なにものかを生み出すという能力，すなわち生殖性を獲得していく。

● **生殖性の発揮**　エリクソンの成人期の発達課題である**生殖性** generativity については，次のようにとらえることができる。中年期にある人は，社会のなかで自分の場所をもち，そこで次の世代のために備える役割を担う。さまざまなものを生み出し，その発展を目ざして努力し，責任を果たそうとする。そして，自分が生み出してきた人やものごとについて配慮しようとする意思をもつ。それは，各自の社会条件を維持していくだけでなく，保護したり高めたりする積極的姿勢である。

生殖性は，結婚して親となって子育てをする機能，人の世話をする機能，創造的に仕事をする機能として発揮される。人間はものごとのなりゆきを方向づけるように永遠に存続しつづけるわけにいかない。それゆえ自分の死後

も持続していく社会への貢献を，個人的にも社会的にもなしていかなければ
ならない。自己の世代で生み出し，次の世代へと手渡すあらゆるものが，生
殖性によると考えられる。

● **生殖性とのせめぎ合い**　しかし，この世代にある人にとって，家庭や仕
事の場で直面するできごとは，そうたやすく解決できたり対応できるものば
かりではない。日々のトラブルや失敗の積み重ねに，自分の能力の及ばなさ
を突きつけられることもあるし，思いどおりにならない人間関係のなかで齟
齬（ご）を感じ，不全感や虚無（きょむ）感を感じることもある。また，忍び寄る心身の衰え
が，これまで精力的にかかわってきた仕事や家事への意欲をそぐこともある
だろう。そして，それまでの自分に対する自信の揺らぎを感じたりすること
もある。このような状況は生殖性とのせめぎ合いとして，誰しも体験するこ
とである。

　また，自己のエネルギーや技能を，自己の拡大や個人的満足という目的の
ためだけに費やしている状況は，あたかも生殖性を発揮しているようにみえ
ることがある。しかしそのような場合は，自己の欲求以外のものに対して，
あるいは他者の世話をすることに対して満足感を得ることはできないだろう。
自分の富や物質的所有物の蓄積がかなったとしても，それは自己満足であり，
なにかをなしとげたという実感はもてず，自尊心を高めることにはつながら
ない。

▌世話をすること

　なにかを生み出すために自分をいかすには，必ず相手や対象となるものが
存在しなければならない。たとえば親として子育てを行うにあたっては，子
どもからのさまざまな要請をかなえるために，直面する新たな事態に緊張し
ながらもそれに従事しなければならないし，予想もしなかった拘束（こうそく）も体験す
る。子育てにはさまざまな糧（かて）と時間が必要であり，それは物質的な見返りの
あるものではない。しかし，親と子との関係は，互いに信頼を分かち合い，
愛情を表出し，弱点や依存を表明し合えるものでもある。親として課せられ
る役割と自己実現との間の葛藤のなかで，親は子どもからエネルギーを賦与（ふよ）
され，新しい役割の自認と獲得がなされる。そして，子どもとの相互作用に
おいて，自分自身の成長・発達の過程が想起され，自分の人生についての歩
みをたどることもある。

　このような関係性は，まさに相互補完的であるといえる。相互にいきいき
とはたらきかけ合う関係性であり，自分が生み出したものが，他者との相互
性のなかで自己にはたらきかけ，自分をつくりだす。すなわち世話は相互の
はたらきかけとしてあるものといえる。

　世話をすることは，子育てだけではなく，自分がはたらきかけ生み出すこ
とすべてに含まれる能力である。新しい企画や計画，新しい考えや価値を生
み出すような仕事や営みに取り組むときには，世話をする能力が生み出され
ていく。

◆ 発達の統合的な視点としてのセクシュアリティ

● **安定した生殖能力・性行動**　壮年・中年期には，性的成熟がとげられて，妊娠・出産など生殖性が十分に発揮できる状態となり，社会的にも子を産み育てる性に対する期待や責任がかけられる。青年期のように性欲や性反応は旺盛ではなくなるが，生殖能力と性欲は安定したものとなる。女性では月経周期が安定し，その周期に伴う心身のリズムや調子についても十分に把握できるようになる。

　結婚によって，あるいは結婚しない場合も，社会的に性行為は一人前の大人としてあるものとみなされ，夫婦やパートナーとの間で，安定した性行動が営まれる。

　性役割は，社会から求められる女らしさ，男らしさの価値をより反映したものとして形成されてくる。それは，結婚生活，子育て，地域活動，仕事などさまざまな体験を通して，社会が期待する女性性，男性性に対するイメージや価値を個々人が経験的に学習するなかで身につけるものである。

● **伝統的な性役割の変容**　現代社会において，「男は仕事，女は家事・育児」という伝統的な性役割に対するとらえ方は変容しつつある。家族の誰しもがさまざまな軋轢や困難をかかえながら生きている現在，家庭を健全に築き，営むためには，それぞれが伝統的な性役割を果たすだけでは解決できないことが山積みだろう。女性として，男性としての個々人の特徴やよさをそれぞれが認め合いつつ，相互に新しい役割の自認と獲得を行うことが望まれているのではないだろうか。

● **性的機能の変化**　中年期になると，男女ともに性的機能の生理的変化がおこる（●表1-5）。

　女性では，月経周期の変化に関連するホルモンの欠乏がおこってくる。性腺の退行性変化の第1段階として閉経（少なくとも1年間月経出血がみられない）が出現する。閉経の時期は，わが国の女性では49〜50歳がピークであり，50歳までに半数以上の女性が閉経を迎えている。血中エストロゲンの急速な減少により，閉経期の2年ほど前あるいはそれ以上前から，月経不順や，更年期障害が生じやすい。**更年期障害**は，女性ホルモンの欠乏が原因で，それに伴う血管運動神経障害を主体とする自律神経障害や，生殖能力や女性らしさの喪失に対する心理的反応をあらわすこともある（●図1-4）。閉経に伴う身体的変化として，性毛の脱落，性器の萎縮，骨の脱石灰化などがおこる場合もある。

●**表1-5　中年期における性的機能の変化**

	男性	女性
性ホルモン	・テストステロン分泌減少	・エストロゲン分泌減少
性反応	・勃起に達する時間の延長 ・射精力の弱まり，精液量の減少 ・オルガズム時の収縮数の減少	・腟の粘滑化と速さの減少 ・腟腔の拡張の減少 ・オルガズム期の減退

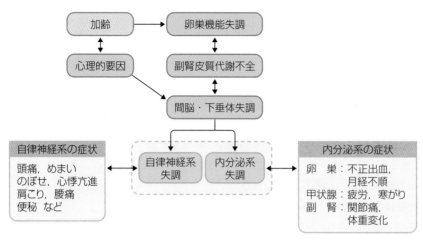

◎図1-4　女性の更年期障害の発生機序

　男性もまた更年期を体験する。男性では，50歳から60歳にかけてテストステロンの低下が生じ，性欲や精力の低下を意識し，ある種の情緒的変化が生じることがある。この変化は個人差が大きいとされている。

●**老いの自覚**　更年期は，男女ともに，忍び寄る心身の衰えを実感する体験でもある。この体験は，女性として，男性として円熟した性的自己観をおびやかすものとなるおそれがある。それは，発達の停滞と先行きへの不安を含む老いの自覚につながるだろう。男性も女性も円熟と老いとの自覚が錯綜し，自己に対する愛慕と哀憐という両価的な感情をもつ。

3　向老期——老年期への移行（熟年から人生の有終へ）

　人生の後半を迎える中年期から**老年期**の移行期間は，老いや死という事態が人間にとって避けがたいものであることを気づかされる人生の転換期であるといえる。自分自身のみならず，身のまわりの環境が急激に変化する。ライフサイクル上では，退職を迎えたり，孫の誕生の一方で，親の介護や死に直面したりする時期であり，50代後半以降～60代半ばぐらいを示す。

　この時期は**向老期**ともよばれ，次のような変化が体験される。

（1）身体的変化：前述した性機能の衰退，身体的な衰えが著しくなる。生活習慣病などの慢性疾患の発病率が増加する。

（2）役割の変化：子どもの就職や結婚による独立によって，親役割の終了と同時に祖父母という新しい役割を担うこともある。定年を迎え経済状況の変化のみならず，社会的役割・地位の変化を余儀なくされる。

（3）自己像の揺らぎ：生活の充実の一方で，忍び寄る衰えのきざしはこれまで懸命に築いてきたものをおびやかしたり，人生のなかでつちかってきた自分自身のあり方や自信を揺るがしたりするかもしれない。衰えのきざしは，更年期にさしかかることや仕事の定年を迎えることなどにより自覚されるだろう。これらのことを契機にして，これまでいだいてきた自己像や，かけがえのあるなにかに打ち込むことで得てきた達成感・自

信が揺らぐ。変化や揺らぎに伴って，人はとまどいや葛藤を体験する。そのなかで，「自分はなんのために生きてきたのか，生きているのか」「自分の人生はこれでよいのだろうか」と再びみずからに問う。こうした自己像の揺らぎや熟年に迎える節目は，自分を見つめ自己を再統合する機会でもあり，その後の人生への移行のために必要な揺らぎともいえる。

●**衰える身体から充実する身体へ**　老化に伴う典型的な症状（尿失禁や皮膚の変化など）は不快や苦痛を伴う。それらの突然の出現は，それまでの健康や若さの感覚をまたたくまにくずしてしまうかもしれない。

　しかし，身体の衰えの自覚は，身体の声にみずから耳を傾ける機会ともなる。最初は，いやな・不快な・苦しい身体の声ばかりに集中している気持ちが，その一方で懸命に身体のバランスを保とうとしている身体の声にも気づきはじめる。無理せず休息をとることでかわりうる肌の感覚や，しぶしぶ始めた運動のおかげで身体のよみがえる力を感じたりする。

　身体のなかでめばえた新しいリズムや感覚は，衰えの方向に傾いていた心と身体の調和を学ぶ絶好のチャンスをもたらす。そのチャンスを逃してしまうと，欠乏あるいは減退していることにだけ気持ちがいってしまう。身体と心の充実のために，自分の感覚に耳を澄ませば，身体のきしみをゆるめ，ここちよい感覚を吹き込み身体の調和を取り戻す方法は生活のなかで見つけられるだろう。

●**経験の意味づけ**　向老期は気づきのときでもある。身体の変調に端を発した苦痛を伴う体験は，それまでの自分らしさや自分のよさを大きく揺さぶる。たくましく子どもを育てあげ，ようやく自分の楽しみを始める矢先に気持ちを減入らす身体の不調や症状をかかえることで，多くの人が「いったいなんのために生きてきたのかわからない……」と自分の人生へのとまどいを口にする。

　しかし，自分の経験をどのように意味づけるかによって，開かれる人生の見通しの明るさは異なってくる。

　向老期が人生の潮流の大きなよどみや渦であると考えると，そこでいったんとどまることは，その流れの源やそれまでの行路，そして流れ行く先の人生を見通す機会ともなりうる。

B　対象の生活——働いて生活を営むこと

　成人看護学の対象である大人の大きな特徴の1つは，社会の担い手として仕事をもち，働き，生活を営んでいることである。そのことに焦点を合わせて，大人の生活を考えてみよう。

1 生活を営むこと

1 大人の生活

● **生活の概念**　生活という言葉には, 生きて活動すること, 生計・暮らし・暮らし向き, 人生・生き方などという意味がある。生活は個人のたえまない生命の維持, 更新の過程であり, 人が社会のなかで日々の暮らしを営む過程である。人は生きていくなかで, 自分らしくある(自己実現)ために, また意味ある人生(生きがいや幸福)を希求するために人間的諸活動を無数に行っており, 生活は多様な活動(行為)のまとまりとして成立しているといえよう。

　生活はまた, 個々人の体験がたえまなく繰り返され, 更新されていくプロセスでもある。人は, 基本的欲求を充足させたり, 人生上の課題に取り組んだり, その過程において自己成長をとげるために生活している。同時に, 環境にかかわる資源を生み出し, 活用したり, 社会的役割を遂行したりしながら, 他者とかかわり合いをもって生活している。すなわち生活とは, 自己の内面化と他者とのつながりをもちつづけながら, かけがえのない個人としての営みを続けるプロセスということができる。

　また, 個人の生活は, 環境との相互作用により行われるものであり, 自分らしくあるために, また自分や家族にとって意味のある人生を希求する行為の営みであるといえる。このように, 生活は, 個人(私)生活, 家庭生活, 社会生活などさまざまな諸側面を含む包括的な概念であるといえる。

● **日常生活**　日常生活とは, 人々が生まれ, 育ち, 生きているなかで, ほかの人々と互いに交わりながら日々の営みを送っている状態をいう。日々の生活における行為やできごとは, 人と人との多様なやりとりのなかでなされ体験されるものであり, そのやりとりは役割遂行として, あるいは自己表現としてあらわされる。

　食事や買い物, 洗濯や掃除, スポーツや遊び, 仕事や勉学など, 人は日常の営みとしてさまざまな行為を繰り返し行っている。こうしたやりとりを通して, 人はさまざまな物や考えや価値を生み出したり, 交換したり, 再生したりしている。

● **生活様式(ライフスタイル)**　日常生活は, 一定の生活様式(ライフスタイル)としても見いだされる。日常の衣・食・住, 仕事や余暇などのさまざまな行為には, 個人の生き方や暮らし方といった価値意識が含まれ, 生活の傾向や様式は個々に異なりをみせる。仕事に重要な価値をおいている人は, 食事や寝る時間を惜しんで仕事に邁進するようなライフスタイルを知らず知らずのうちにつくっている。その人の日常生活について語ってもらうことが, 個人生活・家庭生活・社会生活の諸側面を包括的にとらえる第一歩になる。ライフスタイルと健康問題については, 第5章で詳しく述べる(●187ページ)。

●**生活環境**　生活は，人間と環境との相互作用の様態を示している。環境とは，「人間を取り巻く周囲の状況」であるから，生活環境とは「生活を取り巻く周囲の状況」となり，それは人間の生活にかかわり，影響する。

　生活環境には大きく分けて，社会環境・自然環境がある。人間の生活は生命の維持を根源的目的とするが，社会とのつながりのなかで日常生活を営み，福利を追求するという社会的意味合いも強く，社会環境が人の生活に与える影響も大きい。一方，自然環境は気候・資源・大気などであり，人々の生命活動の維持に直接的な影響をもたらす。

2　社会意識の変化

●**消費者市民社会への転換**　今日，生活における情報はインターネットを介して世界中で瞬時に交わされている。情報社会の進展ともあいまって，生活の礎である，知・モノ・金が世界中で相互にやりとりされる時代となった。近年，知・モノ・金に関する相互依存は地域や国をこえてますます強まり，われわれの日常生活はそうした相互依存によりなりたっている。その1つの例が，2008年にアメリカに端を発し世界中に影響を及ぼした世界的金融危機❶である。

　こうした社会・時代においては，人は主体的に生活することで，危機に備えることが重要である。「平成20年版国民生活白書」においては，消費者市民社会 consumer citizenship という考え方が提唱されている。同白書によると消費者市民社会とは，「個人が，消費者・生活者としての役割において，社会問題，多様性，世界情勢，将来世代の状況などを考慮することによって，社会の発展と改善に積極的に参加する社会」とされている[1]。そして「そこで期待される消費者・生活者像は，自分自身の個人的ニーズと幸福を求めるとしても，消費や社会生活，政策形成過程などを通じて地球，世界，国，地域，そして家族の幸せを実現すべく，社会の主役として活躍する人々である。そこには豊かな消費生活を送る消費者だけでなく，ゆとりのある生活を送る市民としての生活者の立場も重要になっている。そうした人たちのことは消費者市民とよべよう」と説明されている[1]。

●**社会の意識**　同じく「平成20年版国民生活白書」によれば，国民が社会に対して受身的ではなく，個人の利益よりも社会の利益を考えなければないという意識が高まっている。「社会意識に関する世論調査（令和4年12月調査）」[2]によると，「個人の利益よりも国民全体の利益を大切にすべきだ」という人の割合は54.4％であった。対して「国民全体の利益よりも個人個人の利益を大切にすべきだ」という人の割合は38.6％，「無回答」の人の割合は7.0％であった。近年の世界情勢や大規模な自然災害などから，自己利益だけを追求することは社会をよくしないという意識が高まっているといえよう。また，同調査では，社会の一員として社会のために役だちたいと思っている

■NOTE
❶**世界的金融危機**
　2008年9月に，アメリカの投資銀行であるリーマン-ブラザーズが破綻したことをきっかけにして，世界同時的に発生した不況のこと。日本経済も急激に悪化し，失業者が増加するなど大きな影響があった。

1）内閣府：平成20年版国民生活白書. p.2, 2008.
2）内閣府：社会意識に関する世論調査. 2023-03-31（https://survey.gov-online.go.jp/index-sha.html）（参照 2023-10-01）.

人は 64.3％に上り，なかでも「自分の職業を通して」をあげた者の割合が最も高かった。

しかし，その一方で，世相に対しては「無責任の風潮が強い」(37.4％)，「自分本位である」(37.9％)などと感じており，個人の意識と社会全体の風潮とのねじれが生じている。その背景には，個人的な生活水準が努力とは乖離(かいり)して低下していく現実，将来への生活の不安感などがあるのではないだろうか。

現在，このような人々の前向きな姿勢や態度を，生活の場や職場，さまざまなコミュニティで大切に醸成(じょうせい)していく社会づくりが求められている。

3　経済財政の動向

大人の生活を考えるうえでは，わが国の経済財政の現状を把握し，将来どのような課題に直面するのかを理解しておくことが重要となる。社会がグローバル化するなかで，さまざまな要因がわれわれの生活に影響を与え，それにより経済活動も変化していく。生活基盤である経済財政の動向について広く理解することは，人々がかかえる健康課題の解決に不可欠である。

「令和 3 年度年次経済財政報告」[1]では，「新型コロナウイルス感染症は，2021 年も半ばを過ぎた現在でも，世界とわが国の経済社会活動の足かせとなっている」とあり，新型コロナウイルス感染症の世界的流行によって，輸出やインバウンド❶の減少，外出自粛や休業要請といった経済活動の抑制，それに伴う景気の後退や消費の冷え込みがおこったことが示されている。こうした感染拡大による需給のゆるみは世界中で生じており，感染を防止しながら需要を喚起し，経済の回復をはかることがきわめて重要になっている。また，このような課題に対応すべく，次のような取り組みの重要性が指摘されている。

(1) 柔軟な働き方と働き方改革：新型コロナウイルス感染症の拡大は働き方にも大きな影響を与えた。テレワークや時差通勤など，企業は柔軟な業務調整が可能な勤務体制の構築や，社内慣行の見直しに取り組んでいく必要がある。また，新型コロナウイルス感染症の拡大下にあっても，女性や高齢者の就業を促進し，働き方改革を推進することも重要である。柔軟な働き方が浸透することで，ワークライフバランス(▶35 ページ)や働き方改革がより促進されることが期待されている。

(2) 女性の就業と出生をめぐる課題と対応：子育て世代の女性就業率は，国内外ともに低下する傾向がみられる。就業希望者にとって子育てがキャリアの断絶にならず，休職・休業が一時的なものになるよう，継続就業への道を広げるための環境整備を進めることが必要不可欠である。新型コロナウイルス感染症の拡大による生活様式の急激な変容は，夫の家事・育児における役割増加をもたらすなど，プラスの面もあった。引き

🔲**NOTE**

❶**インバウンド**
　外国人観光客の訪日旅行のことをよぶ。

1）内閣府：令和 3 年度の年次経済財政報告. 2021-09(https://www5.cao.go.jp/j-j/wp/wp-je21/index_pdf.html)(参照 2021-10-26).

続き，働き方改革を進め，誰にとっても働きやすい環境を整備するととともに，子どもを産み育てやすい社会の形成が求められる。

（3）デジタル化による消費の変化とIT投資の課題：電子商取引 electronic commerce（EC）❶は新型コロナウイルス感染症の拡大防止の観点から注目され，成長をとげている。ECの普及などにより，通信や物流インフラの拡充，人手不足を解消するIT化と働き方の改革が急がれる。また，民間部門や公的部門のIT化の推進，デジタルイノベーションに必要なIT人材の育成も重要である。

　以上，新型コロナウイルス感染症という社会的危機を背景にした経済財政の変化を例にあげ，社会に生きる人々が経済財政の影響を大きく受けながら生活や健康を維持していることを示した。大人の生活や健康について，経済財政と切り離すことなく検討を進めていく必要がある。

NOTE

❶電子商取引
インターネットなどを利用して，ネットワーク上での電子的な情報通信により商品やサービスを売買すること。Eコマースともいう。

2 仕事をもち，働くこと

1 仕事とは

● **仕事の定義**　仕事とは，職業活動として営まれる労働である。仕事は，規則的な作業が繰り返されるような単純な様式から，不規則で応用の必要な複雑な様式まで，さまざまなかたちで存在する。ある人が仕事として行った成果が，肯定的な状況をもたらす場合もあれば否定的な状況をもたらす場合もある。生産過程における単位工程作業（自動車部品の組み立て，銀行の窓口業務など）も1つの仕事であるし，サービスを提供する一連の過程全体（たとえば，商品の販売，看護業務など）も1つの仕事である。また，すぐに生産には結びつかなくても，研究開発における試行錯誤，研究開発の達成も仕事である。すなわち，職業活動としてなんらかの成果をもたらすその過程全体を仕事としてとらえる。

● **現代社会における仕事**　仕事は，社会・文化の発達や変容により影響を受ける。現代社会では，仕事に求められる価値として生産性が重視されていることは多くの人が認めるところであり，生産性重視の目的は，社会における人々の豊かさや幸福の希求であると考えられる。しかし，その結果が環境の劣化や，社会構造の変容などをもたらすこともあるだろう。また，経済状況の悪化により先行きの不透明な現代社会では，仕事の生産性を上げるよう個々人が努力をしても，その成果が個人や家族の豊かさや幸福の実感としてフィードバックされているとはいえないかもしれない。

● **働くことの意義**　仕事が個人にとって意義深いものだと受けとめられるには，仕事を通して個性が発揮でき，役割が実現でき，生計が維持できることなどが求められる。また，社会的分業のもとで異なる職業の人々とかかわり相互に依存し合うなかで，社会的連帯を高めることができているか否かも関与している。仕事は人間が互いにはたらきかけ合う生産の過程でもある。

　ただし，社会構造や組織のなかの1つの歯車として組み入れられた機能と

して自分の仕事を受けとめているときには，個性の発揮や自己実現の達成はそうたやすくはいかない。社会参加の契機，自己実現の場としての意味を仕事を通してみとめられれば，仕事はやりがいのあるものとして，あるいは生きがいとして受けとめられるであろう。

2 労働の実態と社会状況

　経済状況については第2章でも詳しく解説している（◉46ページ）。しかし，社会の担い手である大人の生活とは切り離すことができないため，雇用環境や労働環境，今後の働き方などについて，ここでも解説を加える。

● **働き盛りの人の雇用環境**　これまで，わが国に特徴的な「長期雇用」「年功序列」という雇用システムが，安定的な雇用の拡大，経済成長を支えてきたと評価されてきた。しかし，雇用をめぐる環境はさまがわりしてきた。低迷する経済成長，年功序列型賃金体系の変化などから，わが国の雇用環境はかつてほど安定しているとはいえない。

　「一般職業紹介状況」によると，2022（令和4）年度平均の有効求人倍率❶は1.31倍となっている。しかし，パートタイム労働者の求人倍率は正社員を大きく上まわっており，正社員とパートタイム労働者との間の待遇に格差が大きい場合も多い。「労働力調査」をみると，パートタイム労働者などの非正規の職員・労働者の割合は，2006（平成18）年は33.0％であったが，2022年には36.9％に増加している。非正規であることによって，将来の見通しがつきにくく，不安をかかえて消費などに前向きにならない状況もある。

● **女性の労働の実態**　2022年の「労働力調査」によると，15歳以上の女性の就業率は53.0％で，そのうち雇用による就業者は91.4％である。女性の労働力率（15歳以上人口に占める労働力人口の割合）は，20代後半と40代後半をピークとして，30代をボトムとする「M字型カーブ」を描く。しかし，近年はM字型のボトムの値が上昇傾向にある。「令和3年版働く女性の実情」によると，30〜34歳の女性の就業率は，1985（昭和60）年の50.5％から，2021年の79.4％へと上昇している（◉図1-5）。また，一般労働者の所定内給与額の男女間格差（男性を100.0とした場合の女性の所定内給与額）は，1985年は59.6であったが，2021年は75.2となっており，格差は縮小している。一方，女性における非正規の職員・従業員の割合も，1985年の32.1％から，2021年の53.6％へと上昇している。女性の労働状況は，改善傾向をみせてはいるものの，依然として課題が多い。

● **雇用の多様化・流動化**　現在，わが国では正規雇用のほかに，契約制労働者やパートタイム労働者・派遣労働者などさまざまな雇用形態の労働者が増加している。2019（令和元）年に，厚生労働省により「令和元年就業形態の多様化に関する総合実態調査」が実施された。これは，多様な就業形態に関する諸問題に的確に対応した雇用政策の検討を目的として正社員および正社員以外（パートタイム労働者，臨時労働者，契約社員〔専門職〕，派遣労働者，嘱託社員〔再雇用者〕など）の労働者のそれぞれの就業形態について，事業所・労働者の双方から意識面を含めて行われた調査である。

NOTE
❶有効求人倍率
　公共の職業安定所における求人者1人に対し，企業から何件の求人があるかを示した割合で，雇用動向をあらわす指標である。

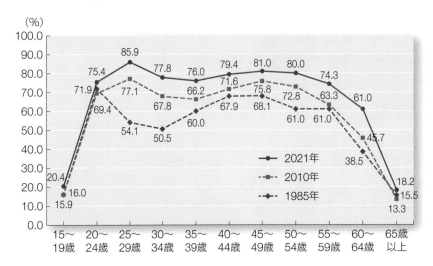

◉**図1-5　女性の年齢階級別労働力率**
（厚生労働省「働く女性の実情」による，一部改変）

　調査の結果をみると，職種については，正社員は「事務的な仕事」の割合が36.0％と最も高く，ついで「管理的な仕事」21.0％，「専門的・技術的な仕事」19.7％の順となっている。一方，正社員以外の労働者では，「事務的な仕事」が27.8％，「専門的・技術的な仕事」が18.2％，「サービスの仕事」が17.4％などとなっている。職種ごとに正社員・正社員以外の労働者の割合をみると，「保安の仕事」「運搬・清掃・包装等の仕事」「サービスの仕事」「販売の仕事」などでは，正社員以外の労働者が過半数をこえている。

　賃金総額をみると，正社員に比して，正社員以外の労働者の賃金は少ない額であることが多い。

　また，正社員以外の労働者について，現在の労働契約における雇用期間の定めの有無をみると，「雇用期間の定めがある」が58.0％，「雇用期間の定めがない」が40.8％となっている。雇用期間の定めは，「1年〜2年未満」が31.5％と最も高く，ついで「6か月〜1年未満」が10.9％である。このことからも，正社員以外の労働者の就業状況の厳しさがうかがえる。

　正社員以外の労働者が正社員になることを希望する理由としては，収入や雇用の安定をあげている人の割合が最も高い。必要な労働力を，必要なときに，必要なだけという自由で効率的な労働力の活用が進められているが，このような雇用の多様化・流動化は，雇用の流動化と一体のものであり，賃金の不安定化や労働条件の低下などをもたらしている。

●**きびしい労働環境**　「平成29年就業構造基本調査」によると，わが国における単身赴任者は約130万5千人，そのうち女性は約24万6千人である。なじみのない地で，家族と離れ生活する単身赴任者はめずらしくなくなった。家族のために働いているという意思や意欲が強くても，家族との団らんを得る楽しみやそのなかで築かれるきずなの実感がそこなわれていく不安や心配はつきないであろう。

　単身赴任に限らず，家族と一緒に暮らしていても，雇用形態や業務の締めつけなどから，時間外労働や休日労働，出張の増加などにより，落ち着いて家族と語らう時間がとれない人も多い。家族のために一所懸命働いているのに，知らず知らずのうちに，家庭では居場所がなくなっていたという声を耳にすることもある。

　働き盛りの人々の過酷な日常生活を示すデータは，「令和4年版過労死等防止対策白書」を見てもよくわかる。労働者1人あたりの年間総実労働時間は，1993(平成5)年に大きく減少し，その後もゆるやかに減少しているが，2021(令和3)年は，前年を上回り，前年比12時間の増加となった。一般労働者❶とパートタイム労働者❷を分けてみると，一般労働者の総実労働時間はここ数年減少傾向にあり，パートタイム労働者の総実労働時間も減少傾向が顕著である(◖図1-6)。なお，近年パートタイム労働者の割合が増加していることから，総実労働時間の減少もその影響が大きいと考えられている。また，仕事や職業生活に関することで強い不安・悩み・ストレスを感じている労働者の割合は半数をこえており，働き盛りの人々の生活は，いまだ彼らが望んでいるような安定性や安心が十分に満たされているものとはいえない。

● 不況・経済不安の脅威　1990(平成2)年のバブル経済崩壊以降，わが国では長く不況が続き，2008(平成20)年に発生した世界的金融危機に際しては，失業率の増加や経済不安の広まりといった大きな影響を受けた。近年，もち直しのきざしも見られるが，いまだ経済成長率(実質GDP成長率)は長期にわたり低迷しており，1人あたりの名目GDPの世界順位も下落したままである(◖46ページ)。さらに，前述したように，2020年に発生した新型コロナウイルス感染症の世界的流行が景気に与える影響ははかりしれず，先行きが不透明な状態が続いている(◖29ページ)。

　そのようななか，家計の担い手である壮年期・中年期の人々は，自分だけでなく，家族全員の生活を保障していくという重圧がかかっている。解雇や賃金カットなど，これまでにない事態に直面し，過労から病に陥ったり，心

NOTE

❶一般労働者
　常用労働者(事業所に使用され給与を支払われる労働者，ただし船員法の船員を除く)のうち，①期間を定めずに雇われている者，②1か月以上の期間を定めて雇われている者，のいずれかに該当する者。

❷パートタイム労働者
　常用労働者のうち，①1日の所定労働時間が一般の労働者より短い者，②1日の所定労働時間が一般の労働者と同じで1週の所定労働日数が一般の労働者よりも少ない者，のいずれかに該当する者。

plus	**ストレスチェック制度**

　労働安全衛生法の一部改正により，2015(平成27)年12月よりストレスチェック制度が施行された。この制度は，労働者のストレスの程度を把握し，労働者自身のストレスへの気づきを促すとともに，集団分析を行って職場環境の改善につなげ，働きやすい職場づくりを進めることによって，労働者のメンタルヘルスの不調を防止すること(一次予防)を目ざしている。常時50人以上の労働者を雇用する事業場に対し，年1回のストレスチェックと，その結果に基づく面接指導などの実施が義務づけられている。ストレスチェックの結果を産業保健スタッフなどが評価することにより，ストレスの問題をかかえた労働者を早期に発見して対応することが可能となる。なにをストレス要因と感じているのか，周囲からの支援はあるのかなどについて産業保健スタッフが労働者と共有しながら，具体的な対策を一緒に考えていくことができる。

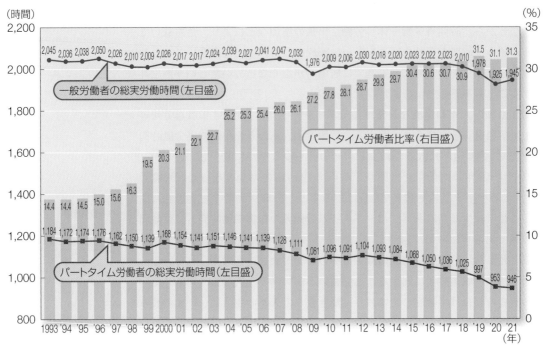

(注) 1. 事業所規模5人以上，調査産業計。
　　2. 就業形態別総実労働時間の年換算値 については，各月間平均値を12倍し，小数点以下第1位を四捨五入したもの。
　　3. 2004（平成16）年から2011（平成23）年の数値は「時系列比較のための推計値」を用いている。

◉図1-6　就業形態別年間総実労働時間およびパートタイム労働者比率の推移
（厚生労働省「令和4年版過労死等防止対策白書」による，一部改変）

理的苦悩の積み重なりからうつ病になる人が少なからずいる。不況や経済不安といった人生上の危機に対し，ワークシェアリングやコミュニティにおける支え合いネットワークなど，社会的なつながりにおいて個々人が強靭性〔きょうじん〕を備えていく社会づくりが求められている。

● **働いて生活を営むこと**　社会状況が変化するなかで，働くことへの意識に変化がみられる。かつては一般的であった「会社人間」は，それに見合う昇進・昇給などの報酬が得られたときには，仕事のやりがいを感じることもできただろうが，近年の景気低迷に伴い，企業によっては働きに見合った報酬を保証することが困難になってきた。勤労や企業への帰属から得られる便益も相対的に低下し，勤労観もそれに応じて変化してくるだろう。

　勤労者の意識における仕事の位置づけをみてみると，働くことは家族団らんとともに生活における充実感の大きな要素であるものの，近年は教養や趣味・スポーツ，友人との付き合いなどの位置づけも高まってきている。

　また，賃金体系制度については，年功序列制から能力中心の制度への切りかえを肯定する者の割合が高まっている。このことは昇級・昇進の機会の低下から，生きのびていくために知識や技術を身につけようという意向を反映しているとも考えられる。企業への期待と企業から実際に得られる便益が乖離するなかで，働き盛りにある人々は，働きがいや生きがいをどこにおき

日々の生活を営んでいくかについて、みずから問い直すことが求められているといえる。

● **育児・介護を行う者としての成人**　大人は、家族の支柱として育児や介護にも責任をもって携わる役割を担っている。この役割は、家族内の協力だけで完結できるものではない。核家族化が進むなかで、育児や介護を家族成員の誰か1人が担う状況が増えると、育児・介護を担う側も、受ける側も大きなストレスとなる。近年、仕事と育児・介護の両立のむずかしさが社会的に大きな課題となっており、育児・介護に対する支援や、育児・介護を続けながら仕事を継続するための施策が必要となる。

　子育て支援のための施策については、1994（平成6）年に策定された「今後の子育て支援のための施策の基本方向について」（エンゼルプラン❶）をはじめ、1999（平成11）年に策定された新エンゼルプラン❷、2001（平成13）年からスタートし現在も第2次が進行中の「健やか親子21」❸などのほか、「次世代育成支援対策推進法」（2003年）、「少子化対策基本法」（2003年）、「子ども・子育て支援法」（2013年）といった法律の制定などが行われている。

　また、介護に対する施策は、介護保険制度を中心に、介護が必要になっても住み慣れた地域や住まいで尊厳ある自立した生活を送ることができるよう、質の高い保健医療・福祉サービスの確保や、将来にわたって安定した介護保険制度の確立などを目ざした取り組みがなされている。

　2017（平成29）年には「育児休業、介護休業等育児又は家族介護を行う労働者の福祉に関する法律」（**育児・介護休業法**）が改正され、育児休業期間の延長や、男性の育児参加促進を目的とした育児目的休暇の新設などが行われた。さらに、2021（令和3）年に育児・介護休業法が改正された❹。育児や介護に対するさまざまな施策は整えられつつあるが、重要なことは、育児や介護を担う人が孤軍奮闘とならないような町づくり・職場づくりである。そのためには、遠慮せずに育児や介護の悩みを相談できる窓口や、町ぐるみ・職場ぐるみで育児や介護に対する支援の啓発・教育を行っていくことが求められる。

● **働き方の未来**　グローバル化や少子高齢化の急速な進行、IoT❺や人工知能 artificial intelligence（AI）などの技術革新の進展のなかで、今後、産業構造・就業構造や経済社会システムの大きな変化が予測される。働き方に関しても、場所や時間に関する制約がなくなるなど、多様な選択肢がある時代になるかもしれない。そのような新しい働き方に向けて、厚生労働省は「働き方の未来2035：一人ひとりが輝くために」懇談会を開催し、個々人が自分らしい働き方を選べるような社会を実現するための取り組みも始めている。

● **ワークライフバランス**　近年、仕事と生活の調和（**ワークライフバランス**）に向けた多様な取り組みが進められている。その背景には、社会格差の拡大や就業形態・働き方の多様化の一方で、メンタルヘルスを含めた健康障害が深刻化していること、また、ワーキングプアや格差の固定化が社会問題化していることがあげられる。こうした状況を打開し、だれもが安心して働きつづけることが可能になり、仕事と生活の調和を実現できる社会を目ざした施策が行われている。

NOTE

❶エンゼルプラン
　少子化対策のために、厚生省（現厚生労働省）が1994年に策定した子育て支援のための総合計画。子育てを夫婦や家庭だけの問題ととらえるのではなく、社会全体で支援していくことに加え、向こう10年間の基本的な方向と重点施策を定めた。

❷新エンゼルプラン
　1999年にエンゼルプランを見直して、「重点的に推進すべき少子化対策の具体的実施計画」として策定された計画。

❸健やか親子21（第2次）
　厚生労働省が、「すべての子どもが健やかに育つ社会」の実現に向けて、2024（令和6）年度までの10年間を対象期間として、3つの基盤課題と2つの重点課題を設定した計画。

❹2021（令和3）年の育児・介護休業法改正
　男性の育児休業取得促進のため、産後パパ育休（出生時育児休業）制度が創設されたり、男女ともにそれぞれ2回まで1歳までの育児休業の分割取得が可能となったりした。

❺IoT
　Internet of Things の略。あらゆるものがインターネットを通じて接続され、モニタリングやコントロールを可能にするといった概念・コンセプトのこと。

◉**表1-6　ワークライフバランス施策の類型**

休業制度	・育児休業 ・介護休業 ・休職者の復帰支援
休暇制度	・休職者の復帰支援 ・看護休暇 ・休暇制度・配偶者出産休暇
働く時間の見直し	・年次有給休暇の積立制度 ・勤務時間のフレキシビリティ(フレックスタイム制度/就業時間の繰り上げ・繰り下げ) ・短時間勤務制度 ・長時間勤務の見直し
働く場所の見直し	・勤務場所のフレキシビリティ(在宅勤務制度/サテライトオフィス制度) ・転勤の限定
その他	・経済的支援 ・事業所内保育施設 ・再雇用制度 ・情報提供・相談窓口の設置

(内閣府政策統括官(共生社会政策担当):少子化社会対策に関する先進的取組事例研究報告書——概要版. 2006 による, 一部改変)

　おもな施策は休業制度, 休暇制度, 働く時間・場所の見直しなどに分類できる(◉表1-6)。育児休業など充実しつつある取り組みもあるが, まだ十分には整っていないのが実態である。ワークライフバランスの推進は, 制度の整備はもとより制度を導入する企業や組織において, 働く1人ひとりに対する信頼と尊重を基盤とした理念のもとに進められることが大切である。

● **多様性のなかで生きる**　現代社会は, 少子高齢化やグローバル化が進展し, 価値観やライフスタイルが多様化している。多様性を尊重した社会に向けて, ジェンダー平等(男女共同参画)や, 多様な個性・能力が尊重されるダイバーシティな社会の実現を目ざす政策や活動が世界的に推進されている。

　①ジェンダー平等(男女共同参画)　わが国においては, 「雇用の分野における男女の均等な機会及び待遇の確保等に関する法律」(男女雇用機会均等法)の改正(1997〔平成9〕年), 「男女共同参画社会基本法」の成立(1999〔平成11〕年)や, 「配偶者からの暴力の防止及び被害者の保護等に関する法律」(2001〔平成13〕年)の成立など, さまざまな分野において指導的位置にある女性比率の上昇を目ざしている。しかし, 政治・経済分野をはじめ, いまだ多くの分野において目標到達は遅れており, 2022年7月に世界経済フォーラム World Economic Forum(WEF)が発表した情報によると, 「ジェンダーギャップ指数2022」において, 世界146か国中, わが国は116位と低迷している。

　2020(令和2)年12月25日に閣議決定された「第5次男女共同参画基本計画」では, 近年の新型コロナウイルス感染症の流行や, 頻発する大規模災害などによる世界的な危機, また, 人口減少社会やIT社会の加速的な進展の

なかで，「誰もが性別を意識することなく活躍でき，指導的地位にある人々の性別にかたよりがないような社会となることを目ざす」ことが示された[1]。同計画では，目ざすべき社会として次の4つを提示している[1]。

（1）男女がみずからの意思に基づき，個性と能力を十分に発揮できる，公正で多様性に富んだ，活力ある持続可能な社会。

（2）男女の人権が尊重され，尊厳をもって個人が生きることのできる社会。

（3）仕事と生活の調和がはかられ，男女がともに充実した職業生活，その他の社会生活，家庭生活を送ることができる社会。

（4）あらゆる分野に男女共同参画・女性活躍の視点を取り込み，SDGs❶で掲げられている包摂的かつ持続可能な世界の実現と軌を一にした取り組みを行い，国際社会と協調する社会。

②ダイバーシティな社会の実現　ジェンダー平等（男女共同参画）と同様に，人間の多様性の尊重を重視した考え方としてダイバーシティという考え方が世界的に広まっている。**ダイバーシティ** diversity とは，多様性を意味し，性別・国籍・人種・年齢などさまざまな違いを問わず多様な人材を認め活用することである。多民族国家のアメリカで取り組みが始まり，少数者の平等や機会均等などを求める動きのなかで重視されてきた概念である。

わが国では，先に述べたジェンダー平等（男女共同参画）の考え方や活動が社会に浸透するなかで，ダイバーシティの考え方が産業界や政策に反映されるようになった。現在は，企業のほか，地域活動や教育のあり方・方針にも反映されるようになっている。地域活動という観点から女性，高齢者，障害者，外国人など多様な人材の参画や活躍を進めることは，地域の維持や活力の向上につながる。また，教育においては，個々人のもつ多様性をいかすことにより，組織や集団全体の成長・発展を推進するための教育の重要性が指摘されている。

新型コロナウイルス感染症の拡大，自然環境や経済状況の変化など，世界的な危機状況に直面している現在において，未来社会への展望は不確実性をはらんでいる。このような社会では，弱者やマイノリティの方々の人権をまもることがむずかしい状況におかれることが懸念される。いままさに，個々人のもつ能力をいかし，多様性を重要視して誰もが尊重され活躍できる社会を築いていくことが求められている。

③ 家族からとらえる大人

成人看護学の対象である大人を，社会生活を営む存在として理解するうえでは，その人が家族のなかでどのように中心的な役割や期待を担っているかをとらえることが重要である。

1）内閣府男女共同参画局：第5次男女共同参画基本計画．2020-12-25（https://www.gender.go.jp/about_danjo/basic_plans/5th/index.html）（参照2021-05-10）．

1 家族の形態

家族は，ラテン語の *Familia* を語源として，1つの家に暮らす人々全体を意味している。家族の形態は，1組の夫婦とその未婚の子からなる**核家族**，夫婦の親の代を含む**拡大家族**，複数の婚姻関係を含む**複婚家族**に大きく分けられる。時代とともに家族は少人数化する傾向にあるといわれている。家族の定義はさまざまであるが，家族成員が婚姻・血縁関係にあること，感情的なつながりがあること，共同でなにかに取り組んでいることが重要な要素である。ただし，非婚カップルや同性婚などにみられるように家族のあり方が多様化している現在，その定義はむずかしくなっている。

人々の多様な生き方を尊重する現代社会においては，個々人がきずなを共有し，帰属意識や情緒的な親密さによって互いに結びつき，互いの生活にかかわり，家族成員であると認識している人々を，広く家族としてとらえていく必要があるだろう。

単身赴任者を含む家族は，互いの物理的距離が離れていても情緒的な親密性を保ちつつ，共同でなにかに取り組むことがなされていれば互いに家族であるとみなす。反対に，同じ家に暮らしていても，言葉を交わすこともなく互いに関心の少ない家族は，互いに家族であるという実感はあいまいなものになっているかもしれない。

2 家族の相互性

● **相互作用を通じての変容**　家族の形態は複雑，多様であるが，どのような形態の家族も，家族成員間でなんらかのつながりをもち，相互作用を行っている。家族は家族成員間の相互作用を通じて，個人としても家族集団としても漸進的に変容をとげていく。つまり，家族において家族成員はそれぞれの立場や役割をもち，生活を営み，それぞれの人生を有意義なものにするための機能を獲得する。家族に生じる生活上のストレスや人生上の課題に対応することを通して，家族における個々人の役割や機能が獲得されたり，変容したりする。

家族成員それぞれの役割を十分に機能させる場として，家庭が築かれる。家庭が，家族成員個々の成長と健康を促進しうる場となるためには，大人（親）が中心となって，世代の違う家族成員の異なる欲求・好み・技能・能力が理解し合えるように，また互いの能力を動機づけ合い，引き出し合うことができるようなかかわり合いを生み出すことが必要となる。

● **家族が直面する課題**　家庭という場で家族が直面する課題には，子育て，社会的責任の遂行と調整，退職，親の世話など一般的にどの家族も遭遇するものがある。このほか家族自体が変化を求められるような事態としては，家族成員の病気や事故，失業，災害など多様なものがある。親は大人として生活・人生のあらゆる局面について，適切な判断や決定をする能力を求められる。ただし，さまざまな判断や決定は，親だけが独自に行うものではないだろう。

● **家族の課題への対応**　家族が直面する課題への対応は，家族成員それぞれが自分にとってその課題がどのようなものであるかを考えるだけでなく，家族にとってどのような影響や波紋をもたらす問題であるかを検討することから始まる。そして，家族成員各人がどのような葛藤をいだき，それにどのように対応しようとしているのかについて相互理解が必要となる。その過程で，家族内の役割が再構成されたり，夫婦間や親子間で互いの存在に関して再発見がなされたり，きずなが確かめ合われたりする。

　家族成員間で，それぞれの不安や悩み，懸念や心配について表明でき，ときに衝突やすれ違いが生じたとしても，相手への思いやりや気づかいのなかで合意した取り組みや解決策が見いだせるとき，家族成員間での相互理解やきずなの深まりが生まれる。こうした家族の相互理解とともに，家族がなにを大切にして生活しているのかといった家族のよりどころや目標をもつことも重要である。このことは，家族の各メンバーの欲求や感情，希望や目標を，互いに競合し合うのではなく，協力し合うように調整し，それぞれを全体としての価値観のなかに包摂することにより得られるものであろう。家族成員間で家族としてのあり方を互いに理解し合うことで問題に立ち向かえたり，社会との関係性を調整・拡大していくことができる。

　家族の課題への取り組みにより，家族間の凝集性や適応力，強靱性が高まる家庭を家族適応としてとらえ，その過程を促進する家族支援については，第3章で述べる（●154ページ）。

4　人生をたどること

　家庭生活や社会生活のなかで大人は，次の世代のために備える役割を担い，さまざまなものを生み出し，その発展を目ざして努力し，責任を果たそうとしている。

　しかし，生活を営むなかで誰もが，それまでの人生で予測もしていなかった事態やできごとに直面する。経済状況が停滞しているなかでの意図しない職場への配置がえ，思いもかけないリストラ，経営不振による八方ふさがりなど，ストレスフルな事態は大人にとって他人ごとではない。それは仕事だけではなく，自分や愛する家族の生命をおびやかす病，事故や災害などによってもおこりうる。いまなお多くの国々で，人々の人生を一瞬のうちにかえてしまう最も悲惨な事態として，紛争がおこっている。

　個々人の生活の様相は百人百様で，家庭や仕事の場で直面するできごとは，どの人にとってもそうたやすく解決できたり対応できるものばかりではない。日々のトラブルや失敗の積み重ねは，自分の能力の及ばなさを突きつけられることもあるし，目的を見失い徒労感に包まれることもある。

　目ざしている目標が失われ，人生設計に大きな変更をしいられるような事態にたたされるとき，人は「なんのために日々を送っているのか」「これまでの人生はいったいなんだったのだろうか」「これからなにを期待し，なにに向かって生きていくのか」といった人生に対する本質的な問いかけをする。

そして「どうせなにをしてもむだ」「なんのために生きているのかわからない」という深いむなしさにこころを占められ，人生に絶望しかけたときでさえ，人は「自分を必要とするなにかがある」「自分を必要とする誰かがいる」「どんなときも人生には意味がある」との思いをいだくことができれば，生きていくエネルギーや勇気をかきたてることができるのではないだろうか。

1　人生のできごとへの対処

　大人は人生を積み重ねるなかで，さまざまな経験や知恵を得る。それらは，日々のできごとに対応したり，切り抜けたりするための原動力となる。経験や知恵を糧(かて)にその人がたえまない努力を続けることにより，生活のなかでおこるできごとは，処理されたり，解決されたりしているのである。日々の生活で処理しなければならないできごとや困難は，人々にとってやっかいでストレスをもたらすものかもしれないが，こうしたできごとに遭遇し刺激や重圧を受け，緊張感のなかでそれに対応するための努力を続けるからこそ，また新しい経験や知恵が生まれてくる。人が生きていくためには，生活上の刺激や緊張感はある意味で欠かせないものでもある。

　このような考え方に基づくと，人生のさまざまな困難はやっかいで避けたいものとばかりとは映ってこない。人は同じような困難に遭遇しても，自分を圧倒する脅威とみなすこともあれば，新たな成長の機会だとみなすこともある。

　ラザルス[1]は，できごととその対処行動の過程で，第一の重要なステップは，刺激対象がその人にとってストレスとなるかどうかという認知評価にあると述べている。認知評価は人生のさまざまなできごとをいかに処理するかに影響を与える個人のもつ信念価値体系と関係している。

　人がそれまでの人生では体験したことのない困難に遭遇したとしても，そのことが自分にとって探求するだけの価値あるものとして受けとめられるとき，人は自分にとっての意味を探求しはじめる。意味の探求をすることで，自分にとってかけがえのないこととして実感できるような意味の感覚をもつことができ，たとえ困難で苦しいと思えるできごとにも取り組む力がもたらされる。

　ストレスとその対処については，第5章で詳述している（● 184 ページ）。

◻ NOTE
❶リチャード゠ラザルス
　Lazarus, R. S.
　ラザルス(1922-2002)は，アメリカの心理学者である。

2　人生の意味の探求

● **死に向かい生きる意味をさぐる**　どの人にとっても人生で最も脅威となるできごとは，死を迎えることである。死の恐怖の焦点は，その不可知性と肉体の消滅にある。死が間近に迫り，生命に限りがあることを認識したとき，人は皆，自己の存在や人生のはかなさを感じ絶望に陥る。

　しかし一方で，死の淵にある人が生命の有限性を認識し，死を受けとめたとき，自分にとってなにが大切なことなのか，自分がやってきたことの意味はなにかを考え，自分の生き方や生きる意味，すなわちかけがえのない真の生を探求しはじめる。

死が近づくにつれ，人生の目標はより近い将来に設定され，その内容もなにかを得ることや行うことよりも，平安に存在することにかわる場合がある。そして死によってなくなる自分という存在（自己の身体や現世での生命）をこえた，永遠に続くものに目が向けられる。自分でできることを自分で選択すること，意思決定することなどによって，その人が自己の存在の可能性を認識し，生の尊厳性をあらわすことができれば，現在の生を自分らしく楽しみ，ゆたかにすることもできる。自己の存在そのものや，その意味を問いかけることを通して，最後まで人生を自分らしく完成させたい，人と人とのつながりのなかでいかされる存在としてありたいという，希望や癒しがはぐくまれる。

● **意味への意志**　フランクル❶は，このような人間の根源的な動機となる力として意味の探求をとらえ，それを「意味への意志」とあらわしている。それは自由責任をもって心のあり方を選ぶ個人的な行為を意味している。人間存在のあり方は，意味することによって導かれる，つまり意味は存在の前方にあるからである。

　意味への意志は，どのような絶望状態でも，たとえば，まさに死を迎えようとしている瞬間でも可能であるとフランクルは説いている。「われわれが人生の意味を問うのではなくて，われわれ自身が問われた者として体験されるのである。（中略）人生というのは結局，人生の意味の問題に正しく答えること，人生が各人に課する使命を果たすこと，日々の務めを行うことに対する責任を担うことにほかならないのである」[1]。そして，「意味への意志」とともに「生命の意味」について重要視し，「他人によってとりかえられ得ないという性質，かけがえがないということは，——意識されれば——人間が彼の生活や生き続けることにおいて担っている責任の大きさを明らかにするものなのである。待っている仕事，あるいは待っている愛する人間に対してもっている責任を意識した人間は，彼の生命を放棄することが決してできないのである」[2]と述べている。

　個々人にとって人生の意味は独自のものであり，唯一その人によってのみ満たされるものである。人生の意味は，その人が生活のなかでそのつど経験される具体的で事実的な日常的世界を反映するものである。人は独自の日常的世界のなかで人生の意味を探求する。自分という存在の有限性やはかなさを経験するような事実に直面したとき，自分の人生や生活にとってどのような重要性をもつものなのかという問いかけを行う。それにより，人は経験に意味を与えたり，人生全体の文脈のなかにその意味を位置づけたりする。つまり，それまでの人生の意味を再考したり，再構成したりする一方で，同時に直面している現実の状況について探索するのである。

□ NOTE
❶**ヴィクトール=フランクル**
　Frankl, V. E.
　フランクル（1905-1997）は，オーストリアの神経学・精神医学者である。

1）Frankl, V. E. 著，霜山徳爾訳：夜と霧——ドイツ強制収容所の体験記録，新装版．p.183，みすず書房，1971.
2）Frankl, V. E. 著，霜山徳爾訳：上掲書．pp.186-187.

▶ work 復習と課題

❶ 成人看護学が対象とする「大人」とは，どのような人をいうのか。「大人」という言葉のイメージや意味について話し合ってみよう。

❷ 成人（大人）の生涯発達の特徴を，青年期，壮年期，中年期，向老期に分けて説明しなさい。心理・社会的な発達と身体的発達がどのように関係しているかに焦点を合わせて考えてみよう。

❸ 第二次性徴，更年期，老化とはなにか，説明しなさい。

❹ 現在の社会状況は，成人（大人）の健康・生活をどのようにおびやかしているか。成人（大人）の健康を，働くこと・生活することを中心に説明してみよう。

❺ 家族が直面する発達上の課題について説明し，その課題は家族全体としてどのように取り組む必要があるものか説明してみよう。

参考文献
1. 岡堂哲雄：家族心理学講義．金子書房，1991.
2. 落合良行・楠見孝編：自己への問い直し──青年期（講座生涯発達心理学4）．金子書房，1995.
3. 服部祥子：生涯人間発達論──人間への深い理解と愛情を育むために，第2版．医学書院，2010.
4. Erikson, E. H. ほか著，村瀬孝雄ほか訳：ライフサイクル，その完結，増補版．みすず書房，2001.
5. Lazarus, R. S.・Folkman, S. 著，本明寛ほか監訳：ストレスの心理学──認知的評価と対処の研究．実務教育出版，1991.
6. Newman, B. M.・Newman P. R. 著，福富護訳：生涯発達心理学──エリクソンによる人間の一生とその可能性，新版．川島書店，1988.

第 2 章

生活と健康

本章の目標	□ 健康について，生活という視点から多面的・包括的に理解する。とくに，生活環境や社会状況との関係でとらえられるようにする。
	□ 健康をまもりはぐくむ保健・医療・福祉システムの概要と動向について理解する。
	□ 保健・医療・福祉システムの連携の重要性について理解する。

　近年の医療の進歩は目ざましく，結核などの感染症による死亡は減少し，わが国の平均寿命は世界でも高水準を示している。一方で，生活習慣病(◉60ページ)が増加し，疾病構造は大きく変化している。

　がんや循環器疾患，脳血管疾患などの死亡率はいまだ高く，また，糖尿病などの長期にわたって療養を要する慢性疾患も，大きな課題となっている。厚生労働省は，これに精神疾患を加えたいわゆる5大疾病の対策に，力を注いでいる。

　しかし，このような問題には，医療だけでなく，生活環境や経済水準，個人の生活習慣などが複雑にからみ合っている。すなわち健康は，その人を取り巻く多様な環境・社会，そして日々の暮らしの積み重ねに影響を受け，促進あるいは破綻にいたることを理解することが重要である。

　本章では，成人を取り巻く環境と生活状況について理解を深め，健康で安全な生活を維持・促進していくためにはどのような看護が必要かについて考える。

A 成人を取り巻く環境と生活からみた健康

1 成人を取り巻く環境と生活の状況

1 成人を取り巻く環境

◆ 人口

● **人口減少社会**　わが国の人口は，1967(昭和42)年に1億人をこえ，その後も人口増加が進んだが，2005(平成17)年に戦後はじめて前年を下まわり，2011(平成23)年以降は減少が続いている。「人口推計」によると，2022(令和4)年10月1日現在の総人口は1億2494万7千人で，前年に比べて55万6千人減少している。また，日本人人口は1億2278万千人で，2010(平成22)年から自然減少の傾向にある。外国人人口は，2年ぶりの社会増加となっている。

　「将来推計人口」(令和5年推計)の出生中位・死亡中位推計❶をみると，2045年には総人口が1億880万人，2056年には1億人を割って9965万人，2070年には8700万人となり，さらに人口減少が続くと見込まれている。

━NOTE
❶「将来推計人口」では，出生率や死亡率の将来については不確定要素が大きいため，それぞれ3つの仮定(低位・中位・高位)を設け，その組み合わせによって9(＝3×3)通りの値が推計されている。

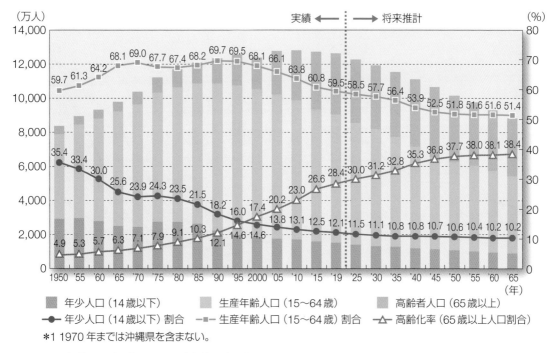

*1 1970 年までは沖縄県を含まない。

◎図 2-1　年齢 3 区分別人口および高齢化率の推移
（「人口推計」「人口動態統計（確定数）の概況」，および「日本の将来推計人口（平成 29 年推計）（出生中位・死亡中位推計）より作成）

● 少子高齢化　わが国は，人口減少社会と同時に少子高齢化が急速に進展している（◎図 2-1）。「人口推計」によれば，2022（令和 4）年の 15 歳未満人口は 1450 万人で，総人口に占める割合（11.6%）は 1975（昭和 50）年以降一貫して低下を続けている。一方，「令和 4 年版高齢社会白書」によると，1950（昭和 25）年時点では 5% に満たなかった高齢化率❶は，2022（令和 4）年 10 月に 29.0% と増加している。高齢化率は 2040 年には 34.8%，すなわち 65 歳以上人口が 2.8 人に 1 人，75 歳以上人口が 5 人に 1 人になると推計され，わが国は諸外国に比べて高齢化率が急速に進展している（◎図 2-2）。

● 生産年齢人口と労働力人口　わが国の少子高齢化の進展に伴い，**生産年齢人口**（15～64 歳の人口）は 1992（平成 4）年をピークに低下を続け，2021 年は 59.4%，2030 年には 57.7%，2065 年には 51.4% になることが見込まれている。また，2021 年の労働力人口は 6860 万人である。少子高齢化が進むなかで働き手の不足は重要な問題である。女性や高齢者の就業促進による労働参加の促進・拡大が不可欠で，働きたい人が働けるための社会づくりが求められる。「令和 3 年版情報通信白書」によれば，ICT❷の活用による労働参加の促進や労働生産性の向上，新しい需要創出といったデジタル化の推進が，持続可能な社会の実現に必要だとされている。

　一方，近年は外国人労働者が急増しており，2008（平成 20）年には約 49 万人だったが，2022 年 10 月末時点で約 182 万人と約 3.7 倍になっている[1]。

NOTE

❶ **高齢化率**
　65 歳以上人口の総人口に対する割合のこと。

NOTE

❷ **ICT**
　情報通信技術 Information and Communication Technology の略である。

1）厚生労働省：「外国人雇用状況」の届出状況まとめ（令和 4 年 10 月末現在）．2023-01-27（https://www.mhlw.go.jp/stf/newpage_30367.html）（参照 2023-10-1）．

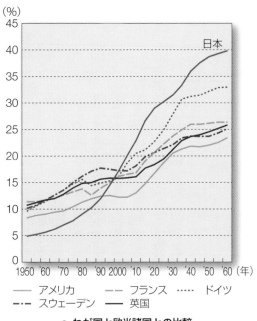

a. わが国と欧米諸国との比較

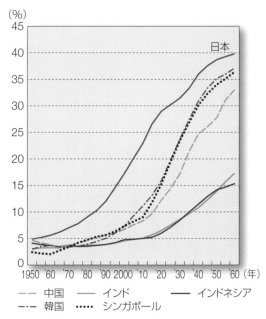

b. わが国とアジア諸国との比較

�》図 2-2 主要国における高齢化率の推移
（「平成 28 年版厚生労働白書」による，一部改変）

◆ 経済

　経済状況は，私たちの日々の暮らしと健康に密接に関連している。

● **経済成長**　「国民経済計算年次推計（フロー編）」をみると，2000（平成12）年は 1 人あたりの名目 GDP❶が 38,535 ドルで OECD 加盟国中の 2 位であった。しかしその後，景気悪化の影響を受けて，2021（令和 3）年は，1 人あたりの名目 GDP が 39,803 ドルで，OECD 加盟国中の順位は 20 位になっている（�》図 2-3）。

● **実収入と消費支出**　2022（令和 4）年の「家計調査年報」によると，2022年の総世帯（平均世帯人員 2.22 人，世帯主の平均年齢 59.5 歳）の消費支出は，1 世帯あたり 1 か月平均 24 万 4231 円で，前年に比べて名目，実質ともに増加となった。総世帯のうち勤労者世帯（平均世帯人員 2.50 人，世帯主の平均年齢 48.0 歳）の実収入は，1 世帯あたり 1 か月平均 53 万 5177 円で，前年に比べて名目 2.4％の増加，実質 0.6％の減少となった。

● **国民医療費**　わが国は人口減少が進むなかで，国民医療費は年々増加していたが，2020 年度の国民医療費は 44 兆 9665 億円で，前年度より 3.2％の減少となっている（�》図 2-4）。国民医療費を人口 1 人あたりでみると，34 万600 円になる。また，国民医療費の GDP に対する比率は 8.02％となっている。わが国では，医療制度の持続可能な運営を確保するために，健康増進や医療費の適正化を目的として医療費適正化基本方針を定めるとともに，都道府県において医療費適正化計画を策定し，目標の達成に向けて取り組みを進めている。日々の暮らしのなかで予防可能な病気も多く，今後，ますます高

NOTE

❶**GDP**

　国内総生産 gross domestic product の略である。一定期間内（通常は 1 年間）に国内で生産されたモノやサービスの価値の合計額を意味し，一国の経済活動の指標とされる。物価変動を反映した名目 GDP と，物価変動の影響を取り除いた実質GDP とがある。

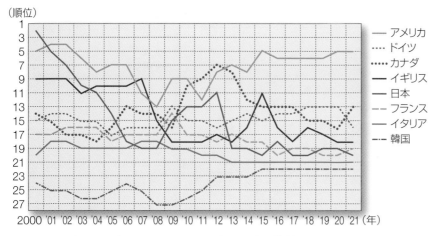

●**図 2-3　1 人あたり名目 GDP の OECD 加盟国中の順位**
(「2021 年度国民経済計算年次推計（フロー編）」による，一部改変)

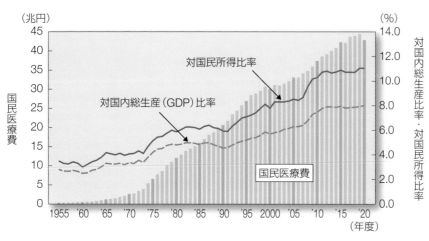

●**図 2-4　国民医療費および対国内総生産・対国民所得比率の年次推移**
(「令和 2 年度国民医療費の概況」による，一部改変)

齢化が進むわが国において，国民 1 人ひとりの健康増進の意識，行動の必要性を自覚することが不可欠である。

● **完全失業者数および完全失業率**　1991（平成 3）年のバブル経済の崩壊以降，わが国は長期経済低迷期に入り失業者が増加した。完全失業者❶数をみると，いったん改善傾向にあったが，2008（平成 20）年の世界的金融危機の影響により再び悪化（増加）した。近年，完全失業者数はゆるやかに減少しており，「労働力調査年報」によると，2022（令和 4）年は平均で 179 万人と，前年に比べ 16 万人減少している（●図 2-5）。これは，新型コロナウイルス感染症（COVID-19）の世界的流行による影響が大きいと考えられる。

NOTE
❶**完全失業者**
　次の 3 つの条件を満たす者をいう。
(1) 仕事がなくて調査週間中に少しも仕事をしなかった（就業者ではない）。
(2) 仕事があればすぐつくことができる。
(3) 調査週間中に，仕事をさがす活動や事業を始める準備をしていた（過去の求職活動の結果を待っている場合を含む）。

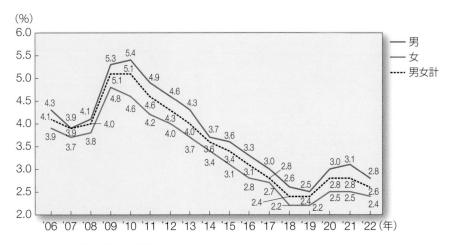

◎図2-5　完全失業率の推移
(「2022年(令和4年)労働力調査年報」による)

◆ 成人を取り巻く環境の諸問題

● **食の安全**　私たちの日々の食生活において，食の安全は欠かせない。近年は，経済や流通の発展などにより，あらゆる食品を得ることが可能になってきた。その一方で，ウシ海綿状脳症❶の発生に伴う食肉の輸入の問題や，産地の偽装表示問題，腸管出血性大腸菌O157などによる食中毒，食品中の放射性物質への対応など，さまざまな課題が浮上し，食の安全への疑念が高まり大きな社会問題にもなった。そこで，2003(平成15)年に食の安全をまもるしくみが構築され，内閣府の食品安全委員会による食品健康影響評価が行われ，リスク分析が進められている。

● **大気汚染，環境破壊の問題**　私たちはさまざまな生産活動や消費活動を通じて，排出物や廃棄物を産み出している。多量の排出物などは自然の処理能力をこえ，環境の汚染が進むことになる。たとえば，硫黄酸化物(SOx)，光化学オキシダント，PM2.5❷などといった有害大気汚染物質による大気汚染は，環境を破壊しており，さらに私たちの健康に被害をもたらしている。また，温室効果ガスによる地球温暖化などの地球規模の環境問題は，国際的な問題となっている。

● **災害**　1995(平成7)年に発生した阪神・淡路大震災や，2011(平成23)年に発生した東日本大震災，2016(平成28)年の熊本地震をはじめ，これまでわが国はさまざまな自然災害にみまわれている。災害の発生は，私たちの生活や人生を一変させるほどの強い衝撃を与え，危機をもたらすことになる。経済や社会にもさまざまな問題が引きおこされ，復興には長い時間と労力がかかる。

　わが国では，「災害対策基本法」や「災害救助法」，「被災者生活再建支援法」などの法律により，防災や災害発生時の緊急対応から，財政援助などの復興支援まで，災害対策の体制がつくられている。また，国民1人ひとりの心構えや日ごろの備えが不可欠である。

🔲NOTE

❶**ウシ海綿状脳症(BSE)**
　プリオンを原因としたウシの病気の一種で，いわゆる狂牛病ともよばれる。BSEに感染した牛肉を食すことで，ヒトに感染し変異型クロイツフェルト-ヤコブ病(vCJD)を引きおこすと考えられている。

❷**PM2.5**
　大気中に浮遊する粒径が2.5μm以下の微小粒子状物質である。物の燃焼などによって直接排出されるものと，ガス状大気汚染物質が主として環境大気中での化学反応により粒子化したものとがある。呼吸系や循環器系に影響がある。

2 成人のライフスタイルの特徴

◆ ライフスタイルや働き方の特徴と広がり

● **晩婚化・未婚化**　近年，初婚年齢は遅くなり晩婚化している（●図2-6，表2-1）。また，未婚化も進んでいる（●図2-7）。

「人口動態統計」をみると，わが国の婚姻件数の年次推移は，1972（昭和47）年をピークに増加と減少を繰り返しており，2022（令和4）年の婚姻件数は50万4930組で，昨年より減少している。また，婚姻率（人口千対）は4.1となっている。

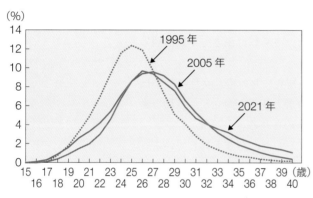

● **図 2-6　初婚の妻の年齢（各歳）別婚姻件数の構成割合**
（「令和4年人口動態統計（確定数）の概況」による，一部改変）

●表 2-1　平均初婚年齢（歳）の年次推移

年	夫	妻	第1子出生時の母の平均年齢
1995	28.5	26.3	27.5
2005	29.8	28.0	29.1
2018	31.1	29.4	30.7
2019	31.2	29.6	30.7
2020	31.0	29.4	30.7
2021	31.0	29.5	30.9
2022	31.1	29.7	30.9

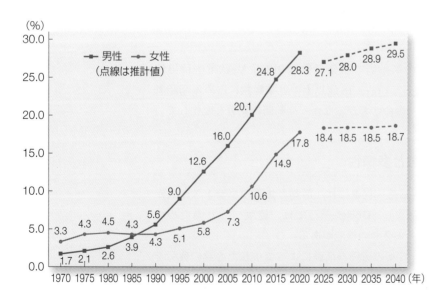

● **図 2-7　50歳時の未婚割合の推移と将来推計**
1970年から2020年までは各年の国勢調査に基づく実績値（国立社会保障・人口問題研究所「人口統計資料集」）。2025年以降の推計値は「日本の世帯数の将来推計（全国推計）」（2018年推計）より，45〜49歳の未婚率と50〜54歳の未婚率の平均値。
（「令和4年版少子化社会対策白書」による，一部改変）

●表2-2　非労働力人口のうちの就業希望者の非求職理由（万人）

	非労働力人口	うち就業希望者	適当な仕事がありそうにない	出産・育児のため	介護・看護のため	健康上の理由のため	その他
男性	1,516	82	33	0	3	24	18
女性	2,636	171	58	42	10	31	27

（「令和3年労働力調査年報」による，一部改変）

　一方，2021年の平均初婚年齢は，夫31.0歳，妻29.5歳であり，夫妻ともに前年よりわずかに下がっている。

　晩婚化・未婚化の背景には，長い不況により，経済的に余裕がなく，将来の生活や家庭をもつことに不安をいだいていること，また，女性の社会進出が進み経済的に自立する女性が増えていること，さらには生き方や価値観の多様化が進んでいることがあると考えられる。

● **女性の就業**　少子高齢化や人口減少が進む社会において，女性の就業は必要不可欠な力となる。女性が出産・育児・介護と仕事を両立し，多様な働き方を実現できるよう社会のサポート体制が求められる。

　女性の就業率などについては前述（●31ページ）したとおり上昇している。その一方で，「労働力調査年報」によると，2021（令和3）年の時点では，就業を希望する女性のうち，出産・育児を理由として求職活動をしていない女性が42万人，介護・看護を理由として求職活動していない女性は10万人も存在している（●表2-2）。

　出産・育児・介護と仕事の両立を推進するためには，保育所や学童保育を充実させるなど，多様な生活や働き方に柔軟に応じることのできる環境の整備が求められる。

● **高齢期の就労**　2022年の高齢者の就業者数は912万人（就業率は男性34.2%，女性18.3%）で増加している。15歳以上の就業総数に占める高齢者の就業者数は13.6%で，平均寿命がのびるなか，高齢期の就労も変化している。

◆ 日常の暮らしの特徴と多様性

● **休養と睡眠**　成人の健康維持・促進には，活動と休養のバランスが欠かせない。「健康日本21（第三次）」（●68ページ）では，健康づくりのための「休養」には，「休」と「養」の2つの機能がある。

　「休」とは，休息により，日々の労働や活動によって生じた心身の疲労を回復させ健康を維持することであり，「養う」とは，「英気を養う」ということである。日々の生活においては十分な睡眠や余暇活動が心身の健康に不可欠である。

　十分な睡眠は心身の疲労回復を促し，身体面だけでなく，心の健康を保つためにも不可欠である。「国民健康・栄養調査（令和元年）」をみると，20歳

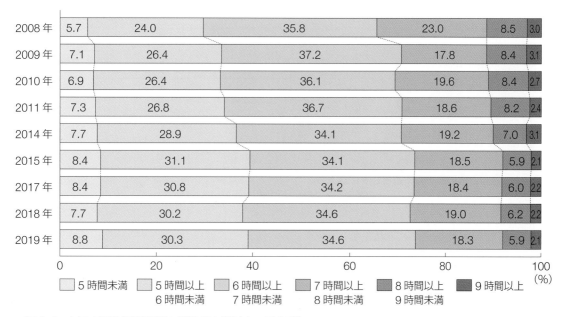

	5時間未満	5時間以上6時間未満	6時間以上7時間未満	7時間以上8時間未満	8時間以上9時間未満	9時間以上
2008年	5.7	24.0	35.8	23.0	8.5	3.0
2009年	7.1	26.4	37.2	17.8	8.4	3.1
2010年	6.9	26.4	36.1	19.6	8.4	2.7
2011年	7.3	26.8	36.7	18.6	8.2	2.4
2014年	7.7	28.9	34.1	19.2	7.0	3.1
2015年	8.4	31.1	34.1	18.5	5.9	2.1
2017年	8.4	30.8	34.2	18.4	6.0	2.2
2018年	7.7	30.2	34.6	19.0	6.2	2.2
2019年	8.8	30.3	34.6	18.3	5.9	2.1

●図2-8　1日の平均睡眠時間の推移(20歳以上，男女計)

(「国民健康・栄養調査(令和元年)」による，一部改変)

以上の1日の平均睡眠時間は6時間以上7時間未満とする者の割合が最も多く，34.6%となっている(●図2-8)。また，男女別では男性32.7%，女性36.2%となっている。

　睡眠の確保の妨げになっている理由は，30～50代の男性では「仕事」が最も多く，なかでも30代では42.1%を占める。また，20代の男女は「就寝前に携帯電話，メール，ゲームなどに熱中すること」が40%をこえて最も多い。30代女性では「育児」(30.9%)が多く，50代以上になると「とくに困っていない」が多くなるのも特徴的である。

　このように，年齢層によって睡眠の確保の妨げになっている理由は多様である。

　個々が休養の重要性を認識し，日常生活のなかに休養を主体的に適切に取り入れた生活習慣を築くことが課題となっている。

● **運動習慣**　「国民健康・栄養調査(令和元年)」では，運動習慣のある者(1回30分以上の運動を週2回以上実施し，1年以上継続している者)の割合は，男性33.4%，女性25.1%である(●図2-9)。男性は40代，女性は30代が最も低く，男女とも70歳以上が最も高い。この10年間でみると，男女とも有意な変化はみられない。

　筋や骨，関節といった運動器の障害のために自立度が低下し，介護が必要となる危険性の高い状態を**ロコモティブシンドローム(運動器症候群)**といい，近年，高齢期の発生が問題となっている。ロコモティブシンドロームの予防は，高齢期の暮らしを豊かにし，自立した生活を維持・促進することであり，そのためにも，成人のうちから運動習慣を身につけておくことが重要である。

● **食生活の特徴**　食生活の欧米化が進み，また多忙な社会において，適切

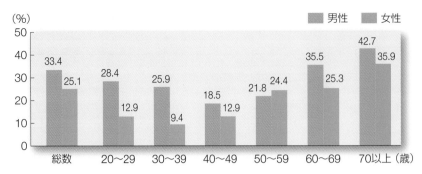

● 図 2-9　運動習慣のある者の割合（20 歳以上）
運動習慣のある者とは，1 回 30 分以上の運動を週 2 回以上実施し，1 年以上継続している者である。
（「国民健康・栄養調査（令和元年）」による，一部改変）

な食事をとり，栄養バランスを維持することが課題である。若い世代ほど栄養バランスに課題があると指摘されている。「国民健康・栄養調査（令和元年）」では，食塩摂取量の平均値は 10.1 g で，男性 10.9 g，女性 9.3 g となっており，「日本人の食事摂取基準（2020 年版）」の目標量である男性 7.5 g 未満，女性 6.5 g 未満をこえている。また野菜摂取量の平均値は 280.5 g で，「健康日本 21（第二次）」の目標値の 350 g に達していない。朝食の欠食率は男性 14.3％，女性 10.2％であり，年齢階級別にみると男性は 40 代（28.5％）が，女性は 30 代（22.4％）が多い。

　さらに，外食産業が発展し，24 時間営業のレストランやコンビニエンスストアの普及により，いつでも，どこでも気軽に食事をとることが可能になっている。それは生活の多様化を促し，不規則な生活や摂取エネルギーの過剰や不足，栄養バランスのかたより，孤食などといった新たな課題をもたらしてもいる。

　「国民健康・栄養調査（平成 30 年）」では，主食・主菜・副菜を組み合わせた食事を 1 日に 2 回以上食べることが，「ほとんど毎日」の者の割合は，男性 45.4％，女性 49.0％となっている。年代別にみると，男女ともに若い世代ほどその割合が低い傾向にある。また，2019（令和元）年の同調査によれば，外食を週 1 回以上利用している者の割合は，男性 41.6％，女性 26.7％で，若い世代ほどその割合が高い。持ち帰りの弁当・惣菜を週 1 回以上利用している者の割合は，男性 47.2％，女性 44.3％であり，20～50 代ではその割合が高い。若い世代から食生活に関心を向け，正しい認識に基づく食事をとり，栄養の維持に努めることは，将来の生活習慣病の予防のために重要である。

● 肥満とやせ　肥満は，糖尿病や高血圧，脂質異常症などの原因となる。「国民健康・栄養調査（令和元年）」では，20 歳以上の肥満者（BMI❶≧25）の割合は，男性では 33.0％で，年齢別では 40～49 歳が最も多く（39.7％），女性では 22.3％で，60～69 歳が最も多い（28.1％）。過去 10 年間の推移をみると女性では有意な増減はみられないが，男性は有意に増加している（●図 2-10）。

　一方，低体重（やせ）の者（BMI＜18.5）の割合は，男性 3.9％，女性 11.5％

> **NOTE**
>
> **❶体格指数（BMI）**
> 　肥満の判定に用いられる指標。体重（kg）/身長（m）²の式で求めることができる。

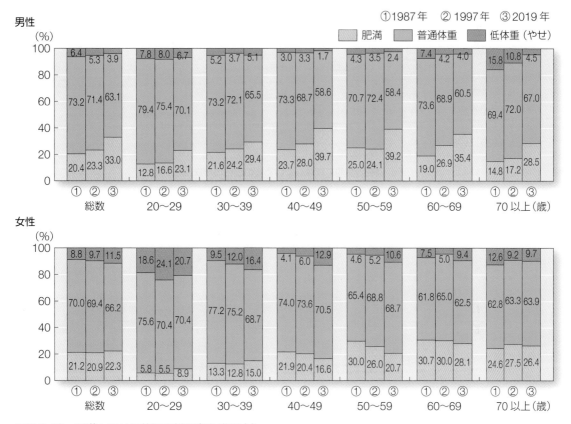

◉図 2-10　肥満とやせの状況の推移（20 歳以上）
（「国民健康・栄養調査（令和元年）」による，一部改変）

で，この 10 年間で男女とも有意な差はみられない（◉図 2-10）。また，20 代女性のやせの割合は 20.7％と高く，やせ願望があらわれているともいえる。

● **喫煙**　タバコの煙には，ニコチンやタールだけでなく，一酸化炭素や中間産物的な化合物が無数に含まれている。喫煙はほぼすべての臓器に害を与え，がんの原因になるなど，健康への悪影響がさまざまな調査結果で明らかになっている。

「国民健康・栄養調査（令和元年）」では，現在習慣的に喫煙している者の割合は総数で 16.7％であり，男性が 27.1％，女性が 7.6％となっている。この 10 年間で総数，男女とも有意に低下している（◉図 2-11）。年齢階級別では，男性は 40 代，女性は 50 代で最も喫煙の割合が高い（◉図 2-11）。一方，習慣的な喫煙者のうち，約 3 人に 1 人は禁煙をしたいと思っていることも報告され，とくに 60 代の女性に多い。

喫煙は当事者の問題だけでない。受動喫煙❶によって他者にも健康被害をもたらす。受動喫煙により家族（成人）の肺がんや虚血性心疾患のリスクが高まるほか，子どもに生じる健康の影響としては，肺の発達の遅れ，乳児突然死症候群（SIDS），急性呼吸器感染症，耳疾患（中耳炎など），より頻回で重症度の高い喘息発作などが指摘されている。受動喫煙の機会を有する者の割合を場所別にみると，「飲食店」が最も高く 29.6％であり，ついで「遊技場」

NOTE

❶受動喫煙

　非喫煙者が喫煙者の吸ったタバコの煙を吸うことをいう。

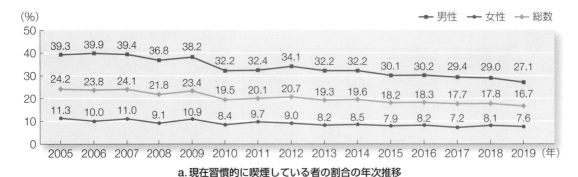

a. 現在習慣的に喫煙している者の割合の年次推移

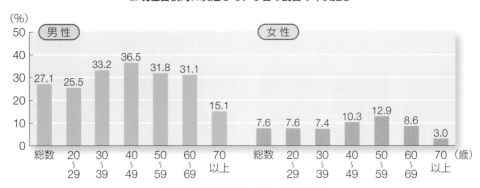

b. 現在習慣的に喫煙している者の割合

○**図2-11　喫煙の状況（20歳以上）**
（「国民健康・栄養調査（令和元年）」による，一部改変）

「路上」の27.1％となっている。2003（平成15）年以降の推移でみると，すべての場所で有意に減少している。

　世界保健機関（WHO）は早期からタバコの問題に取り組み，2005（平成17）年には「たばこ規制枠組条約」が発効されている。世界的に公共の場所や職場の禁煙化が，法的な規制のもとに進んでいる。わが国は受動喫煙対策が遅れていたが，東京2020オリンピック競技大会の開催に向けて，WHOと国際オリンピック委員会（IOC）が「たばこのない五輪」を推進したことがあと押しとなり対策が講じられた。その1つには，2015年に職場の「受動喫煙防止対策」が事業者の努力義務となり，職場環境・労働衛生上の改善を推進したことがあげられる。

●**飲酒**　「国民健康・栄養調査（令和元年）」において，生活習慣病のリスクを高める量を飲酒している者❶の割合は男性14.9％，女性9.1％である。2010（平成22）年からの推移でみると，男性では有意な増減はなく，女性では有意に増加している。また，2021年の経済協力開発機構（OECD）の報告において，「日本では一部の人がより多くのアルコールを摂取している」[1]とある。2017（平成29）年の厚生労働省「患者調査」では，アルコール依存症として診断されている人は4万6千人であった。実際には，アルコール依存

=NOTE

❶生活習慣病のリスクを高める量を飲酒している者
　1日あたりの純アルコール摂取量が，男性で40g以上，女性で20g以上の者であり，以下の方法で算出されている。
男性：「毎日×2合以上」＋「週5〜6日×2合以上」＋「週3〜4日×3合以上」＋「週1〜2日×5合以上」＋「月1〜3日×5合以上」
女性：「毎日×1合以上」＋「週5〜6日×1合以上」＋「週3〜4日×1合以上」＋「週1〜2日×3合以上」＋「月1〜3日×5合以上」

1）OECD：Preventing Harmful Alcohol Use, COUNTRY FINDINGS. 2021-05-19（https://www.oecd.org/health/preventing-harmful-alcohol-use-6e4b4ffb-en.htm）（参照 2021-10-19）.

症で治療を受けていない者も多数いると推定されている。

アルコールの医学・医療的な問題としてはアルコール関連障害がある。これは，消化器疾患(肝硬変・肝がん・食道がん・胃がんなど)，心疾患(心筋梗塞・狭心症など)，脳血管疾患，代謝性疾患(糖尿病など)，神経系疾患などの多様な疾患の要因となる。

またアルコール依存症は，本人だけの問題ではなく，家族や周囲を巻き込む可能性がある。

アルコールの社会的な問題としては，犯罪(暴力・虐待など)，自殺，事故(飲酒運転・転落など)，産業衛生(作業効率の低下など)がある。

これらのアルコール関連問題の発生の予防ならびに早期に対処するための対策や健康教育，啓蒙が大きな課題である。

● **ソーシャルメディアの普及**　近年の情報社会の高度化に伴い，ソーシャルメディア social media❶の普及が進み，幅広い年齢層の者が手軽に利用するようになった。とくに，スマートフォンの普及により，いつでもどこでも手軽にソーシャルメディアを利用できるようになり，活用の幅が広がっている。一方で，近年はネット依存や不適切なネットの利用に対する懸念が高まっている。

新型コロナウイルス感染症(COVID-19)の影響を受け，わが国では密閉・密集・密接の3密を回避することが必要となった。そのため，テレワークや，医療分野におけるICTの活用，イベントのオンライン開催など社会のデジタル化が急速に進んだ。教育機関においても，オンライン授業などの遠隔授業の取り組みが拡大した。しかし，「令和3年通信利用動向調査(世帯調査)」によると，2022年における所属世帯年収別インターネット利用率は，年収400万円以上では約9割であるのに対し，年収200万円未満の世帯では約6割となっており，家庭におけるICT環境の格差による学習機会格差への影響が懸念されている。

また，ネット上には数多くの誤情報・フェイクニュースが拡散されていることにも注意をはらわなければならない。COVID-19が広まった際にも，偏見や医学的な根拠のない感染予防法・治療法などに関する誤情報の流布が問題となった。膨大な情報のなかから正確なものを見きわめるリテラシーが個々人に求められている。

急速かつ強制的に社会のデジタル化が進んだことで，対面を前提としない働き方やサービスのあり方，場所にとらわれない生活や働き方が可能であることが体験として実感された。

一方で，前述した教育格差やリテラシー向上の必要性のほか，インターネット上のセキュリティリスクが増大したことへの対策といった課題も山積している。

NOTE

❶ソーシャルメディア

オンライン上で情報を送受信し，双方向のコミュニケーションをとることができるように設計されたメディアの総称である。おもなソーシャルメディアには，X(Twitter)やFacebookなどのソーシャルネットワークサービス(SNS)，LINEなどのメッセンジャーサービス，YouTubeなどの動画配信サービス，ブログなどがある。

2 成人の健康の状況

1 生と死の動向

● **寿命**　2022(令和4)年の「簡易生命表」によると，男性の平均寿命は81.05年，女性は87.09年で，男女とも短縮している。平均寿命の国際比較では，各国で測定時期や方法が異なるため厳密な比較はむずかしいが，わが国は男女とも高水準を示している。

● **健康寿命**　**健康寿命**とは，健康上の問題で日常生活が制限されることなく生活できる期間と定義される。2019(令和元)年では，男性72.68歳，女性75.38歳であった[1]。

　平均寿命と健康寿命との差は，不健康な期間，すなわち日常生活に制限のある期間で，2019年は，男性8.73年，女性12.07年である(●図2-12)。この期間は，医療費や介護給付などが多く必要となり，社会保障負担が増大する。今後，国民の生活や人生の質を高め，さらに国の財政負担を軽減させるには，健康寿命をより延伸し，平均寿命と健康寿命の差を縮小させるための取り組みが重要となる。健康寿命の延伸をはかることが，成人にとって身体的な健康だけでなく，精神的・社会的な健康の基盤となり，安寧な生活を送ることを促す。

● **死亡数・死亡率**　「人口動態調査」をみると，わが国の死亡数は1980(昭和55)年ごろから増加傾向が続いていた。しかし，2021(令和3)年の死亡数は143万9856人で，戦後最多となった(●図2-13)。死亡率(人口千対)は11.7で，2019(令和元)年より上昇している。これまで死亡数・死亡率が上昇してきたのは，わが国の高齢化がその背景にある。1980年ごろから75歳以上の高齢者の死亡数が増加し，2012(平成24)年以降は全死亡数の約70%以

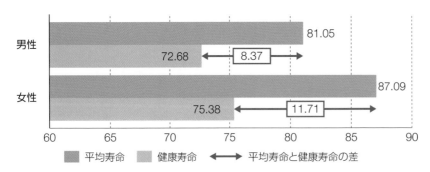

◎**図2-12　平均寿命と健康寿命の差**
(「令和2年簡易生命表」と厚生労働科学研究費補助金(循環器疾患・糖尿病等生活習慣病対策総合研究事業)分担研究報告書：健康寿命の全国推移の算定・評価に関する研究——全国と都道府県の推移より作成)

1) 厚生労働科学研究費補助金(循環器疾患・糖尿病等生活習慣病対策総合研究事業)分担研究報告書：健康寿命の算定・評価と延伸可能性の予測に関する研究——2019年の算定，2010〜2019年の評価，2020〜2040年の予測，厚生労働科学研究健康寿命のページ(http://toukei.umin.jp/kenkoujyumyou/) (参照2022-10-01).

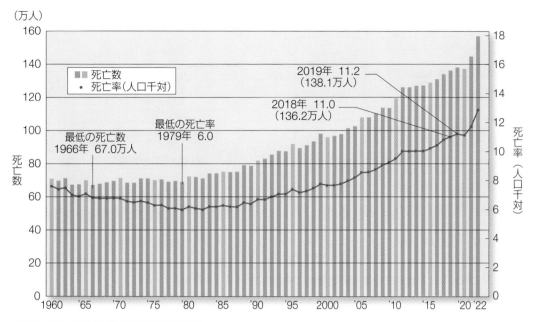

●**図 2-13　死亡数および死亡率の推移**
(「令和 3 年人口動態統計(確定数)の概況」による，一部改変)

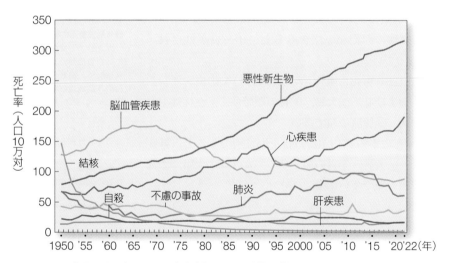

●**図 2-14　主要死因別にみた死亡率(人口 10 万対)の推移**
(「令和 3 年人口動態統計(確定数)の概況」による，一部改変)

上が 75 歳以上の高齢者となっている。

● **死因**　死因の年次推移をみると，わが国の疾病構造の変化が理解できる。
1950(昭和 25)年は結核による死亡率が第 1 位を占めていたが，1981(昭和
56)年に悪性新生物(がん)が死因順位第 1 位にかわった。それ以降，死因第
1 位は悪性新生物であり，2022(令和 4)年の死亡数は 38 万 5797 人，死亡率
(人口 10 万対)は 316.7 で，およそ 3 人に 1 人は悪性新生物で死亡している
ことになる(●図 2-14)。ついで，第 2 位は心疾患(死亡数 21 万 4710 人，死
亡率 190.9)，第 3 位は老衰(死亡数 15 万 2027 人，死亡率 147.1)，第 4 位は

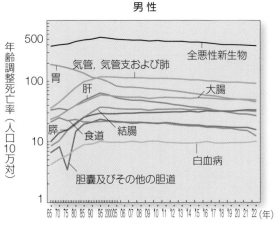

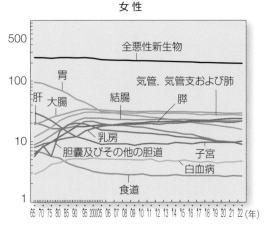

注：大腸は，結腸と直腸S字結腸移行部及び直腸を示す。ただし，1967年までは直腸肛門部を含む。
　　結腸は，大腸の再掲である。肝は，肝及び肝内胆管で示す。

◯ 図 2-15　部位別にみた悪性新生物の年齢調整死亡率の推移（人口10万対）
（「令和4年人口動態統計（確定数）の概況」による）

脳血管疾患（死亡数10万7481人，死亡率88.1）であった。心疾患は，1985（昭和60）年に脳血管疾患にかわり第2位となり，その後も増加傾向が続いている。脳血管疾患は，1970（昭和45）年をピークに減少傾向にある。

　2022年における年齢階級別の死因第1位をみると，10～39歳は自殺，40～89歳は悪性新生物となっている。

　2022年の悪性新生物の死亡率（粗死亡率❶，人口10万対）を部位別でみると，男性は①気管，気管支および肺，②大腸，③胃の順で多く，女性は①大腸，②気管，気管支および肺，③膵臓の順で多い。

　また，2022年の年齢調整死亡率❷（人口10万対）を部位別でみると，男性は①気管，気管支および肺，②大腸，③胃の順で多く，女性は①大腸，②気管，気管支および肺，③膵臓の順で多い（◯図2-15）。

2　健康格差

　「健康日本21（第三次）」では，**健康格差**は「地域や社会経済状況の違いによる集団における健康状態の差」と定義されている。個々の生活習慣に加え，所得の格差や雇用形態の違い，住んでいる地域や家族構成などの要因が重なることで，生活習慣や病気のかかりやすさだけでなく，平均寿命の差にもつながることがわかっている。たとえば「国民健康・栄養調査（平成30年）」では，世帯の所得が600万円以上の世帯員と，200万円未満の世帯員とを比較して，現在習慣的に喫煙している者の割合や，健康診査の未受診者の割合などが年収200万円未満の世帯員で有意に高いという結果が出ており，所得格差が健康状態に影響する可能性があることがわかる。

　また，「健康日本21（第三次）」では，健康格差の縮小を目ざし，健康寿命の平均の都道府県格差を縮小することが目標の1つに掲げられている。

◻ NOTE

❶粗死亡率
　一定期間の死亡者数をその期間の人口で除した数値。

❷年齢調整死亡率
　がんのように年齢によって死亡数にかたよりがある疾患では，高齢化などで人口の年齢構成が変化すると，年ごとの死亡率（粗死亡率）を直接比較することができない。そこで，基準となる年齢分布を設定し，年齢構成をそれに合わせるかたちで調整したうえで計算された死亡率を年齢調整死亡率という。わが国では，国内の地域比較や年代比較などの場合，基準人口として昭和60年モデル人口が用いられることが多い。

3 職業性疾病・業務上疾病

　職業に関連して発生もしくは増悪し，労働や生活に支障をきたす健康障害を広く**職業性疾病**という。また，「労働基準法施行規則」第35条に定められ，労働者災害補償保険の対象となるものを**業務上疾病**という。さらに，発症・増悪に関与する数多くの要因の1つとして作業（作業態様，作業条件，作業環境など）に関連した要因が考えられる疾患を**作業関連疾患**と総称する。

　「業務上疾病発生状況等検査」によると，新型コロナウイルス感染症の罹患によるものを除く2022（令和4）年の業務上疾病の発生状況は，9,506人，そのうち最も多いのは「負傷に起因する疾病」の74.5%で，とくに「災害性腰痛」の割合は業務上疾病全体の62.7%を占めている（◉図2-16）。

　近年は**過労死**が大きな社会問題となっており，2014（平成26）年には「過労死等防止対策推進法」が施行されている。この法律において，過労死等とは，「業務における過重な負担による脳血管疾患若しくは心臓疾患を原因とする若しくは業務における強い心理的負担による精神障害を原因とする自殺による死亡，又はこれらの脳血管疾患若しくは心臓疾患若しくは精神障害をいう」（第2条）と定義され，過労死の防止対策を推進し，過労死がなく，仕事と生活が調和し，健康で充実して働きつづけられることができる社会の実現を目ざしている。過労死の労働災害認定は厚生労働省が行っており，2022年度の「過労死等の労災補償状況」をみると，脳・心臓疾患の請求件数・支給決定件数は増加し，うち死亡件数も同様である（◉表2-3）。精神障害に関する事案の労災補償状況は，請求件数・支給決定件数ともに増加し，支給決定件数のうち未遂を含む自殺の件数も増加している（◉表2-4）。

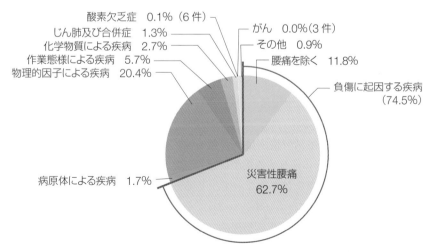

◉**図2-16　業務上疾病の発生状況（新型コロナウイルス感染症の罹患によるものを除く）**
（「業務上疾病発生状況等調査（令和4年）」による，一部改変）

◯表2-3　脳・心臓疾患の労災補償状況

区分		2015	2016	2017	2018	2019	2020	2021	2022
脳・心臓疾患	請求件数	795	825	840	877	936	784	753	803
	認定件数	251	260	253	238	216	194	172	194
うち死亡	請求件数	283	261	241	254	253	205	173	218
	認定件数	96	107	92	82	86	67	57	54

（「令和4年度過労死等の労災補償状況」による，一部改変）

◯表2-4　精神障害の労災補償状況

区分		2015	2016	2017	2018	2019	2020	2021	2022
精神障害	請求件数	1,515	1,586	1,732	1,820	2,060	2,051	2,346	2,683
	認定件数	472	498	506	465	509	608	629	710
うち自殺	請求件数	199	198	221	200	202	155	171	183
	認定件数	93	84	98	76	88	81	79	67

（「令和4年度過労死等の労災補償状況」による，一部改変）

4 受療状況

　ある特定の調査日に全国の医療施設（病院・一般診療所・歯科診療所）を利用した患者を推計し，その推計患者数を人口10万対であらわした数を**受療率**という（推計患者数/推計人口×100,000）。厚生労働省が「患者調査」で3年ごとに報告している（◯表2-5）。2020（令和2）年の傷病分類別受療率は，入院では，「精神及び行動の障害」「循環器系の疾患」「損傷・中毒及びその他の外因の影響」の順で多く，外来では，「消化器系の疾患」「健康状態に影響を及ぼす要因及び保健サービスの利用」「筋骨格系及び結合組織の疾患」が多い。また，外来では，男女ともに「高血圧性疾患」も非常に多い。

5 生活習慣病

　生活習慣病は，1996（平成8）年12月に厚生省（現・厚生労働省）の公衆衛生審議会が提言した概念である。それまで用いられていた成人病という用語から改称された。これは，二次予防（病気の早期発見・早期治療）に重点をおいていた従来の成人病対策に加え，一次予防（健康増進・発病予防），すなわち生活習慣の維持・改善を推進するためである。

　成人病は加齢に着目した疾患群であり，生活習慣病は食習慣・運動・休養・喫煙・飲酒などの生活習慣が発症や進行に関与する疾患群と定義される。たとえば，不適切な食生活や運動不足，喫煙などが重なって生じる，肥満や高血圧，脂質異常症，メタボリックシンドローム（◯69ページ），そしてそれらが原因となって引きおこされるがんや循環器疾患，糖尿病，慢性閉塞性肺疾患 chronic obstructive pulmonary disease（COPD）などが該当する。近年，WHOは，このような生活習慣の改善により予防可能な疾患を非感染性疾患（NCD；◯174ページ）と位置づけ，予防の必要性を強調している。

▶表 2-5　傷病分類別にみた受療率（人口 10 万対，2020 年 10 月）

傷病分類		入院			外来		
		総数	男	女	総数	男	女
	総数	960	910	1,007	5,658	4,971	6,308
Ⅰ	感染症及び寄生虫症	13	13	13	103	96	110
	結核（再掲）	2	2	1	1	1	1
	ウイルス肝炎（再掲）	0	0	0	7	7	8
Ⅱ	新生物	100	115	87	196	178	212
	胃の悪性新生物（再掲）	8	11	5	13	17	9
	結腸及び直腸の悪性新生物（再掲）	14	16	12	21	24	19
	気管，気管支及び肺の悪性新生物（再掲）	13	17	8	15	19	11
Ⅲ	血液及び造血器の疾患並びに免疫機構の障害	4	4	5	14	8	20
Ⅳ	内分泌，栄養及び代謝疾患	24	21	26	343	312	373
	糖尿病（再掲）：	12	12	12	170	199	143
Ⅴ	精神及び行動の障害	188	185	190	211	198	224
	気分〔感情〕障害（躁うつ病を含む）（再掲）	22	16	28	72	61	83
	統合失調症，統合失調症型障害及び妄想性障害（再掲）	113	112	114	40	42	38
Ⅵ	神経系の疾患	100	88	111	131	115	147
Ⅶ	眼及び付属器の疾患	8	7	9	237	192	279
Ⅷ	耳及び乳様突起の疾患	2	1	2	76	68	83
Ⅸ	循環器系の疾患	157	151	163	652	609	693
	高血圧性疾患（再掲）	4	2	5	471	418	522
	心疾患（高血圧性のものを除く）（再掲）：	46	44	48	103	112	94
	脳血管疾患（再掲）	98	94	101	59	61	57
Ⅹ	呼吸器系の疾患	59	69	50	371	363	379
	喘息（再掲）	1	1	2	71	67	75
Ⅺ	消化器系の疾患	48	53	43	1,007	870	1,137
	う蝕（再掲）	0	0	0	231	208	252
	歯肉炎及び歯周疾患（再掲）	0	0	0	401	319	478
	肝疾患（再掲）	5	6	4	20	22	18
Ⅻ	皮膚及び皮下組織の疾患	9	9	10	247	225	268
ⅩⅢ	筋骨格系及び結合組織の疾患	59	46	71	718	556	872
ⅩⅣ	腎尿路生殖器系の疾患	41	40	41	241	232	250
ⅩⅤ	妊娠，分娩及び産じょく	11	–	22	10	–	20
ⅩⅥ	周産期に発生した病態	5	6	4	3	3	2
ⅩⅦ	先天奇形，変形及び染色体異常	4	5	4	11	10	11
ⅩⅧ	症状，徴候及び異常臨床所見・異常検査所見で他に分類されないもの	10	8	12	59	48	69
ⅩⅨ	損傷，中毒及びその他の外因の影響	107	80	132	229	233	225
ⅩⅪ	健康状態に影響を及ぼす要因及び保健サービスの利用	8	6	10	794	650	930

（「令和 2 年患者調査の概況」による，一部改変）

6　メンタルヘルスと自殺者数

　身体と心は密接に結びついており，身体の健康とともに心の健康もまた維持・促進をしていく必要がある。心の健康の維持・促進には，適度な運動やバランスのとれた栄養をとるための食生活，心身の疲労回復と充実した人生を目ざすための休養といった要素があげられる。しかしながら，複雑な社会経済状況において，人々が暮らしのなかでストレスとじょうずに付き合うことはたやすいことではない。

　前述した労災補償状況や患者調査からもわかるように，近年は気分障害や不安障害などの心理的苦痛を感じている人や，うつ病などの精神疾患を発症している人が少なくない。このようなメンタルヘルスの問題は，誰しもがかかえうる問題であり，1人ひとりが心の健康を保つことの重要性を認識しなくてはならない。

　2022(令和4)年の10〜39歳の死因の第1位は**自殺**である。厚生労働省と警察庁による報告をみると，わが国の年間の自殺者は，1998(平成10)年から14年連続して3万人をこえ，それ以降は微減しているが依然として高い水準で推移している[1](●図2-17)。2015(平成27)年の自殺者数は2万4025人で，18年ぶりに2万5千人を下まわり，その後も減少していたが，2020年の自殺者数は，2019年より912人多い2万1081人となり，11年ぶりに前年を上まわった。

　2022(令和4)年の自殺者数は2万1881人，自殺死亡率❶は17.5人となった。男女別にみると，男性は前年より807人の増加，女性は67人の増加となっている。

　自殺の原因および背景については，2020年に比べて健康問題が減少した一方，経済・生活問題が大きく増加している。ただし，自殺の原因・背景は，その多くで多様かつ複合的であり，さまざまな要因が連鎖するなかでおきている。なお，2020年の小中高生の自殺者は前年に比べて100人増の499人で，同様の統計のある1980年以降，過去最多であった[2]。新型コロナウイルス感染症に伴う長期にわたる学校の休業では，通常の長期休業とは異なり，教育活動の再開の時期が不確定であることなどから，児童・生徒の心が不安定になっていることが背景にあると考えられる。

　2006(平成18)年に制定された「自殺対策基本法」では，自殺を個人の問題ではなく社会全体の問題としてとらえ，国や地方公共団体の責務を明確にして自殺対策に取り組むことが掲げられている。その達成のために，同年に，自殺予防総合対策センターが設置され，また翌年には自殺総合対策大綱が策定された。

NOTE
❶自殺死亡率
　人口10万人あたりの自殺者数のこと。

1）厚生労働省自殺対策推進室・警察庁生活安全局生活安全企画課：令和4年中における自殺の状況. 2023-03-14(https://www.npa.go.jp/publications/statistics/safetylife/jisatsu.html)（参照 2023-10-01).
2）文部科学省：コロナ禍における児童生徒の自殺等に関する現状について. 2021-02-15(https://www.mext.go.jp/content/20200329-mext_jidou01-000013730_005.pdf)（参照 2021-06-28).

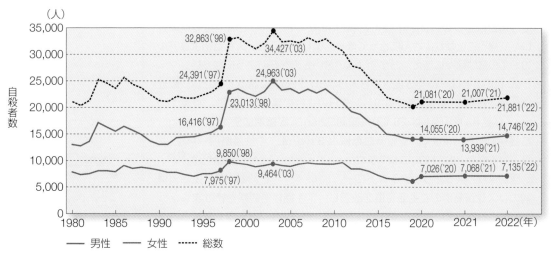

◎図 2-17　自殺者数の年次推移
(「令和 4 年中における自殺の状況」による，一部改変)

3 健康の維持・促進を目ざした生活

　ここまで，成人を取り巻く環境と生活の状況をみてきた。適切な生活習慣を身につけることで健康が促進されることもあれば，かたよりのある食事や運動不足，働きすぎによる休養の不足などの生活が積み重なることで，健康が維持できなくなることもある。そして健康は，けっして個人的要因だけでなく，周囲の環境や社会経済的状況との相互作用により変化していくものだということが理解できたのではないだろうか。

　とくに成人は，就職，結婚や出産・育児，定年などの複数の転機を体験し，社会的役割や期待を担いつつ心身ともに成長していく過程でもある。そのなかで，非常に複雑なストレスに直面することもあるだろう。健やかに充実した生活を営み，その人なりに成長・成熟することが，将来迎える高齢期の生活の質 quality of life（クオリティオブライフ〔QOL〕）につながる。

　次の事例から，健康的な生活を目ざすために必要なことはなにかを考えてみよう。

事例

　秋山さんは 34 歳の男性である。地方の大学を卒業後，都内の商社に勤務している。23 歳からひとり暮らしを始め，多忙な仕事をこなすことに必死な日々を送っていた。とくに，3 年前よりグループリーダーの役割を担ってからは，売り上げ成績の重圧や職責によるストレスが強くなっていた。

　毎朝 5 時に出勤し，夜は終電ごろに帰宅といったオーバーワークが続き，家には寝るために帰っているような状況であった。食生活は，朝はコンビニで買った菓子パン 2 つとジュースを会社で食べ，昼食は毎日外食で大盛のラーメンやとんかつなどの揚げ物を好んで食べていた。夜もほとんど外食で，

ほぼ毎日飲酒している。週に 1 回，終電まぎわまで同僚と居酒屋で飲み食いして帰ることが秋山さんにとって唯一の楽しみだった。入社当初よりアルコールの量は徐々に増え，おかずは味の濃いものを好むようになった。

　20 代のころは「いくら食べても太らない」と知人に誇っていたが，最近は体重が毎年 2〜3 kg ずつ増加し，先日の会社の健康診断では，身長 170 cm，体重 83 kg（BMI は 28.72），腹囲 92 cm，収縮期血圧 140 mmHg，拡張期血圧 92 mmHg，空腹時血糖値 123 mg/dL，中性脂肪（トリグリセリド）140 mg/dL，HDL コレステロール 38 mg/dL という結果だった[1]。

　医師より，メタボリックシンドローム（●69 ページ）と診断され，生活習慣病のリスクが高いので生活習慣を改善し，年 1 回経過観察を続けましょうと説明された。その後の看護師との面談で，現在の生活状況をたずねられ，生活の見直しを一緒に行うこととなった。

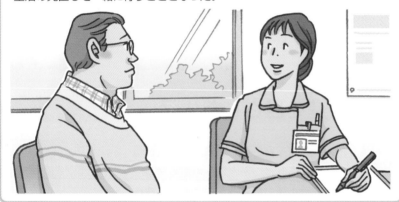

　働き盛りの秋山さんは，体力や健康に自信があり，多忙な仕事，不規則な食事・睡眠，飲酒などを続けていたようである。しかし，秋山さんは日々の睡眠不足，疲労・ストレスの蓄積，塩分や脂質・糖質の過剰摂取，アルコールの多飲という生活が積み重なったことで，メタボリックシンドロームと診断された。

　今後も同様の生活を続けると，間違いなく健康に重大な影響を与えるだろう。それを予防するために，どのような支援ができるだろうか。

　健康診断の結果から検査値の異常を指摘されているが，即治療の必要な状況にはない。自覚症状がないため，規則的な生活を促すだけでは，多忙な仕事，かかえている社会的役割を考えると実行可能性は低いかもしれない。一方，生活習慣を改善する理由や将来の影響について知識を提供し，ヘルスリテラシー（●168 ページ）を高めることで自分の身体・健康に関心をもってもらえるかもしれない。また，心身および社会的な面も含めた生活習慣を整える意識が高まることで，健康改善・促進につながるだろう。

　WHO 憲章では，健康は「病気ではないとか，弱っていないということではなく，肉体的にも，精神的にも，そして社会的にも，すべてが満たされた

1 ）日本高血圧学会高血圧治療ガイドライン作成委員会編：高血圧治療ガイドライン 2019. 日本高血圧学会，2019.
2 ）高久久麿監修：臨床検査データブック 2021-2022. 医学書院，2021.

状態にあること」[1]と定義されている。ここに示されたように，健康寿命の延伸を目ざすだけでなく，身体も心も社会的な存在として主観的に充実していることが健康といえる。そのためには，個々が孤立・孤独にならず，周囲との交流やたすけ合い，支え合いというコミュニティの力を強化することも大きな課題であろう。

B　生活と健康をまもりはぐくむシステム

1　保健・医療・福祉システムの概要

　大人は人々の生活を支え次世代への発展のための原動力を発揮し，自分や家族，そして地域で生活する多くの人々の健康をまもりはぐくむための場やシステムを整えていく社会的責任を担っている。本章 A 節で学んだとおり，健康は，人々の生活や人生と切り離して考えることのできないものであり，健康をまもりはぐくむシステムもまた，このことを基盤として整えられている。ここでは，保健・医療・福祉システム（しくみ，施策）の現状を理解する。

1　保健・医療・福祉にかかわる施策の概要

　システムとはおのおの異なったはたらきをもつ複数の構成要素が全体として，ある一定の作用を実現するものと考えることができる。社会はいくつかのシステムから構成されて，保健・医療・福祉システム（**ヘルスケアシステム**）は，社会システムの 1 つである（◐図 2-18）。ヘルスケアシステムはその

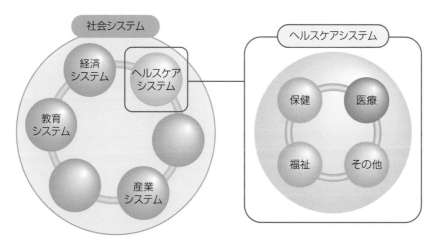

◐**図 2-18　社会システムにおけるヘルスケアシステム**

1）公益社団法人日本 WHO 協会：健康の定義について（http://www.japan-who.or.jp/commodity/kenko.html）（参照 2021-06-01）.

社会・地域における人々のよりよい健康づくりを目ざして形成されるもので，保健・医療・福祉およびその他の専門分野において組織的なはたらきや機能を発揮する。

　わが国のヘルスケアシステムは，国民の福利と厚生のために国が責任をもって行う舵（かじ）とりに従って進められる。わが国が，世界との関係性のなかで，どのような政治的・経済的状態にあるのか，国民がどのような環境におかれ，生活や健康の状態はどのようなレベルにあり，今後どのような状況や変化が予測されるのかなど，行政機関を中心に検討がなされ，さまざまな法令や施策が施行される。施行された法令や施策は，保健・医療・福祉の基本方針となり，それらに基づいてわが国の各地域における保健・医療・福祉対策が行われる。

　近代以降，わが国の保健・医療・福祉の施策や法令は時代とともに変遷し，改善されている（◐表2-6）。

2 保健にかかわる対策——健やかな生活をはぐくむために

◆ 健康増進・生活習慣病対策

　わが国における高齢化の進展や疾病構造の変化に伴い，国民の健康の増進の重要性が増大しており，健康づくりや疾病予防を積極的に推進するための環境整備が要請されている。

　前述したように1996（平成8）年に「生活習慣病」という概念の導入が提言

◐表2-6　おもな保健・医療・福祉の法令・施策（主として成人・高齢者にかかわるもの）

伝染病対策の時代（明治初期から第二次世界大戦前）：急性伝染病に対する施策	（衛生行政は警察行政に組み入れられていた。結核，性病など慢性伝染病や精神障害に対する種々の法規の制定と施策）
	1897（明治30）年　伝染病予防法施行
	1904（明治37）年　結核予防に関する内務省令公布。結核対策：「大気・安静・栄養」
	1919（大正8）年　（旧）結核予防法公布
	1937（昭和12）年　（旧）保健所法制定
	1938（昭和13）年　厚生省設置；「母子保健」「国民の体力管理」など民族衛生的な衛生行政
	1940（昭和15）年　国民体力法
	1951（昭和26）年　結核予防法施行
生活習慣病と健康管理の時代（昭和30年代〜現在）：生活習慣病の増加，健康管理（集団的・個別的・全人的），非特異的総合的病因論	1957（昭和32）年　「成人病」の認知（成人病予防対策協議会連絡会）
	1963（昭和38）年　（老人福祉法による）老人健康診査の開始
	1965（昭和40）年　がん対策の推進について，がん対策の5本柱
	1978（昭和53）年　第一次国民健康づくり対策
	1983（昭和58）年　対がん10カ年総合戦略
	1988（昭和63）年　第二次国民健康づくり対策（アクティブ80ヘルスプラン）
	1994（平成6）年　がん克服新10か年戦略
	1996（平成8）年　「生活習慣病」の概念導入（公衆衛生審議会「生活習慣に着目した疾病対策の基本的方向性について」）
	1999（平成11）年　感染症の予防及び感染症の患者に対する医療に関する法律（感染症法）施行
	2000（平成12）年　第三次国民健康づくり対策：21世紀における国民健康づくり運動（健康日本21）
	2003（平成15）年　健康増進法施行

◖表 2-6　（続き）

	2004（平成 16）年	第三次対がん 10 か年総合戦略 健康フロンティア戦略策定
	2006（平成 18）年	がん対策基本法成立
	2007（平成 19）年	新健康フロンティア戦略策定 がん対策基本法施行 がん対策推進基本計画
	2012（平成 24）年	がん対策推進基本計画（第 2 期）
	2013（平成 25）年	健康日本 21（第二次），がん登録推進法成立
	2016（平成 28）年	がん対策基本法改正
	2017（平成 29）年	がん対策推進基本計画（第 3 期），がん対策加速化プラン
	2018（平成 30）年	健康増進法改正（受動喫煙対策）
高齢化対策の動向	1983（昭和 58）年	老人保健法施行
	1989（平成元）年	高齢者保健福祉推進 10 か年戦略（ゴールドプラン）
	1994（平成 6）年	新・高齢者保健福祉推進 10 か年戦略（新ゴールドプラン） • 在宅福祉推進 10 か年事業 • ねたきり老人ゼロ作戦 • 施設対策推進 10 か年事業 • 高齢者の生きがい対策の推進 • 長寿科学研究推進 10 か年事業 • 高齢者のための総合的な施設設備
	1995（平成 7）年	高齢社会対策基本法
	1997（平成 9）年	医療保険・老人保健制度改正法案国会提出，厚生省；医療制度抜本的改革案のとりまとめ
	1999（平成 11）年	年金制度改革（財政再建策），今後 5 か年間の高齢者保健福祉施策の方向（ゴールドプラン 21）
	2000（平成 12）年	介護保険法施行
	2008（平成 20）年	老人保健制度廃止 後期高齢者（長寿）医療制度実施
	2012（平成 24）年	認知症施策推進 5 か年計画（オレンジプラン）
	2014（平成 26）年	医療介護総合確保推進法施行
	2015（平成 27）年	認知症施策推進総合戦略（新オレンジプラン）
	2019（令和元）年	認知症施策推進大綱の策定
心の健康に関する医療と保健の動向	1900（明治 33）年	精神病者監護法の制定
	1919（大正 8）年	精神病院法制定
	1950（昭和 25）年	精神衛生法制定
	1972（昭和 47）年	精神衛生センターデイケア事業
	1974（昭和 49）年	作業療法，精神科デイケアの診療報酬点数化
	1975（昭和 50）年	精神障害回復者社会復帰施設，保健所社会復帰相談指導事業
	1979（昭和 54）年	精神衛生社会生活適応施設，精神衛生センター酒害相談事業
	1982（昭和 57）年	通院患者リハビリテーション事業，老人精神衛生相談事業
	1987（昭和 62）年	精神保健法（精神衛生法の改正，名称変更）；任意入院制度，通信・面会等の権利の確保，精神保健センターの設置など。
	1995（平成 7）年	精神保健福祉法（精神保健法の改正，名称変更）の制定；社会参加が目的の中に明示された。
	1997（平成 9）年	精神保健福祉士の国家資格化（精神保健福祉士法の制定）
	2006（平成 18）年	障害者自立支援法施行（2013 年より障害者総合支援法）
	2011（平成 23）年	障害者虐待防止法
	2013（平成 25）年	障害者総合支援法（障害者自立支援法の改正，名称変更），障害者差別解消法制定
	2014（平成 26）年	精神保健福祉法改正，障害者権利条約批准

基本的考え方	国民はみずから健康の増進に努め，国，地方公共団体，保健事業実施者，医療機関その他の関係者は相互に連帯，協力しながら努力を支援

運動推進のための方策
- 全国的目標の設定
- 地方健康増進計画の策定

情報提供者の推進
- 食生活・運動・休養・飲酒・喫煙・歯の健康の保持などの生活習慣に関する普及啓発
- 食品の栄養表示基準など

基盤整備
- 科学的な調査研究の推進
- 国民健康・栄養調査等
- 特定給食施設における栄養管理の推進
- 公共の場における分煙の推進

国民の健康増進

生涯を通じた保健事業の一体的推進

誕生　→　母子保健
入学　→　学童保健
就労　→　産業保健
退職　→　医療保険の保健事業
健康長寿　→　老人保健

- 健康診査の実施方法，その結果の通知方法，健康手帳の様式などについて各保健事業実施者に共通する指針を策定

○**図 2-19　健康増進法の概要**
（「平成 16 年版厚生労働白書」による，一部改変）

され，生活習慣の改善により疾病そのものの発生を抑える一次予防へと，保健対策の重点は移行した。

● **健康日本 21 と健康増進法**　2000（平成 12）年に「21 世紀における国民健康づくり運動」（健康日本 21）が，2003（平成 15）年には「健康増進法」が施行された。「健康増進法」は，「健康日本 21」を推進し，国民の健康づくり，疾病の予防をさらに積極的に進めるための基盤となる法律である（○図 2-19）。

　2018（平成 30）年には健康増進法の改正が行われた。この改正では，「国民の健康の向上を目的として，多数の者が利用する施設等の管理権限者等に，当該多数の者の望まない受動喫煙を防止するための措置義務」が明示された。受動喫煙対策の推進に向けた活動が進められ，職場における受動喫煙防止のためのガイドラインが策定された。

● **新健康フロンティア戦略**　2004（平成 16）年，国民の健康寿命の延伸を基本目標とした 10 か年戦略として，「健康フロンティア戦略」が策定された。また，「健康フロンティア戦略」をさらに発展させるものとして，2007（平成 19）年には「新健康フロンティア戦略」が策定された。これは 2007 年からの10 か年戦略であり，①子どもの健康，②女性の健康，③メタボリックシンドローム克服，④がん克服，⑤こころの健康，⑥介護予防，⑦歯の健康，⑧食育，⑨運動・スポーツの 9 分野において対策を進めていくこととなった。これらの取り組みのための施策として「新健康フロンティア戦略アクションプラン」がまとめられた。

● **健康日本 21（第三次）**　「健康日本 21」は，2013（平成 25）年に「健康日本 21（第二次）」が開始され，2022（令和 4）年に最終評価が取りまとめられ，こ

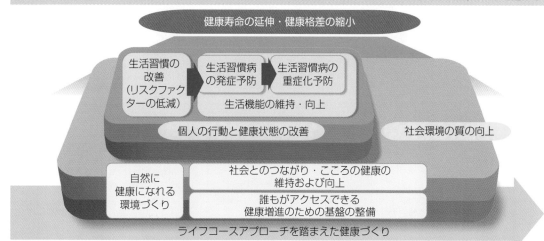

すべての国民が健やかで心豊かに生活できる持続可能な社会の実現のために，以下に示す方向性で健康づくりを進める

◉図2-20　健康日本21（第二次）の概要
（厚生労働省「健康日本21（第三次）の推進に関する参考資料」による，一部改変）

れに基づき，「健康日本21（第三次）」（2024〔令和6〕年から2035〔令和17〕年）が実施される。「健康日本21」開始以降，健康寿命は着実に延伸しているが，「健康日本21（第二次）」の最終評価では，全体としては改善していても一部の性・年齢階級別で悪化している指標がみられるなどの課題が指摘されており，「健康日本21（第三次）」[1]では，新基本方針として「全ての国民が健やかで心豊かに生活できる持続可能な社会の実現に向けて，誰一人取り残さない健康づくりの展開（Inclusion）と，より実効性をもつ取組の推進（Implementation）を通じて，国民の健康の増進の総合的な推進を図る」が示された。具体的な内容として，①健康寿命の延伸・健康格差の縮小，②個人の行動と健康状態の改善，③社会環境の質の向上，④ライフコースアプローチを踏まえた健康づくりの4つを基本的な方向として定めている（◉図2-20）。

● **がん対策基本法**　「がん対策基本法」は，日本人の死因で最も多いがんの対策を総合的に計画・推進するため，2007（平成19）年より施行された法律である。国・地方自治体などの責務を明確にし，厚生労働省にがん対策推進協議会をおくことを定めた。

　この法に基づき，「**がん対策推進基本計画**」が策定され，国および都道府県においてがん対策が推進されている。2023（令和5）年には「がん対策推進基本計画（第4期）」が策定された（◉図2-21）。

● **特定健康診査と特定保健指導**　2008（平成20）年4月より40歳から74歳までの医療保険加入者（妊婦などを除く）を対象に，新しい健康診断・保健指導が**特定健康診査**と**特定保健指導**として開始された。この目的は，生活習慣病の発症を防ぐために，メタボリックシンドロームの該当者や予備軍を発見し，対象者に生活改善を指導することにある（◉図2-22）。

　メタボリックシンドロームは，わが国の診断基準では，内臓脂肪型肥満に加えて，高血糖・高血圧・脂質異常のうち，いずれか2つ以上をあわせもっ

第1. 全体目標と分野別目標／第2. 分野別施策と個別目標

全体目標：「誰一人取り残さないがん対策を推進し，全ての国民とがんの克服を目指す。」

「がん予防」分野の分野別目標
　がんを知り，がんを予防すること，がん検診による早期発見・早期治療を促すことで，がん罹患率・がん死亡率の減少を目指す

「がん医療」分野の分野別目標
　適切な医療を受けられる体制を充実させることで，がん生存率の向上・がん死亡率の減少・全てのがん患者及びその家族等の療養生活の質の向上を目指す

「がんとの共生」分野の分野別目標
　がんになっても安心して生活し，尊厳を持って生きることのできる地域共生社会を実現することで，全てのがん患者及びその家族等の療養生活の質の向上を目指す

1. がん予防
(1) がんの1次予防
　①生活習慣について
　②感染症対策について
(2) がんの2次予防（がん検診）
　①受診率向上対策について
　②がん検診の精度管理等について
　③科学的根拠に基づくがん検診の実施について

2. がん医療
(1) がん医療提供体制等
　①医療提供体制の均てん化・集約化について
　②がんゲノム医療について
　③手術療法・放射線療法・薬物療法について
　④チーム医療の推進について
　⑤がんのリハビリテーションについて
　⑥支持療法の推進について
　⑦がんと診断された時からの緩和ケアの推進について
　⑧妊孕性温存療法について
(2) 希少がん及び難治性がん対策
(3) 小児がん及びAYA世代のがん対策
(4) 高齢者のがん対策
(5) 新規医薬品，医療機器及び医療技術の速やかな医療実装

3. がんとの共生
(1) 相談支援及び情報提供
　①相談支援について
　②情報提供について
(2) 社会連携に基づく緩和ケア等のがん対策・患者支援
(3) がん患者等の社会的な問題への対策（サバイバーシップ支援）
　①就労支援について
　②アピアランスケアについて
　③がん診断後の自殺対策について
　④その他の社会的な問題について
(4) ライフステージに応じた療養環境への支援
　①小児・AYA世代について
　②高齢者について

4. これらを支える基盤
(1) 全ゲノム解析等の新たな技術を含む更なるがん研究の推進
(2) 人材育成の強化
(3) がん教育及びがんに関する知識の普及啓発
(4) がん登録の利活用の推進
(5) 患者・市民参画の推進
(6) デジタル化の推進

第3. がん対策を総合的かつ計画的に推進するために必要な事項
1. 関係者等の連携協力の更なる強化
2. 感染症発生・まん延時や災害時等を見据えた対策
3. 都道府県による計画の策定
4. 国民の努力
5. 必要な財政措置の実施と予算の効率化・重点化
6. 目標の達成状況の把握
7. 基本計画の見直し

図2-21　がん対策推進基本計画（第4期）
（厚生労働省「第4期がん対策推進基本計画」による，一部改変）

た状態をさす，と定義されている（◉図2-23）。内臓脂肪の蓄積は，ウエスト周囲径が基準（男性85 cm／女性90 cm）以上かどうかで判定がなされる。基準以上の場合，腹部断面の内臓脂肪面積がメタボリックシンドロームの判定基準となる100 cm²以上と推定されることになる。さらに，心電図検査・眼底検査・貧血検査・血清クレアチニン検査に関しては，一定の基準を設けて，医師が必要と認めた場合に詳細な検査として実施される。

　上記の検査結果および質問票の項目から，血糖・血中脂質・血圧そして喫煙歴の有無の4つからなる追加リスクに該当するかどうかがチェックされる。

　これらの結果に応じて，情報提供，動機づけ支援，積極的支援の3段階からなる，特定保健指導が実施される。

特定健康診査
基本的な健診項目： 　既往歴（服薬歴および喫煙習慣を含む），自覚症状および他覚症状の有無（身体診察），身長・体重およびウエスト周囲径（腹囲），BMI，血圧，肝機能（AST，ALT，γ-GT），血中脂質（中性脂肪，HDL コレステロール，LDL コレステロールまたは Non-HDL コレステロール），血糖（空腹時血糖または HbA1c），尿糖および尿タンパク質
詳細な健診項目（医師の判断による追加項目）： 　貧血（ヘマトクリット，血色素，赤血球数），心電図，眼底検査，血清クレアチニン検査

特定保健指導の対象者の階層化

該当なし

該当あり

ウエスト周囲径 （腹囲）	追加リスク		対象	
	①血糖　②脂質 ③血圧	④喫煙歴	40〜64 歳	65〜74 歳
≧ 85cm（男性） ≧ 90cm（女性）	2 つ以上該当		積極的支援 ※3	動機づけ支援 ※2
	1 つ該当	あり		
		なし		
上記以外で BMI ≧ 25kg/m²	3 つ該当		積極的支援	動機づけ支援
	2 つ該当	あり		
		なし		
	1 つ該当			

情報提供 ※1

※1 情報提供：健診結果の提供に合わせて，個人の生活習慣やその改善に関する基本的な情報を提供すること。
※2 動機づけ支援：専門家（医師，保健師，管理栄養士など）による生活習慣改善のための取り組みへの動機づけに関する支援を行うこと。専門家の指導のもとで行動計画をつくり，3 か月以上経過後に評価を行う。
※3 積極的支援：専門家の指導のもとで行動計画をつくり，専門家による生活習慣改善のための取り組みへのはたらきかけを 3 か月以上継続して行うこと。3 か月以上経過後に評価を行う。

▶図 2-22　特定健康診査と特定保健指導

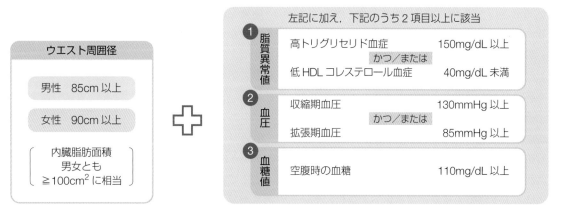

▶図 2-23　メタボリックシンドロームの診断基準

（メタボリックシンドローム診断基準検討委員会：メタボリックシンドロームの定義と診断基準．日本内科学会雑誌 94（4）：797，2005 による，一部改変）

●**スマートライフプロジェクト**　**スマートライフプロジェクト**は，健康寿命の延伸を目的として，運動，食生活，禁煙，健診・検診の4分野を中心に，具体的なアクションの情報提供・啓発・推進を行う厚生労働省の取り組みである。プロジェクトに参画する企業・団体・自治体と協力・連携しながら進められている。①毎日10分間の速歩きを行うスマートウォーク，②1日に70g多く野菜を摂取するスマートイート，③喫煙の健康被害を知り禁煙への意欲や喫煙したい気持ちへの対処などを導くスマートブレス，④ライフステージ別の健診・検診を知ることで健康教育を広範囲に進めるなどの取り組みがなされている。

◆ 健康危機管理への対応

▌健康危機管理

　近年，大規模な事故・災害，感染症，環境汚染，医薬品による健康障害など国民の健やかさを揺るがす危機が身近なできごととしておこり，多くの人々の記憶に鮮烈に残っている。地域で生活する人々の生命と健康の安全をおびやかすこのような健康危機に対して，厚生労働省では，迅速かつ適切な対応を組織的に講じる基本的な体制を整備するため1997(平成9)年に「健康危機管理基本方針」を定め，健康危機管理調整会議を設置した。「地域保健法」においても，地域における健康危機管理体制の確保が「地域保健対策の推進に関する基本的な指針」に組み込まれる改正が2000(平成12)年3月に行われた。

▌感染症対策

　感染症対策は，1897(明治30)年に制定された「伝染病予防法」を基本として行われてきたが，新興感染症❶・再興感染症❷の発生や，国際交流の進展など，感染症対策を取り巻く状況の変化をふまえ，1998(平成10)年10月に「感染症の予防及び感染症の患者に対する医療に関する法律」(感染症法)が制定され，1999(平成11)年4月から施行された。「感染症法」では，対象とする感染症をその感染力や罹患した場合の症状の重篤性などに基づいて，一類感染症から五類感染症に分類され，さらに指定感染症，新型インフルエンザ等感染症，新感染症が加えられている。そして類型に応じた入院や，就業制限などの対応をとることとされている。

　その後，重症急性呼吸器症候群(SARS)や，鳥インフルエンザなどの新興感染症の出現に対し，「感染症法」の改正が行われ，緊急時における感染症対策の強化などがはかられた。また，2014年の西アフリカにおけるエボラ出血熱流行など，感染症が国際的な脅威となる事態も増えてきた。この背景には，人や物資の移動が高速化・大量化しているために病原体の蔓延する速度が増し，また範囲が広くなってきたという社会システムの変化がある。そのため，国内の感染対策はもとより，国際協力による感染症制御に向けたグローバルな取り組みが必須となっている。

●**新型コロナウイルス感染症に対する対策**　2019年12月に，中国ではじめて確認された新型コロナウイルス感染症(COVID-19)は，2020年から急

NOTE

❶新興感染症
　かつては知られていなかった，1973年以降に新しく認識された感染症で，局地的に，あるいは国際的に公衆衛生上の問題となる感染症。重症急性呼吸器症候群(SARS)，鳥インフルエンザ，ウエストナイル熱，後天性免疫不全症候群(エイズ)，新型クロイツフェルト-ヤコブ病などが含まれる。

❷再興感染症
　いったんは制圧されたかにみえたが，近年，再び出現し猛威をふるいはじめた感染症をさす。

速に拡大し，世界的流行（パンデミック）がおこった。わが国では，当初，新型コロナウイルス感染症を「検疫法」と「感染症法」に基づく政令に位置づけて対策を実施してきた。具体的には，「検疫法」の検疫感染症❶（第2条第3号）に基づき，検疫における質問，診察・検査，消毒などを講じるとともに，「感染症法」の指定感染症に位置づけ，患者・疑似症患者に対する入院措置や公費による適切な医療などが行われた。2021（令和3）年2月には，より効果的に対応できるように，感染症関連の法律の改正が成立した。おもな改正内容は下記のとおりである[1]。

（1）新型コロナウイルス感染症について，今後，期限の定めなく指定感染症として定められるよう，新型インフルエンザ等感染症に「新型コロナウイルス感染症」と「再興型コロナウイルス感染症」を追加すること。

（2）自治体が感染症の発生状況を確実に把握し，有効な対策を実施できるよう，保健所設置市長・特別区長は感染症発生ならびに積極的疫学調査結果について，厚生労働大臣および都道府県知事へ報告すること。

（3）医療資源の重点化をはかるとともに，対策の実効性を確保するための措置を講ずること。

（4）感染症に関する調査・研究の推進に向けて，国・地方自治体の役割・権限を強化すること。

　新型コロナウイルス感染症の拡大・蔓延は，感染症に対する施策のみならず，わが国の保健・医療・福祉に対する施策のあり方に大きな影響をもたらしており，2021年現在も国をあげての対応が行われている。

◆ 高齢者への保健事業

　2008（平成20）年までは，高齢者への保健事業として，「老人保健法」に基づき，市町村が実施主体となり，健康手帳の交付，健康教育，健康相談，健康診査，医療など，機能訓練，訪問指導などが行われてきた。2008年，「老人保健法」が「高齢者の医療の確保に関する法律」と改正された❷ことにより，これまで「老人保健法」に規定されていた保健事業についても制度改正が行われた。そのおもなものは次のとおりである。

（1）基本的な健康診査：高齢者の医療の確保に関する法律に基づき，40歳から74歳の者に対しては，加入する医療保険の保険者が主体となり，特定健康診査および特定保健指導（◎69ページ）の実施が義務づけられた。75歳以上の者については，後期高齢者医療広域連合が主体となって健康診査を実施することが努力義務とされている。また，「老人保健法」において基本健康診査の一環であった65歳以上の生活機能評価は，「介護保険法」に基づく介護予防事業として実施されることになった。

（2）がん検診，骨粗鬆症検診などの検診，健康相談などについては，健康増進法に基づく事業として実施されることになった。

1）厚生労働省：感染症の予防及び感染症の患者に対する医療に関する法律等の改正について（新型インフルエンザ等対策特別措置法等の一部を改正する法律関係）．2021-02-03（https://www.mhlw.go.jp/content/000733827.pdf）（参照 2021-06-08）．

📝 NOTE

❶検疫感染症
　「感染症法」で規定されている一類感染症と新型インフルエンザ等感染症のほか，「国内に常在しない感染症のうちその病原体が国内に侵入することを防止するためその病原体の有無に関する検査が必要なものとして政令で定めるもの」をいう（「検疫法」第2条）。

📝 NOTE

❷この法改正により，新たに後期高齢（長寿）医療制度が創設された。

（3）介護予防の観点からの事業，65歳以上の生活機能評価などについては，「介護保険法」に基づく事業と位置づけられた。

　いずれの保健事業についても，制度変更による施策の後退がないよう，各機関の連携と円滑な実施が求められている。

3　医療にかかわる対策——健康への多様なニーズへの対応

　わが国の医療保険制度は，1922（大正11）年の「健康保険法」制定に始まり，1961（昭和36）年に全市町村において国民健康保険事業が開始されたことにより国民皆保険が実現した。並行して医療制度も，医療施設・病床整備に主眼をおいて進められてきた。この結果，わが国の医療は，地域による偏在は残されているものの，国民が医療機関において平等に診療を受けられる状況を維持してきた。このような医療供給体制の充実は人々の健康の維持・向上に寄与し，世界的にきわだつ長寿社会を実現した点においても貢献していると考えられる。

　その一方で，人口の高齢化や疾病構造の変化は，わが国の保健医療を取り巻く状況に大きな変化をもたらしている。すなわち，生活習慣病などの慢性病の増加やその罹病期間の長期化などがおこり，病気をもちながら生活する人の生活の質を重視する必要性が高まってきている❶。それに伴い，医療に対する要望は多様化し，急性状況に対する治療のみならず健康の維持・増進，疾病予防，リハビリテーションといったより広範囲のサービスが求められるようになった。また，高齢者が病気をもちながら充実した生活を送るために必要とされる介護体制の整備をはかることが，重要な課題となっている。

　そのためには，良質で適切な医療を効率的に提供する体制の確立が必要であり，さらに保健・医療・福祉の円滑な連携が求められている。

◆　医療法の改正

●**医療法**　「**医療法**」は，医療を提供する体制の確保をはかり，それにより国民の健康の保持に貢献することを目的とし，医療施設の計画的な整備や人員構成，構造・設備，管理体制，医療法人などについて規定する法律である。「医療法」は，疾病構造の変化や少子高齢化社会の到来のなかで誰もが安心して質の高い医療サービスを受けられるよう，安定的な医療保障が整えられるような医療制度を維持していくために，数度にわたる改正が行われてきている。

●**第一次医療法改正**　1985（昭和60）年の第一次医療法改正では，地域により医療資源が偏在していることを是正し，医療施設の連携を目ざすため，都道府県医療計画の連携などが行われた。

●**第二次医療法改正**　1987（昭和62）年の国民医療総合対策本部中間報告を経て，21世紀の高齢化社会に向けて国民の医療ニーズの高度化・多様化に対応し，患者の心身の状況に応じた良質な医療を，効率的に提供する体制を確保することを目的とした第二次医療法改正が行われ，1993（平成5）年4月より施行された。

□**NOTE**
❶近年の高齢化などに伴い，複数の疾患をかかえる患者も増えてきている。中心となる疾患が存在し，それに関連した疾患や健康問題が生じている状態をコモビディティ comorbidity という。一方，中心となる慢性疾患が複数併存している状態をマルチモビディティ multi-morbidity（多疾患併存）という。たとえば，糖尿病患者が糖尿病網膜症や糖尿病腎症を発症している状態はコモビディティであり，糖尿病・認知症・心不全などをかかえている状態はマルチモビディティといえる。とくに高齢者へのケアを考えるうえで重要な課題であるとして近年注目されている。

● **第三次医療法改正** 1997(平成9)年12月に第三次医療法改正が行われた。この改正の主旨は，今後社会の高齢化が進むなか，要介護者の増加に対応するために介護基盤の整備をはかること，地域における医療需要に対応できるよう，医療機関の機能分担や業務の連携を明確にし，医療提携体制の整備を行うこと，患者の立場に立った医療に関する情報提供の促進などをはかることであった。

● **第四次医療法改正** 高齢化に伴う慢性病患者の増大，医療の高度化・専門分化，医療情報に対する国民ニーズの高まりなど，医療を取り巻く環境の変化を背景に第四次医療法改正が行われ，2001(平成13)年に施行された。そのおもな内容は，①病床区分の見直し，②医師および歯科医師の臨床研修の必修化，③広告規制の緩和である。医療におけるマンパワー不足を解消するために，入院医療を提供する体制を整備し，療養病床(慢性期)と一般病床(急性期)の病床区分が行われた。あわせて，医療の質を維持するために，患者の病態を考慮した医療者の人員配置基準が提示された。医療における広告に関しては，患者を不当な医療サービスから擁護するため，一般の広告のような自由性はないが，患者により多くの医療情報を提供することを目的とし，カルテなどの診療に関する諸記録の情報を提供できる旨を新たに広告できる事項として追加された。医療従事者の資質向上を目的として，医師は2004(平成16)年4月より，歯科医師は2006(平成18)年4月より，臨床研修が必修化された。

● **第五次医療法改正** 2005(平成17)年12月1日に取りまとめられた「医療制度改革大綱」にそって，国民の医療に対する安心・信頼を確保し，質の高い医療サービスが適切に受けられる体制を構築するため，2006年に「医療法」などの一部の改正がなされた。改正の目的と概要は，次のとおりである。

(1)患者などへの医療に関する情報提供の推進：患者などが医療に関する情報を十分に得られ，適切な医療を選択できるよう支援する。

(2)医療計画制度の見直しなどを通じた医療機能の分化・連携の推進：医療計画制度を見直し，地域連携クリニカルパスの普及などを通じ，医療機能の分化・連携を推進して，切れ目のない医療を提供し，早期に在宅生活へ復帰できるよう在宅医療の充実をはかる。

(3)地域や診療科による医師不足問題への対応：主として，僻地(へきち)などの特定地域，小児科，産科などの特定の診療科における医師不足の深刻化に対応し，医師等医療従事者の確保策を強化すること。

(4)医療安全の確保：医療安全支援センターの制度化，医療安全確保の体制確保を義務づける。おもな改正点は，①医療安全の確保に関する法律上の規定の新設(医療施設の管理者に対して医療の安全を確保する措置，ならびに院内感染制御体制の整備，医薬品・医療機器の安全使用の方策の義務づけ)，②都道府県，保健所設置市区などに対する医療安全支援センターの設置の義務づけである。

そのほか，医療者の資質向上があげられている。

● **第六次医療法改正**　急速な少子高齢化の進展，人口・世帯構造や疾病構造の変化，医療技術の高度化や国民の医療ニーズの変化など，医療を取り巻く環境変化への対応が求められた。「社会保障・税一体改革」に基づく病院・病床機能の分化および強化，在宅医療の充実，チーム医療の推進などによって，患者個々の状態にふさわしい，良質かつ適切な医療を効果的・効率的に提供する体制の構築を目ざし，2014（平成26）年に第六次医療法改正が行われた。

● **第七次医療法改正**　2016（平成28）年の第七次医療法改正では，「地域医療連携推進法人制度の創設」と「医療法人制度の見直し」の2つが大きな柱となっている。「地域医療連携推進法人制度の創設」は，医療機関相互間の機能の分担および業務の連携を推進することを目ざすものである。つまり，複数の病院（医療法人など）を統括し，一体的な経営を行うことにより，経営効率の向上をはかるとともに，地域医療・地域包括ケアの充実を推進し，地域医療構想の達成，ひいては地方創生につなげることを目的にしている。「医療法人制度の見直し」は，医療法人の経営の透明性の確保およびガバナンスの強化に関する内容が盛り込まれている。

● **第八次医療法改正**　2018（平成30）年には第八次医療法改正が行われた。改正のポイントは，①特定機能病院のガバナンス改革に関する規定の創設，②「持分なし医療法人」❶への移行計画の認定制度の延長および認定医療法人への贈与税非課税要件の緩和，③医療機関開設者に対する監督規定の整備，④検体検査の品質・精度管理に関する規定の創設，⑤医療機関のウェブサイトなどにおける虚偽・誇大などの表示規制の創設，などである。特定機能病院におけるガバナンス改革では，医療安全の確保に力が注がれ，医療安全管理部門に専従の医師等を配置することなどが定められた。

◆ 21世紀の医療提供体制

● **病院・病床の機能分化**　入院医療はこれまで，通院治療がむずかしい患者に対し，入院により治療を行い，すみやかに社会復帰をはかっていく重要な役割を担ってきた。しかし，退院調整が十分整備されていない医療の現状のなかで，急性期医療を必要とする患者と慢性期医療を必要とする患者が，同一病棟で混然と取り扱われ，平均在院日数が長期化していた。このような問題を改善するために，前述の第三次・第四次医療法改正が行われ，療養病床（慢性期）・一般病床（急性期）などの病床区分が行われ，一般病床の看護職員の配置基準も4対1から3対1に改正された。このように，入院医療における患者の病状に応じた効率的な医療を目ざして，病院・病床の機能の分化が進んでいる。

　しかし，医療・介護を担う人材が不足・偏在している現在，医療・介護の機能分化や連携は不十分なままであり，医療・介護ニーズに対して効率的で最適なサービス提供体制が整っているとはいえない。そこで政府は，2012（平成24）年に「社会保障・税一体改革」を閣議決定し，2025年までにこれらの課題を解決するための医療提供体制に対する目標を掲げた。

NOTE

❶持分なし医療法人

　定款に出資持分に関する定めのない医療法人のこと。出資持分とは，医療法人を設立する際に金銭などの出資を行った者がもつ権利である。出資者から払戻しを請求された場合，「持分あり医療法人」は出資割合に応じて支払わなければならないが，「持分なし医療法人」にはその義務がない。払戻しの額によっては医療法人の経営に支障をきたすため，安定的な医療の提供のために，厚生労働省は「持分あり医療法人」から「持分なし医療法人」への移行を進めている。なお，第五次医療法改正から「持分あり医療法人」は設立できなくなっている。

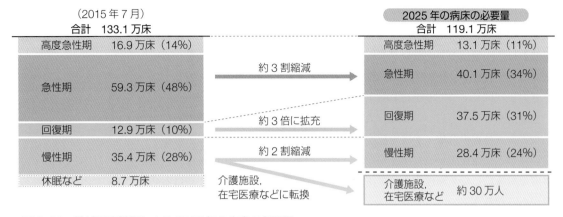

◉図 2-24　地域医療構想による 2025 年の病床の必要量
(「令和 2 年版厚生労働白書」による，一部改変)

　また，2014(平成 26)年に「地域における医療及び介護の総合的な確保を推進するための関係法律の整備等に関する法律」(**医療介護総合確保推進法**)が制定され，これにより，2015(平成 27)年から都道府県が**地域医療構想**の策定を行っている。高度急性期から在宅医療まで，患者の状態に応じた適切な医療を，地域において効果的かつ効率的に提供する体制を整備し，患者ができる限り早期に社会に復帰して生活を送れるようにすることが期待されている。病床の機能分化・連携はとくに重点課題となっており，医療機能ごとに 2025 年の医療需要と病床の必要量を推計して具体的改革を進めている(◉図 2-24)。「医療介護総合確保推進法」に基づき，地域における医療および介護を総合的に確保するための施策が進められている。社会保障給付については，限られた医療・介護資源のなかで，効率を高め，質も維持・向上させながら財源を確保していく必要がある。

● **2020(令和 2)年度診療報酬改定**　2020 年度診療報酬改定は，健康寿命の延伸，人生 100 年時代に向けた全世代型社会保障の実現を目ざし，次の重点課題に焦点化した改定が行われた。
(1)医療従事者の負担軽減，医師等の働き方改革の推進
(2)患者・国民にとって身近であって，安心・安全で質の高い医療の実現
(3)医療機能の分化・強化，連携と地域包括ケアシステムの推進
(4)効率化・適正化を通じた制度の安定性・持続可能性の向上

● **終末期医療**　がんなどの末期状態における適切な医療の確保のため，1989(平成元)年の「末期医療のケアに関する検討会」報告書を受けて，疼痛緩和技術などに関する講習会や，在宅ホスピスケアガイドラインの作成などが行われてきた。1990(平成 2)年には緩和ケア病棟の施設基準が設けられ，緩和ケア病棟入院料が導入された。さらに，2002(平成 14)年には，緩和ケア診療加算が認められた。このことにより，一般病棟に入院する一定条件の患者に対しても，専従の緩和ケアチームによる緩和ケア診療実施計画書に基づいた，身体と精神の症状緩和に関する診療報酬加算が認められるようになった。

　また，厚生労働省は 2007（平成 19）年に「人生の最終段階における医療の決定プロセスに関するガイドライン」（2018 年の改訂により「人生の最終段階における医療・ケアの決定プロセスに関するガイドライン」と名称が変更された）を策定し，人生の最終段階を迎えた患者にとって最善の医療とケアをどのようにしてつくり上げればよいかを示している（●281 ページ）。

　末期医療のあり方については，人々の最期のときを質の高い生活や人生が送れるよう最善の医療・ケアを行うことはいうまでもない。同時に生命観や倫理観など，国民の意識に深くかかわる問題であることから，国民や医療従事者を対象にした末期医療の意識調査と，それらをふまえた検討を続ける必要があるだろう。

● **病院機能評価**　医療の受け手である患者の要望をふまえつつ，質のよい医療を効率的に提供していくために，第三者による評価を通じて組織体としての病院機能の一層の充実・向上をはかることを目的として，1995（平成 7）年 7 月に公益財団法人日本医療機能評価機構が設立された（●131 ページ）。1997（平成 9）年度より本格的な第三者病院機能評価事業が実施され，2023（令和 5）年 9 月 20 日現在，全国で認定を受けた病院は全病院数 8,139 のうち 1,992 病院である。

● **インフォームドコンセント**　診療におけるいわゆる説明と同意のあり方については，1993（平成 5）年に設置された「インフォームドコンセントの在り方に関する検討会」において検討が行われ，1995（平成 7）年 6 月に報告書が提出された。その後，報告書に基づく普及・啓発事業が開始されると同時に，第三次医療法改正において，インフォームドコンセントにかかわる規定が検討され，「医療法」に盛り込まれた。また，第五次医療法改正においては，患者などへの医療に関する情報提供の推進，入退院時における治療計画などの文書による説明などが強化された。今後はその適正な運用がなされているかについて，広く国民からの評価を明らかにしていくことが重要である。

● **医療安全対策**　医療の高度化・複雑化を背景に専門分化が進み，今日の医療現場には，多職種からなるチームアプローチや多種多様な医薬品・医療機器が普及・導入されている。このような状況下で安全で良質な医療を提供するためには，組織という観点からみた医療安全対策が不可欠である。

　1999（平成 11）年におきた患者取り違え手術事故を契機に，わが国では組織的・体系的な医療安全対策が推進されてきた。それにより医療事故防止関連マニュアルの作成および周知徹底，特定機能病院における安全管理体制の整備の義務化，医療安全対策ネットワーク整備事業が進められ，2002（平成 14）年には「医療安全推進総合対策」（厚生労働省医療安全対策検討会議）が提言された。

　この対策の基本的な方向性は，次のものを柱としている。
（1）医療の安全と信頼を高める（患者が医療従事者との十分な対話のうえで納得して医療を受けられる，患者が医療に参加できる環境を整備する）。
（2）医療安全対策を医療システム全体の問題としてとらえる（医療事故には，人，物，組織・施設に由来する多要因が相互に関連しながらおこること

を念頭に，医療システム全体の視点から安全対策をとらえる）。

（3）医療安全対策のために環境を整備する（患者の安全を最優先し，「人は誰でもあやまちをおかすもの」との認識のもと，あやまちがおきにくく，あやまちがおきても重大な結果をまねきにくい医療環境を整備する）。

2005（平成17）年には，医療安全対策検討会議による報告書「今後の医療安全対策について」が取りまとめられた。これは医療の質の確保という視点を重視したものであり，2006（平成18）年にはこの報告書の提案が盛り込まれた第五次医療法の改正が行われた。

また，2015（平成27）年には，第六次医療法の一部改正により医療事故調査制度が開始された。この制度は，医療事故調査のしくみなどを医療法に位置づけ，医療の安全を確保するものである。医療事故が発生した医療機関において院内調査を行い，その調査報告を民間の第三者機関（医療事故調査・支援センター）が収集・分析することで再発防止につなげる。本制度の対象となる医療事故は，「当該病院等に勤務する医療従事者が提供した医療に起因し，または起因すると疑われる死亡または死産であって，当該管理者が当該死亡または死産を予期しなかったものとして厚生労働省令で定めるもの」（「医療法」第6条の10）とされている。

● **地域医療の確保**　適切な地域医療の推進のためには，かかりつけ医の推進と，地域における医療施設機能の連携が重要となっている。1987（昭和62）年の「家庭医に関する懇談会報告」をふまえ，1988（昭和63）年度から家庭医機能普及定着モデル事業（1990年度から家庭医機能研修事業，1993年度から地域医療推進医師研修事業）が実施された。1991（平成3）年度から病診連携推進事業，1993（平成5）年度からかかりつけ医推進事業が二次医療圏を対象として実施されている。

● **在宅医療の整備**　人々の生活の質を重視した医療の提供のためには，住み慣れた家での在宅医療の整備が重要である。これまでに在宅酸素療法や持続的外来腹膜透析 continuous ambulatory peritoneal dialysis（CAPD），自己注射法などに関する医療従事者向け・患者家族向けガイドラインが作成されてきた。1996（平成8）年12月より開催された「在宅医療の推進に関する検討会」では，2000（平成12）年の「介護保険法」施行に伴い顕在化してくる在宅医療への要請に対応するための体制について検討が行われた。2006（平成18）年の第五次医療法改正により，診療報酬において在宅療養支援診療所の制度がつくられ，24時間対応可能な診療所の整備が行われた。在宅医療の保健・福祉システムとの連携・統合がはかられるなかで，一層の質の保証・維持が進められている。

在宅医療の充実に欠かすことのできない訪問看護に関しては，1992（平成4）年に指定訪問看護制度が設けられて以来，在宅サービス利用や訪問看護の利用が拡大してきた。現在，訪問看護ステーションは，1万5千以上の事業所が開設にいたっている。また，介護保険によって，65歳以上の第一号被保険者で介護が必要な人と，40歳以上65歳未満の第二号被保険者で政令で定める特定疾病によって介護が必要な人が，訪問看護などの在宅サービスを

利用することができるようになった。看護および在宅ケアのニードに対応していくうえで，訪問看護の人材確保やケアの質保証が推進されることが求められている。

4 福祉にかかわる対策——地域でのノーマライゼーションの広がり

◆ 障害者福祉

● ノーマライゼーション　わが国の障害者保健福祉施策は，第二次世界大戦後に社会福祉の充実が進められるなかで発展してきた。当初は，主として重度障害者に対する入所施設の設備などに力点をおいてきたが，近年では，障害者の地域社会での自立的な生活を目ざした施策が一層重視されるようになった（●表 2-7）。この背景には，**ノーマライゼーション**（●276 ページ）の理念，すなわち，障害のあるなしにかかわらず，地域のなかでともに生活を営む社会づくりを目ざすという考えが浸透してきたことがかかわっている。

● 新障害者プラン　1995（平成 7）年から 2002（平成 14）年までの 7 か年にわたり，ノーマライゼーションとリハビリテーションの理念に基づく施策として，障害者プランが実施された。それを引き継ぐかたちで，2003（平成 15）年より，新たに新障害者基本計画，および新障害者プランに基づく福祉施策が開始された。

新障害者基本計画は，ノーマライゼーションとリハビリテーションの理念を継承するとともに，障害の有無にかかわらず，国民誰もが相互に人格と個性を尊重し支え合う「共生社会」の実現を目ざしている。施策推進の基本的

●表 2-7　おもな障害者施策

1982（昭和 57）年	障害者対策に関する長期計画
1993（平成 5）年	障害者基本法 障害者対策に関する新長期計画（障害者基本計画）（平成 5 年度からの 10 年計画）
1995（平成 7）年	障害者プラン——ノーマライゼーション 7 か年戦略
2003（平成 15）年	新障害者基本計画（平成 15 年度を初年度とする） 重点施策実施 5 か年計画（新障害者プラン）
2004（平成 16）年	障害者基本法改正
2005（平成 17）年	障害者自立支援法
2008（平成 20）年	重要施策実施（後期）5 か年計画
2011（平成 23）年	障害者基本法の抜本的改正 障害者虐待防止法
2013（平成 25）年	障害者自立支援法が障害者総合支援法に改正，障害者差別解消法成立 障害者基本計画（第 3 次）
2014（平成 26）年	障害者権利条約批准
2018（平成 30）年	障害者基本計画（第 4 次）

な方針として，社会のバリアフリー化，利用者本位の支援，障害の特性をふまえた施策の展開，総合的かつ効果的な施策の推進，という 4 つの視点を掲げ，この基本計画に基づいて，重点施策実施 5 か年計画(新障害者プラン)がたてられた(さらに「重点施策実施(後期)5 か年計画」に引き継がれた)。

● **障害者基本法**　1993(平成 5)年に，「心身障害者対策基本法」の改正により誕生した「障害者基本法」は，障害者に対する施策の基本理念などについて規定しており，障害者の定義についても，それまでの身体障害・知的障害に加え，精神障害が追加された。さらに 2004(平成 16)年に改正されたあと，2010(平成 22)年に内閣府に設置された「障がい者制度改革推進会議」での提言を受けて，2011(平成 23)年に抜本的な改正がなされた。

● **障害者総合支援法**　2005(平成 17)年に成立した「障害者自立支援法」では，それまで身体障害・知的障害・精神障害の種別に基づいて実施されてきたサービスを，種別に関係なく共通の制度のもとで受けられるように一元化された。本法は 2013(平成 25)年 4 月 1 日より「障害者の日常及び社会生活を総合的に支援するための法律」(**障害者総合支援法**)と名称をかえ施行されている。施行後，重度訪問介護の対象者の拡大や相談支援の強化や，難病などの対象疾病の拡大，ケアホームのグループホームへの一元化などが実施されている(●図 2-25)。

● **障害者基本計画(第 4 次)**　共生社会の実現に向けて，障害者が，みずからの決定に基づき社会のあらゆる活動に参加し，その能力を最大限発揮して自己実現できるよう支援することを目ざし，2018(平成 30)年に「障害者基

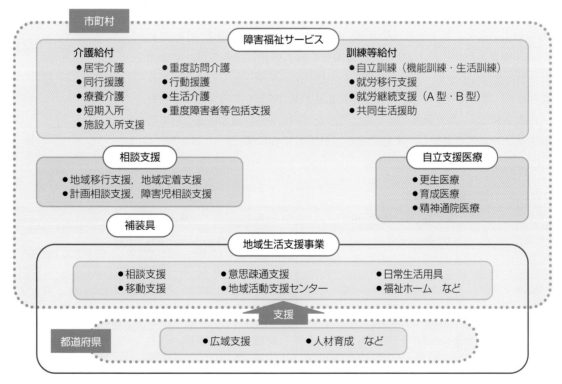

●図 2-25　**障害者総合支援法に基づくサービス**

本計画」(第4次)が策定された。当事者本位の総合的・分野横断的な支援，障害のある女性・子ども・高齢者の複合的な困難や障害特性などに配慮したきめ細かい支援，障害者団体や経済団体とも連携した社会全体における取り組みの推進，命の大切さなどに関する理解の促進，社会全体における心のバリアフリーの取り組みの推進が進められている。

◆ 高齢者福祉

　高齢者福祉は，成人期にある人々が全般的に活用できるものではない。一方で，高齢化が急速に進むわが国において高齢者福祉を支える1人として，また，自分自身が老いを見すえて健やかな人生を歩む展望をもつうえで，あるいは家族の介護にかかわるうえで，高齢者福祉は成人期にある人の健康とは切り離すことはできない。1963(昭和38)年，「老人福祉法」の制定により，国と地方公共団体が高齢者の福祉を幅広く推進・発展する責務が明確にされた。以後，老人医療費増加に対する施策，保健・医療・福祉の連携と在宅サービスの充実，健康な長寿を目ざした高齢者保健福祉の推進，介護保険制度の開始など，高齢者福祉は大きく改革が進められた。

　ここでは，現在の高齢者保健福祉施策の骨格をなす介護保険について，概要と現状における課題を解説する。

● **介護保険**　1997(平成9)年に「介護保険法」が制定され，2000(平成12)年4月1日より施行された。介護保険制度は，高齢者を等しく社会の構成員としてとらえながら，老後の最大の不安である介護を国民皆で支え合い，高齢者の自立を支援していこうとするものである。

　保険者は，国民に最も身近な行政単位である市町村とした。被保険者は40歳以上の者で，第1号被保険者(65歳以上)と第2号被保険者(40歳以上65歳未満の医療保険加入者)とがある(◐表2-8)。サービスを利用して介護保険給付を受けるには，要介護状態もしくは要支援状態にあるとの認定が必要とされ，市町村などに設置される介護認定審査会において判定がなされる。

　介護保険では，要介護度に応じて，利用者がみずからの意思に基づいて利用するサービスを選択し，決定することが基本である(◐表2-9，図2-26)。

◐**表2-8　介護保険の被保険者**

	第1号被保険者	第2号被保険者
対象者	65歳以上の者	40歳以上65歳未満の医療保険加入者 (40歳になれば自動的に資格を取得し，65歳になるとき自動的に第1号被保険者に切りかわる)
受給条件	要介護状態，要支援状態	要介護(要支援)状態が，老化に起因する疾病(特定疾病*)による場合に限定
保険料の徴収方法	・市町村と特別区が徴収(原則，年金から天引き) ・65歳になった月から徴収開始	・医療保険料と一体的に徴収(健康保険加入者は，原則，事業主が1/2を負担) ・40歳になった月から徴収開始

＊初老期の認知症や脳血管障害，末期がんなど，老化による病気とされる16の疾患が特定疾病として介護保険法施行令第2条に定められている。

○表 2-9　介護保険制度におけるおもな居宅サービス

おもな訪問系サービス	おもな短期滞在系サービス
• 訪問介護（ホームヘルプサービス） • 訪問入浴介護 • 訪問リハビリテーション • 居宅療法管理指導	• 短期入所生活介護（ショートステイ） • 短期入所療養介護（ショートステイ）
おもな通所系サービス	**おもな居宅系サービス**
• 通所介護（デイサービス） • 通所リハビリテーション（デイケア）	• 特定施設入所者生活介護（有料老人ホーム） • 認知症対応型共同生活介護
	その他
	• 福祉用具貸与 • 居宅介護福祉用具購入費等（特定福祉用具の購入） • 居宅介護住宅改修費（住宅改修） • 居宅介護支援

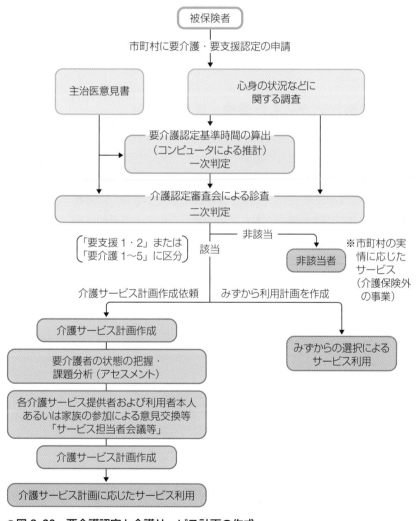

○図 2-26　要介護認定と介護サービス計画の作成

利用者が，幅広いサービスに関する情報提供を受けたり，効果的にサービスを受けられるよう介護サービス計画作成を行うケアマネジメント機能も規定されている。

　介護保険が導入されて9年が経過した2008（平成20）年には，サービス利用者は開始時に比べ急増した。利用ののびに伴い費用も急速に増大し，制度の持続可能性を確保するために，予防重視型システムへの転換，施設入所者の居住費・食費の見直し，新たなサービス体系の確立，サービスの質向上などを内容とする「介護保険法等の一部を改正する法律」が2005（平成17）年6月に成立した。

　さらに2011（平成23）年の改正では，地域包括ケア（●174ページ）の推進が明記されるなどの変更があった。その後も，2014年，2017年に改正が行われている。さらに2020（令和2）年の改正では，地域共生社会の実現をはかるため，地域住民の複雑化・複合化したニーズに対応する包括的な福祉サービス提供体制の整備が推進された。

② 保健・医療・福祉システムの連携

1 生涯発達・健康状態からみた保健・医療・福祉システムの提供

　保健・医療・福祉システムは，法令や施策のもとに，国民が活用できる組織や機関，サービスとして社会システムのなかにつくられる。保健・医療・福祉システムは，人が生まれ，成長し，生活を営み，そして生を終える過程すべてにおいて，個々人の生活と健康をまもりはぐくむために，組織的に実行されるサービスの内容とその提供のしくみといえる（●図2-27）。それぞれのシステムに関しては，適切な情報が提供され，システムが担う事業や活動が具体的に提示され，人々が容易に選択したり活用したりできる必要がある。

　なお，複数のシステムをあわせて活用したり，あるいは健康状態により異なるシステムに移行して活用することもある。そして，各システムを利用する人にとって，それぞれのシステムは利用しやすく，提供されるサービスが質の高いものでなければならない。

2 保健・医療・福祉システムの連携の重要性

　人々の健康状態は，生涯発達の過程で，また生活を営むなかで，力動的に連続的に変化するものである。どのような健康状態にあっても，人々は自分の健康状態を最適なものにするために，タイミングよく，効率的に保健・医療・福祉システムを活用でき，個々人のQOLが向上できるように保証されるべきである。

　そのためには，保健・医療・福祉の各システムの業務連携が整っていること，さらには，利用者のニーズによっては各システムの業務が一体化されて提供できる（統合化）ことも必要である（●図2-28）。

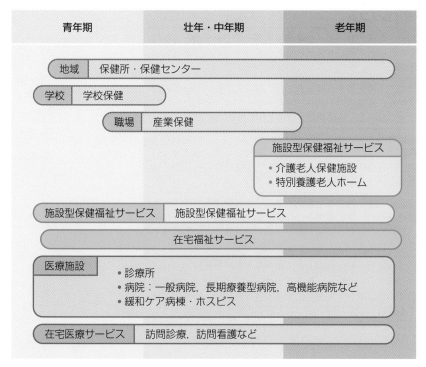

◖図2-27　保健・医療・福祉システムの提供の概観

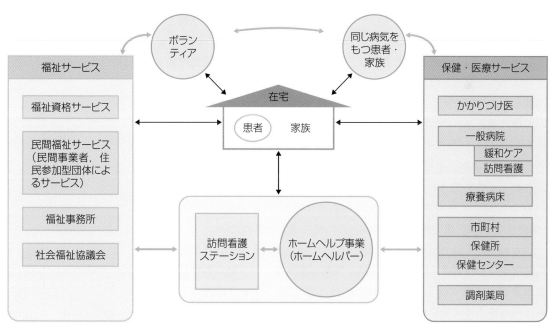

◖図2-28　訪問看護ステーションを中心とした在宅ケアにおけるサービスの連携例

●表2-10　保健医療のパラダイムシフト

量の拡大から質の改善へ	あまねく，均質のサービスが量的に全国各地のあらゆる人々にいきわたることを目ざす時代から，必要な保健医療は確保しつつ質と効率の向上をたえまなく目ざす時代への転換
インプット中心から患者にとっての価値中心へ	構造設備・人員配置や保健医療の投入量による管理や評価を行う時代から，医療資源の効率的活用やそれによってもたらされたアウトカムなどによる管理や評価を行う時代への転換
行政による規制から当事者による規律へ	中央集権的なさまざまな規制や業界の慣習の枠内で行動し，その秩序維持をはかる時代から，患者，医療従事者，保険者，住民など保健医療の当事者による自律的で主体的なルールづくりを優先する時代への転換
キュア中心からケア中心へ	疾病の治癒と生命維持を主目的とする「キュア中心」の時代から，慢性疾患や一定の支障をかかえても生活の質を維持・向上させ，身体的のみならず精神的・社会的な意味も含めた健康を保つことを目ざす「ケア中心」の時代への転換
発散から統合へ	サービスや知見，制度の細分化・専門化を進め，利用者の個別課題へ対応する時代から，関係するサービスや専門職・制度間での価値やビジョンを共有した相互連携を重視し，多様化・複雑化する課題への切れ目のない対応をする時代への転換

（「保健医療2035」より作成）

　連携とは，異なる分野が1つの目標に向かって一緒に仕事をすることであり，そのときどきの異なる組織・機関間の連絡というよりは，業務のうえで確立された協力関係をいう。患者の病状や日々の生活の営み，家族の介護の状況，生き方や希望などを考え合わせて，患者および家族の生活を軸としてそれぞれの役割・業務が一体化し，緊密なつながりを保ち，組織的なサービスを提供することが重要である。つまり，保健・医療・福祉の連携の基本はチームケアであるといえる。チームづくりは，まずそれぞれのメンバーが専門職としての質を高めること，そして保健・医療・福祉の縄ばりをとき，ほかの専門職を互いに理解することにより促される。

● **保健医療のパラダイムシフト**　さまざまな保健医療政策は，現在，団塊の世代が75歳以上となる2025年をめどにして進められている。しかし，当然ながら私たちはその先を見すえていかなければならない。2025年より先の将来ビジョンを検討するために，厚生労働省では，2015（平成27）年に「保健医療2035」策定懇談会が開催され，提言書が出された。

　この懇談会では，国民の健康増進，保健医療システムの持続可能性の確保，保健医療分野における国際的な貢献，地域づくりなどの分野における戦略的な取り組みに関する検討が行われた。提言書では，「少子高齢化の急速な進展，疾病構造の大幅な変化（生活習慣病や多疾患などの慢性化・複雑化），保健医療にかかわるリソースである財源・サービス・マンパワーに対する需要の増加などがいずれも大きく変化するなか，その将来展望は開けていない。また，技術革新を含めた医療ニーズの変化も顕著であり，医療のグローバル化も進んでいる。これに現在の医療制度や提供体制が十分に対応しているとは言いがたい」と，保健医療の課題を指摘し，保健医療のパラダイムシフトを提案している（●表2-10）。

✎ work 復習と課題

❶ 大人の生活と健康の特徴について，経済状態，日常生活の状況，健康状態の動向，の視点から具体的に指摘してみよう。

❷ 生活環境とはなにかを説明してみよう。

❸ 自然環境が健康にどんな影響を及ぼすかを述べ，自分たちにできることを考えてみよう。

❹ 大人の健康のとらえ方について，QOL の観点から説明してみよう。

❺ 保健・医療・福祉システムの改革について，具体例をあげて説明してみよう。

❻ 保健・医療・福祉システムの連携において，どのようなことが重要かを述べなさい。

参考文献

1. 厚生労働統計協会編：国民衛生の動向 2021/2022. 2021.
2. 厚生労働省監修：令和 3 年版厚生労働白書. 2021.

第 **2** 部

成人への看護アプローチ
の基本

Introduction

　第 2 部では，成人看護の基本となる考え方や方法論について学ぶ。第 1 部で学んだように，大人の健康行動は個々人の知識や経験，信念，価値観に基づいてなされる。したがって看護アプローチの基本の第一として，大人の学習理論に基づいて行動変容を促進し，健康行動を促すことを学ぶ必要がある。また，健康問題に伴う症状に対しては，患者自身の知覚や認識に基づき主体的に症状を緩和するセルフマネジメントの促進が欠かせない。同時に，患者と看護師間で信頼関係を構築・発展させ，効果的に看護アプローチを進めることも重要である。そのほか，患者間，患者と家族間，患者を取り巻くコミュニティなど，さまざまな集団を対象とした看護アプローチや，看護におけるマネジメント，倫理的判断，患者の意思決定支援など，複雑化する医療において看護師が果たす役割は多い。第 3 部で学ぶ看護の実践・技術のすべてに通じる基本の看護アプローチとして，第 2 部で学んだことをつねに念頭においてほしい。

第 **3** 章

成人への看護アプローチ
の基本

A 生活のなかで健康行動を生み，はぐくむ援助

　大人は生活を営むなかで，社会との相互作用をたえまなく続け，さまざまなできごとを経験し，経験を積み重ねながら，意思決定し，行動し，自分らしく生きている。健康行動についても同じく，人生のなかでのさまざまな経験や知恵により，みずからの健康をまもりはぐくむ行動をとったり，あるいは意図したわけではなくとも健康に逆効果となるような行動をとったりする。たとえば，多忙な仕事をかかえて生活しているときに，心身の疲れを自覚したとしよう。疲労が蓄積しないよう，心身をリフレッシュする運動を試みたり，テレビを見る時間をけずっても睡眠を十分にとって休息する人もいる。一方で，仕事への思いが自分のからだのことよりもまさっている場合には，たとえからだをこわすような結果が予測されても，仕事をやり通す人もいるだろう。

　人々の健康にかかわる行動は，こうした経験や知識はもちろんのこと，さまざまな経験を通して身についた信念や価値観に基づいてなされる。したがって，よりよい健康をはぐくむ行動の形成には，その人がなにを大切にして生活しているのか，そのことが健康とどのように関係しているのかなどについて，本人自身が問い直し，気づいていくことが重要なカギとなる。

　大人の生活は目まぐるしく，忙しい。健康が大切なこととはわかっているが，生きがいである仕事もないがしろにはできない。大人が現実の生活のなかで健康行動をとっていくためには，生活のなかで自分の立場や状況，生きがいなどとじょうずに折り合いをつけ，自分の潜在的な能力もうまく引き出しながら柔軟に調整できる力を獲得していくことが重要となるだろう。

1　大人の健康行動のとらえ方

　大人の健康行動を，①大人の学習，②学習に基づく行動形成，という行動に関する2つの基本的な考え方からとらえ，健康行動を促進するための看護アプローチについて考えていく。

1　大人の学習

　大人は健康のために，なにをどのように学習しなければならないのだろうか。人間の寿命が長くなる一方で，社会や文化は短い期間で変容していく。大人は健康を維持し，自分らしく生きていくために，これまでに蓄積した知識や技術と同時に，状況変化のなかで未知のことがらを発見し，変化に対応する能力を学ぶ必要がある。

● **アンドラゴジー**　大人の学習を援助するための基本的な考え方や方法を，**アンドラゴジー** andragogy（成人教育学）という[1]。この概念は，大人の学習の社会的な重要性が高まり，その必要性が着目されるようになったことを背景に生まれたものである。

● **大人の学習の特徴**　アンドラゴジーに基づく大人の学習の特徴は，次のようにまとめられる。

(1) 個々人のもつ自分らしさや生きるうえで大切にしている**価値**を重視する。誰かを頼りにして，指示に従いながら学習するのではなく，自分の関心や意思に基づくことで主体的な学習が方向づけられる。

(2) 学習者がこれまでに積み重ねてきた**経験** experience は，重要な学習資源となりうる。

(3) **学習への準備性** readiness（**レディネス**）[2]は，大人が形成してきた社会的役割におけるニードに基づく。たとえばある人は，心筋梗塞後の心臓リハビリテーションに取り組むときに，社会復帰していく際の仕事量や役割の重さを考え，いまはあわてずに着実に心機能の回復をはかり，適度なストレスに耐えうる状態を目標にして運動に取り組む計画をたてるかもしれない。

(4) **学習への方向づけ** orientation は，問題解決中心で応用の即時性が求められる。たとえば，糖尿病で食事療法に取り組む人は，自分の食生活に現実的な改善点を見いだすことで，それを解決するための目標や具体的な方法を見いだすだろう。

(5) **学習への動機づけ** motivation は，外的な報酬や規定よりも内発的な誘因，すなわち学習に対して本来的な関心や興味をもって取り組み，それを継続していこうとする意思が重要である。他者からいくら綿密な計画や達成できた場合の効用を聞かされたとしても，学習者自身がその取り組みの意義や価値が見いだせていない場合は長続きしない。自分が関心や喜びを見いだせそうな場合に，大人は主体的に取り組みを始めることができる。

NOTE

❶アンドラゴジーとペダゴジー

　アンドラゴジーに対し，子どもに対する教育学をペダゴジーという。ペダゴジーは，アンドラゴジーとは異なり，①教師の主導で進められる，②経験はこれから蓄積される，③決められたカリキュラムにそって学習が進められる，④学習者の興味・関心よりも教える側の意図が重視される，⑤外部からの賞罰などが動機づけになる，といった特徴がある。ただし，ペダゴジーとアンドラゴジーは，はっきりと区別されるものではなく，1つの連続体の両端とみなされ，両者の要素を組み合わせた学習が有効であるともいわれている。

❷学習への準備性（レディネス）

　学習者の状態が，学習にふさわしい準備性にあるとき，学習は効果的に進行する。学習者の発達や，知識・技術の習得状況，興味・関心のあり方など，効果的に学習が行われるために不可欠な準備性を総称してレディネスという。レディネスが不十分な状態では，学習課題を与えても効率よく学習できず，効果も持続しないと考えられる。

○表3-1 大人の学習プロセス（7段階の循環的なプロセス）

1. 学習者の主体的な参加，雰囲気 learning climate づくり。
2. 学習者が教育の計画立案において指導者と対等の役割を果たすような学習プログラム。相互的計画化 mutual planning。
3. 学習者自身が学習要求を自己判断 self-diagnosis し，学習への必要性と達成への内発的動機づけを自覚的に組織化する。
4. 学習者自身が学習活動を計画実施し，その成果を自己評価できるようなかたちで学習目標を明確化する。
5. 学習目標を達成するための学習内容を選択したり，学習形態や学習場面と学習者の役割を設定したりすることにより，学習パターンをデザインする。
6. 以上の段階を通して準備された学習のデザインを学習活動に翻訳・移行し「実行する」。
7. 学習の結果を学習者自身が評価し，学習目標と結果との間のギャップを再診断する。

● **学習のプロセスと援助の要点**　大人の学習は7段階の循環的なプロセスをとる（○表3-1）。大人の学習プロセスを効果的なものにするためには，次のようなはたらきかけが必要である。

（1）学習に際して，尊重され，受容されていると感じることができ，参加することに関心をもてるような雰囲気をつくる。

（2）学習者が学習ニードを自分自身でつかみ，目標達成に対する他者からの押しつけではない内発的な動機づけを高められるよう援助する。

（3）みずから学習活動を計画実施し，学習速度をコントロールできるよう，また学習形態や学習資源を自分で試行錯誤しながら探索できるよう援助する。

（4）学習を促進する指導者は，その過程において支持的な役割を果たす。

2　学習に基づく行動形成

● **行動とは**　ある人が食事を控えるという行動の背景には，やせることでより美しく見られたいという願望があったり，誰かに遠慮して食事が進まないという理由があったりする。このように，行動はその人の意識や意思や動機といった心のはたらきがからみ合ってあらわれるものといえるだろう。

　基本的に，行動は目的志向的に行われる。言いかえれば，われわれの行動は，通常はなんらかの目的を果たそうとする欲求によって動機づけられている。

　しかし，行動は，つねに本人にその動機や目的・意図が明確に意識されているとは限らず，「どうしてあんなことをしてしまったのか……」と，行動を後悔することもある。とくに生活のなかで習慣化した行動は，行動のパターンとして身につけられることが多く，行動を触発する動因となる動機は意識下にある場合が多いので，その意図や動機の判別がむずかしい。人間は自分の望むもののすべてをつねに意識しているわけではなく，行動の多くは潜在する動機や願望に影響される。

　行動の基本単位は歩く，話す，飲む，身体を動かすなどの行為であり，すべての行動は一連の行為からなりたっている。多くの場合，人間は2つ以上

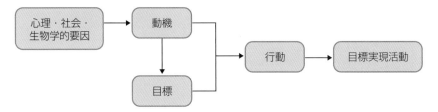

●図 3-1　行動の動機づけ

の行為を同時に行っている。食事をするという行動は，なにかを食べ，飲み，誰かと語らいながら行われる。そして，人はある行為，または諸行為を，随意にやめて，別の行為を始めることもできる。

● **動機と行動形成**　ところで，人がある特定の行動を行う場合，なぜほかの行動でなくてその行動をとるのだろうか。どのような理由があれば，人は行動をかえるのであろうか。

　これらについて考えることは，看護師が，対象となる人々の健康をはぐくむ行動を促すための方法を選択するうえで，重要な手がかりを与えてくれるだろう。人の行動を理解するためには，その人がどのような欲求や動機をもち，それがどのようにある特定の行動とかかわっているのかを理解することが重要である（●図 3-1）。

　行動の**動機**は，個人に内在する欲求や動因，心理的不充足感などの行動意欲を意味する。人はそれぞれ異なる動機をもち，またかりに同じ動機をもったとしても，行為それ自体，あるいはそれを遂行する能力は個々人で異なる。動機は，個々の人間の行動を持続させ，かつその方向を決定するはたらきをもつ。この動機の方向づけを促すようにはたらくのが**目標**である。目標とは，個人の外側に存在するもので，個人的，社会的に望まれる成果を示すものである。

　動機が目標達成に向けられる場合には，目標達成への意欲が生起し，意欲の持続により目標達成に向けての具体的な行動を引きおこす。このような意欲は動機の強さのみならず，他者からの称賛や期待を受けて，それを満たすようなはたらきをもつものでもある。

　たとえば，会社で仕事のできる人物として認められたいという動機をもつ人の場合は，称賛を受けることでその欲求を満たす意欲が高まる。また，その人が過去にある仕事をやりとげた経験から，欲求を充足するのにどの程度の確実性があるのかを認知している場合，それは目標実現活動への期待となり，仕事への取り組みがより意欲的になる。

　目標達成の阻止・抑制によって生じる個人の心理的状態を**欲求不満（フラストレーション）**という。通常，目標達成の阻止・抑制がおこった場合，人は状況判断し，代替目標を選定したり，欲求強度が低下して目標達成へ向けての行動をやめてしまったりする。欲求が充足した場合，もしくはその充足がなんらかの理由で阻止された場合のいずれの場合も，動機の強さは弱まる傾向にある。

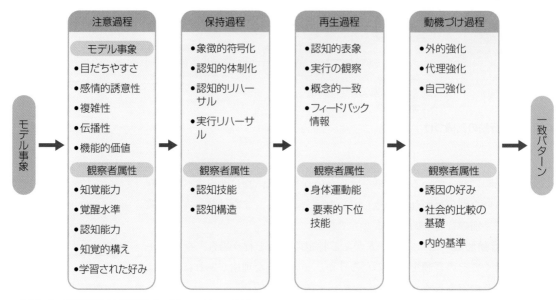

○図3-2　観察学習の過程（バンデューラ，1986）
（中澤潤：社会的問題解決における情報処理過程と子どもの適応．千葉大学教育学部研究紀要40(1)：263-290，1992による，一部改変）

●**観察学習**　前述したような行動の発現過程には，個人内部の過程と，個人-環境間の相互作用の過程とが関与すると考えられている。つまり，その人の信念や価値観，健康観，あるいは人間関係，生活環境，経済状況などといったさまざまな要因が関与する。このことから考えると，その人が本来なすべき行動を新たに学習するためには，その人自身が行動の発現に関与する要因を多角的に検討し，主体的にそれらを修正あるいは除去できるようなはたらきかけが必要となる。

このようなはたらきかけを行ううえで基盤となる考え方の1つに，**社会的学習理論** social learning theory がある。社会的学習とは，社会の場における学習，すなわち他者や社会の影響を受けて習慣や価値観，行動を身につけていく学習をいう。バンデューラ❶は，みずから直接体験したり外部から強化を受けなくとも，他者（モデル）の行動を観察することで学習が成立するという，**観察学習** obsevational learning の考えを提唱した。観察学習の成立には，4つの過程がある（○図3-2）。

　1 注意過程　模範となるモデルの行動を観察する。
　2 保持過程　観察したことを記憶する。観察した行動はその人が知覚・認識したシンボルとして体験され，意識のなかでその行動のリハーサルが行われる。
　3 再生過程　保持されたことを実際に行動化する。実際の行動に伴う反応は自己観察やフィードバックがなされる。
　4 動機づけ過程　強化とは，目標が達成しつつあることに対して内的・外的報酬を与えることにより，主体的・積極的に行動の再調整に取り組もうとする意思を強めることである。自己強化とは，自分のとった行動にみずか

□NOTE
❶**アルバート゠バンデューラ**
　Bandura, A.
　バンデューラ(1925-2021)は，アメリカの心理学・行動科学者。自己効力感（○256ページ）の概念を提唱した。

ら内的報酬(自分の努力に対する肯定的な評価など)を与えることで行動変容をはかることであり，大人が健康増進に向けた行動形成を行っていくうえで重要な要因となる。

　□1〜□4のような学習過程を促進するためには，まず，観察の意図や目的が十分に理解できるようなオリエンテーションが必要である。また，対象者の注意や関心を集めることができる具体的で特徴的なモデルが必要であり，観察者の感覚や意識を集中できるような環境づくりも大切である。

　観察したできごとが，重要な意味を含むことがらとしてその人に意識化されるためには，ある状況のなかでその人の感じたこと，考えたことを表現してみる必要がある。そのためには表現を促進できるような道具やかかわり(日記や記録，電話での相談など)が重要となる。取り組む行動を自分でイメージしたり知識や情報により理解を深めることを通して，実行に移す。その過程における自分の反応を自己観察したり，さらに自己観察に基づいて評価し，評価したことをフィードバックすることにより，行動を維持・促進する。

　例として，禁煙へ向けての行動を促進する看護アプローチについて，観察学習の過程にそって考えてみよう。

(1)注意過程：禁煙に成功した人から禁煙経験について話を聞く。あるいは禁煙を試みようとしている人々のグループのなかで，自分の経験を分かち合う。直接話し合いができなくても，映像や体験談などで間接的に体験することもできる。

(2)保持過程：注意過程で得られたことを記憶し，自分が試みようとする禁煙の方法や状況について考えてみたり，話し合いの場などで表現してみる機会をつくる。状況設定として，日常的に喫煙したくなる状況を想起し，その場面での自分の対応について想起する。

(3)再生過程：自分が設定した目標や方法に基づき，禁煙を実施してみる。その際には，段階的に喫煙行動を減少させるような方法が効果的である。1日の本数を限定する，喫煙の時間を限定する，絶対に吸わない時間をつくる，などがあげられる。そして，自分の取り組みについて自己記録および報告を行う(喫煙の時間帯，状況，本数，からだや気持ちの変化などに関するメモ，家族への報告，グループでの報告会など)。

(4)動機づけ過程：禁煙グループにおける体験の共有と気づき，禁煙に取り組んでいる自分のなかでおこっている変化に目を向ける。そしてそれを他者に表現する。禁煙に伴うよい変化(食事がおいしくなった，体重が減った，新しいストレス対処法がみつかったなど)の重要性を見いだす。

　人間の行動には多様な要因がからんでいる。期待される行動をもたらすためには，対象者の内的・外的環境要因を十分に把握して，それらに応じた行動療法の組み合わせやその進め方を考慮した個別化したプログラムを提供することが重要となる。

② 行動変容を促進する看護アプローチ

前述した観察学習によるはたらきかけ以外にも，対象者の健康行動を促進する援助にはいくつかの方法がある。

人間の行動はさまざまな要因によりおこり，なんらかの目的を果たそうとする欲求によって動機づけられ，行為として行われる過程であるととらえることができる。大人の健康行動においてそれを促進するためには，行動をおこす人自身がその過程を効果的に調整して，その人にとって望ましい行動が形成されるように促す。すなわち，環境からの刺激や要請，あるいは内的な欲求に対する対象者の意識を助長・促進したり，目標の焦点化を行うことなどによって，行動の変容をはかる。具体的には，生活の営みのなかで，身体のなんらかの変調や障害，悪循環をもたらすような行動（肥満をもたらすような食行動，喫煙行動のような健康を害するような嗜好など）を再調整し，**行動変容**を促すことを試みる。

1 トランスセオレティカルモデル

多くの人にとって行動変容はそう簡単にはいかない。健康のためになにかをかえる必要があると気づいてはいるが，実際に行動をおこし，健康的なライフスタイルに必要とされる行動変容をおこすことはたやすいことではない。ここでは，トランスセオレティカルモデルという保健行動に関するモデルについて理解することで，行動変容のプロセスを促進するための柔軟なはたらきかけを学習する。

◆ トランスセオレティカルモデルの概要

プロチャスカ Prochaska, J. O. とディクレメンテ DiClemente, C. C.は，①5つの行動変容ステージ，②10の変容プロセス（5つの経験的プロセスと5つの行動的プロセス），③意思決定のバランス（利得とコスト pros and cons❶），④自己効力感（セルフエフィカシー self-efficacy）の4つの概念で構成された**トランスセオレティカルモデル** trans-theoretical model（**TTM**）を開発した[1]。わが国では，**変化のステージモデル**や**行動変容ステージモデル**などともよばれている。

このモデルは，独力で禁煙を試みる喫煙者と専門的な禁煙治療を受ける喫煙者の行動を比較する研究から導き出されたもので，行動変容はプロセスであるという考え方が根底にある。TTM は，欧米では禁煙のほか，体重コントロールや運動習慣の獲得などにも広く用いられ，わが国でも厚生労働省の特定保健指導における各種の資料に引用され広く知られるようになった。

行動変容は，前熟考ステージ precontemplation，熟考ステージ contemplation,

NOTE

❶pros and cons
　pro は「…に賛成して」，con は「…に反対して」の意味があり，pros and cons は賛否や，ものごとのよい面・わるい面を比較する際に用いられる言葉である。ここでは便宜的にそれぞれ利得とコストという意味で用いる。

1) Prochaska, J. O, and DiClemente, C. C.：Stages and processes of self-change of smoking：Toward an integrative model of change. *Journal of Consulting and Clinical Psychology*, 51(3)：390-395, 1983.

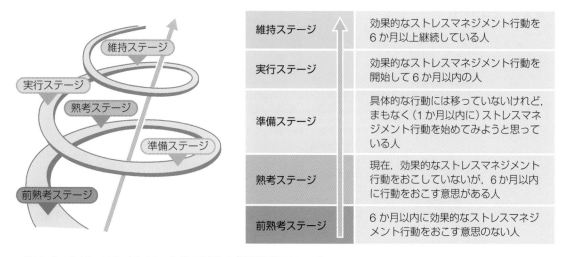

維持ステージ	効果的なストレスマネジメント行動を6か月以上継続している人
実行ステージ	効果的なストレスマネジメント行動を開始して6か月以内の人
準備ステージ	具体的な行動には移っていないけれど，まもなく（1か月以内に）ストレスマネジメント行動を始めてみようと思っている人
熟考ステージ	現在，効果的なストレスマネジメント行動をおこしていないが，6か月以内に行動をおこす意思がある人
前熟考ステージ	6か月以内に効果的なストレスマネジメント行動をおこす意思のない人

◎**図3-3　トランスセオレティカルモデルの行動変容ステージ**
（Prochaska, J. O. and DiClemente, C. C.: Stages and processes of self-change of smoking：Toward an integrative model of change. *Journal of Consulting and Clinical Psychology*, 51（3）：390–395, 1983 より作成）

準備ステージ preparation，実行ステージ action，維持ステージ maintenance という5段階の**行動変容ステージ**を経て進んでいく（◎図3-3）。あるステージから次のステージへ，円滑に移行するよう用いられる方略を**変容プロセス**という（◎表3-2）。変容プロセスでは，行動変容をおこすうえで**意思決定のバランス**がはたらいている。人は行動を変容することの利得とコストを考え，そのバランスが利得に傾けば行動変容につながりやすいという考えである。さらに，変容プロセスには，**自己効力感**（セルフエフィカシー；◎256ページ）が関与している。TTM では，主として，行動変容に対する自信と誘惑という2つの自己効力感の構成要素に着目している。すなわち人は，ステージの移行に際して，「自分は不健康行動やハイリスクな行動に逆戻りすることなしに，状況に対処できる」という自信と，「ストレスフルな状況のなかで，不健康行動やハイリスクな行動にかかわる衝動に駆られる」という誘惑とのはざまで揺れ動く。

　看護アプローチにあたっては，これら4つの概念の関係性を把握してのぞむ必要がある（◎図3-4）。

◆ トランスセオレティカルモデルによる行動変容を促進する看護アプローチ

　まずは，対象となる人の行動変容ステージを把握する。そのうえで，意図的に次のステージに移行できるよう変容プロセスを促進する。あわせて，各ステージにおいて，意思決定のバランスおよび自己効力感を把握し，その人にとって利得がコストを上まわり，自己効力感が最大限に高まるようにかかわる。

　1 対象となる人の行動変容ステージの把握　行動変容に対する対象者の気持ちや考えをよく聞き，5段階ある行動変容ステージのうち，どのステー

○表 3-2　変容プロセス

	プロセス	定義
経験的プロセス	意識の高揚	その人が，新しい情報を探したり，問題行動に関する理解やフィードバックを得るための努力。
	ドラマティックリリーフ（感情的経験）	変化をおこすことに関する情動的様相，しばしば問題行動に関係する激しい感情的経験を伴う。
	自己再評価	問題行動に関してその人が見積もる情動的および認知的な価値の再評価。
	環境的再評価	問題行動がどのように物理的・社会的環境に影響を与えているかをその人が考えたり，評価すること。
	社会的解放	代替行動をとったり，問題行動のないライフスタイルの促進が社会でどのように進んでいるかをその人が気づいたり，利用の可能性をさぐったり，受容すること。
行動的プロセス	反対条件づけ	問題行動への代替行動。
	援助関係	問題行動を変化させる試みの最中に，気づかってくれる他者の援助を信頼し，受諾し，使用すること。
	強化マネジメント	問題行動を制御したり，維持する際に随伴する内容を変化させること。
	自己解放	問題行動を変化させるために行う，その人の選択や言質のことで，誰もが変化できるという信念を含む。
	刺激コントロール	問題行動のきっかけとなる状況やほかの原因を制御すること。

（Burbank, P. M. and Riebe, D. 編，竹中晃二訳：高齢者の運動と行動変容――トランスセオレティカル・モデルを用いた介入＜メディカルフィットネスシリーズ 2＞．p.44, Book House HD, 2006 による，一部改変）

行動変容ステージ	前熟考ステージ	熟考ステージ	準備ステージ	実行ステージ	維持ステージ
変容プロセス	・意識の高揚 ・援助関係 ・社会的解放	・意識の高揚 ・社会的解放 ・自己再評価 ・ドラマティックリリーフ（感情的経験）	・意識の高揚 ・社会的解放 ・ドラマティックリリーフ（感情的経験） ・自己再評価 ・自己解放	・自己解放 ・刺激コントロール ・強化マネジメント ・反対条件づけ ・援助関係	・刺激コントロール ・強化マネジメント ・反対条件づけ ・援助関係
意思決定のバランス	思い切りコストのほうが大きく，傾いている コスト＞＞利得	コストのほうが大きく傾いているが，左ほどではない コスト＞利得	少しだけコストのほうが大きく，若干傾いている コスト≧利得	利得のほうが大きく，傾いている コスト＜利得	利得のほうが思い切り大きく，傾いている コスト＜利得
自己効力感（セルフエフィカシー）	低い	増加	増加	よりすばやい増加	18 か月目をピークに増加

○図 3-4　行動変容ステージ，変容プロセス，意思決定のバランス，自己効力感の関係

（Burbank, P. M. and Riebe, D. 編，竹中晃二訳：高齢者の運動と行動変容――トランスセオレティカル・モデルを用いた介入＜メディカルフィットネスシリーズ 2＞．p.46, Book House HD, 2006 による，一部改変）

ジの準備状況にあるかを分類する。そうすることで，対象者の状態やニーズに合わせた変容プロセスへの介入が可能となる。なお，行動変容ステージを進めるためには，次の4つのポイントを理解しておくことが大事である[1]。

（1）行動変容ステージは1つずつ上がっていくこと。

（2）行動変容とは，外にあらわれた行動のみならず，気づきや感情的な体験をしたり，考え方がかわることなども含むこと。

（3）ステージが上がらず，そのステージにとどまっていても，次のステージに近づいている，進歩（前進）しているとみなすこと。

（4）行動変容が順調に進んでいても，進歩がとまったり，前の行動変容ステージに後戻りしたりすることもおこること。

　　②**変容プロセスの促進**　　変容プロセスは，自分の経験をもとにして情報を得るプロセス（**経験的プロセス**）と，情報がその人の環境から生じるプロセス（**行動的プロセス**）に大きく分類される（▶表3-2）。人は，各ステージで特徴的な変容プロセスを用いる。したがって，行動変容を促進するには，各ステージに特有の変容プロセスを効果的に促進・強化する必要がある。

　各ステージに特有な変容プロセスは，▶図3-4に示したとおりである。たとえば，前熟考ステージにある人は，自分が直面する課題や問題行動について，情報を収集して問題行動の原因や解決方法に関する意識を高めたり（意識の高揚），友人や家族から激励や支援を受けたり（援助関係），情報を社会からより広く多く受け取ること（社会的解放）により，自分の課題や問題行動への気づきを高めることにつなげることができる。

２　エンパワメントを促すためのアプローチ

　大人の健康行動を促すためには，行動をおこす人自身が主役となり，まわりの人々との良好な関係性やパートナーシップを形成することが重要となる。しかし，長期にわたる健康課題や多重の健康課題をもつ人は，ときとして，その課題に押しつぶされ，孤立し，他者の助力・支援を得ることができない状況におかれることがある。そのような健康課題に直面している当事者に対し，最善の成果を導くプロセスとして，**エンパワメント** empowerment が重要視されている[1]。

　エンパワメントの概念は，欧米を中心に，父権主義[2]的な医療から脱却して，患者中心の医療の重要性が叫ばれるなかで生まれてきたものである。エンパワメントについて，いまだ一般化された定義はないが，世界保健機関（WHO）の用語集によれば，「ヘルスプロモーションにおいて，エンパワメントとは，人々が自分たちの健康に影響を及ぼす意思決定や行動をより強くコントロールできるようになるプロセスである」とされている[2]。エンパワメントの考え方には，患者の権利と主張を尊重し，尊厳をまもることが重要

NOTE

❶エンパワメント

　権力や権限，あるいは能力を与えるというのがもともとの意味である。近年は公衆衛生をはじめとして，医療や看護，社会運動，教育，国際協力，ビジネスなどさまざまな分野で用いられる用語となっており，分野によって若干意味合いが異なることもあるため注意が必要である。

❷父権主義（パターナリズム）

　父親が，未熟な子どものために世話を焼き，温情をもってふるまうさまが語源となっている。

　医療においては，患者の最善の利益を決定する権利と責任は医師側にあり，医師は自己の専門的判断を行うべきで，患者はすべてを医師にゆだねればよい，という考え方をさす。

1）津田彰ほか：多理論統合モデル（TTM）にもとづくストレスマネジメント　行動変容ステージ別実践ガイド. 久留米大学心理学研究 9：77-88，2010.

2）WHO：Health promotion glossary. 1998-07-16（https://www.who.int/publications/i/item/WHO-HPR-HEP-98.1）（参照 2021-10-01）.

視されている。また，エンパワメントによって疾病管理の広範な改善や，最適化された医療利用，患者満足度につながることが期待されている。ここでは，慢性病をもつ人々の健康行動を促すアプローチに焦点をあてて，エンパワメントに基づく看護実践について解説する。

● **エンパワメントの要件**　エンパワメントが生じるための要件には次のようなものがある。

- 患者みずからが病をコントロールする主役として，適切な健康行動を築いていけるという自己効力感を獲得する必要がある。
- 患者が自身の行動に対する自己評価を行い，自分のライフスタイルや病状に最も適したケアを決定し，実施するスキルを修得する。
- 患者が自分のからだや心の状態，病の経験について，他者との関係性のなかで効果的に導き出し，健康行動を促進できるように活用する。そのためには，周囲の専門家や家族，知人，同病者と相互補完的な関係性を築いていくことが求められる。
- 患者と医療者は対等な力関係をもつパートナーとして位置づけられる。すなわち互いを理解し，信頼し，対等に意見を交換し，互いに役割を担い，意思決定の共有，共通の目標・計画の設定，学びや成果の共有を行うことを重視した関係性を目ざす。

● **エンパワメントを促進するアプローチ**　エンパワメントを促進するためには，患者が自分の健康と病気を理解・管理し，医療者や自分の周囲の人々と意見交換を行い，直面している健康課題やそれを取り巻く複雑な環境を把握し，解決へと向かっていけるようにならなければならない。そのために，看護師は主人公である患者と伴走し，エンパワメントを促進するアプローチを行う。

　１ 患者とつながる（ニーズの共有）　まず，看護師は，患者を理解するために，時間を費やして患者とつながる努力を行う必要がある。看護師は，患者を受けとめ，気にかけていることを態度であらわし，患者とつながる準備があるという姿勢を示すことから始める。患者に安らぎを与え，寄り添う存在として認識されるように，日常的なケアを行いながら患者がかかえている課題やニーズを共有できる場をつくるようにする。

　２ 課題と計画・目標の共有　患者との信頼関係を築きつつ，対話を通して患者の声に耳を傾け，患者の気づいてない真のニーズや課題を特定し，解決の糸口をともに見いだす。そのために，看護師は患者の日常に焦点をあて，患者の経験や気持ちに寄り添いながら対話を進める必要がある。相互に信頼や尊敬を示しつつ，患者がみずからの課題に真摯に向き合えるよう支え，リフレクション❶できるように促す。患者に「あなたの気持ちや考えが大切である」ことを伝えるとともに，患者は孤軍奮闘するのではなく，医療者がともに伴走することを示し，励ます。見いだされた課題全体を見わたして，状況に応じた目標を設定し，実現可能な計画をともに考える。

　３ 患者の可能性を引き出す　エンパワメントを促進するにあたって重要なのは，医療者が患者に一方的に知識を伝達したり，方法や技術を指導した

　NOTE
❶リフレクション
　失敗や成功，よいこともわるいことも含めてみずからの行動と結果を見つめ直し，気づきを得て，新たな行動へとつなげること。

りするのでなく，医療者と患者がともに学び，適した方法・技術をつくることである。とくに，医療者からの指示が多く厳密すぎると，患者のやる気をそぐことになるため注意が必要である。そのため，行動形成のポイントは完璧を目ざさず，課題を重大に感じたり，計画がうまくいかなかったりすることで患者が自信を失ってしまわないようにする。

　まずは患者が達成できそうな小さな目標からチャレンジするように話し合い，自信を取り戻すことが大切である。患者が自信をもてないときには，これまで身につけたはずの自身の力が見えなくなっているため，一緒にふり返る機会も必要である。それにより，目ざすべき目標に気づき，課題をのりこえるために必要な知識や技術をともに学ぶことができる。また，日々の問題に対応するために，質問したり，ともに成果を評価したりすることも重要である。

　④グループモチベーション　エンパワメントを促進するプロセスは，患者と医療者の 1 対 1 の関係性のなかでおこるだけではない。家族，同病者のグループ，コミュニティの関係者などの間でも，健康課題や知識・技術を共有し，討議により互いに鼓舞し，サポートしながらグループのモチベーションを高めていく。そうすることで，協働して健康行動を促し，ともに成果を高めていくことができる。

３ 強みをいかすためのアプローチ

　ライフスタイルの変容は，生涯にわたって維持され，長期的効果を目ざす必要がある。そのため，他者から指導を受けていやいや取り組むのではなく，自身の長所や強み strengths を糧に，主体的に課題に取り組むことが求められる。自分のできないところにばかりに目を向けていては，新たな課題にチャレンジできないし，できたとしても続ける自信がもてないかもしれない。

　近年，人間のもつ長所や強みを明らかにし，ポジティブな機能を促進してゆくための科学的・応用的アプローチとして，**ポジティブ心理学** positive psychology が注目されてきている。人間のポジティブな側面に注目し，人間のもつ強さを引き出し，それによって自分自身をどう管理していくか，また他者とどうかかわっていくかなど，変化をもたらす触媒となることが目的とされる。

　ポジティブ心理学を提唱したセリグマン Seligman, M. E. は，ポジティブ心理学を楽観性，勇気，職業倫理，未来志向性，対人スキル，喜びと洞察の能力，社会的責任などがどういうものであるかを理解し育成することを重視する，新しい方向を目ざす科学であるととらえている。

　ポジティブ心理学の考え方は，行動変容に取り込むことができる。前述した行動変容の各ステージにおいて，自身の長所や強みに気づくことで自己効力感を高め，行動変容に対する自信につなげることができるだろう。次の事例をみてみよう。

事例

　荒木さんは47歳，男性。健康診断でメタボリックシンドロームの診断を受け，特定保健指導を受けている。あるとき，保健師との面接で次のように話した。「このところ付き合いが重なって食べ過ぎてしまった。他者からすすめられるとついつい食べ物に手がいってしまう。あれだけ今回こそは人にすすめられても食べないと決めていたのに。意思の弱さに自分でも情けなくなる。でもこんな日も食事日誌には食べた料理をメモしてあります。なにか役にたてばと思って……。」

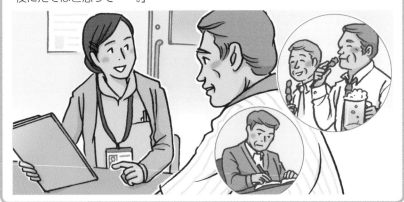

　ここで着目すべきは，「食べ物に手が出てしまった」意思の弱さではなく，「つらいけれど食べ過ぎた事実を認めること」である。失敗をメモにとることはつらいことではあるが，事実を認めるという自身の誠実さに気づくことができれば，次の機会には他者の好意に感謝しつつも，食べることを控える決意や自信につながるだろう。1人ではなかなか自身の潜在する強みに気づくことはむずかしい。看護師は行動変容に取り組んでいる人の経験に関心をもち，できないことばかりに目を向けるのではなく，誠実に事実を見つめることができたという自身の強みを見いだせるよう支援する必要がある。

B　症状マネジメント

● **症状とQOL**　人は生まれてから亡くなるまでに，さまざまな症状を体験する。腹痛や頭痛，歯痛などに悩まされたことのない人はいないだろう。多くの症状は，家庭で養生することでおさまるか，あるいは医療機関を受診して治療を受けることで改善するが，命にかかわる病のために苦痛に苛まれることもある。

　いずれにしても，症状は，それを体験している人の生活になんらかの影響をもたらす（◯表3-3）。痛みが続くときには，食欲がなくなり，仕事や人間関係にも支障をきたすことがある。がんによる耐えがたい痛みを体験している人は，死への不安や恐怖から，生きる意欲や意味を見いだせない状況におかれるかもしれない。このような症状をコントロールすること，すなわち**症状マネジメント**は，患者のQOLを高めるうえで非常に重要である。

▶表3-3　QOL に影響をもたらすおもな症状

• 疼痛	• 食欲不振	• 不眠
• 倦怠感	• 呼吸困難	• 悪寒
• 発熱	• 下痢	• 便秘
• 尿失禁	• 味覚変化	• 吐きけ
• 嘔吐	• 口喝	• 瘙痒感
• 皮膚発赤	• 難聴	• 視力低下
• 記憶低下	• 混迷	• 注意力低下
• 抑うつ	• 不安	• 恐怖　など

1 症状と徴候

● **症状**　患者は，病気の進行に伴い，多様な**症状** symptoms を体験する。たとえば，進行がん患者では，がん性疼痛❶や全身倦怠感，出血，食欲不振，発熱などさまざまな苦痛に苛まれる。加えて，治療やその副作用によっても多様な症状を体験する。また，症状は身体的苦痛に限らない。病気や予後に対する不安が高じ，うつ状態になり精神症状をきたすこともあれば，社会的な課題や重圧に耐えきれずに身体症状や精神症状を発症することもある。したがって，症状は，身体的・精神的・社会的な要因がからみ合った包括的な体験ととらえることができる。

● **症状と徴候の違い**　症状は，**徴候** signs と区別してとらえることが重要である。徴候は，医師や看護師が客観的な観察に基づく臨床判断により識別した状態をいう。たとえば皮膚の徴候には，発赤，びらん，落屑（らくせつ）などがあげられる。一方，症状は，身体や心におこっている苦痛に対し，患者が主観的に報告した状態をいう。

　たとえば，皮膚の症状には，痛み，瘙痒感（そうようかん），はれなどがあげられる。症状は，患者の個別的・主観的体験として表現されるため，患者による訴えや報告が重要な情報源となる。患者が体験している症状を的確にとらえることはたやすいことではなく，患者に知覚を的確に表現してもらう必要がある。その知覚をもとに，症状がいつ，どのように生じたのか，持続しているのか，変化しているのか，また，その知覚に関連した要因について的確に表現してもらえるように患者を導いていく。

2 症状マネジメントの基盤となる考え方

　症状マネジメントとは，疾病や治療に伴う苦痛症状（不快症状）について，当事者の体験に基づき，効果的に緩和することをいう。

　先に述べたように，症状は，患者の個別的・主観的体験として表現されるため，症状マネジメントの主人公となるのは患者である。多くの症状は，主観的な変化を患者が認知して始まる。症状の発生や増悪の要因について，自身の生活や心のありようの変化と相まっていることに気づくことができるの

◻NOTE

❶**がん性疼痛（がん疼痛）**

　がんが浸潤，転移，神経圧迫することなどにより発生する痛みや，がん治療（手術，放射線治療，化学療法など）に伴う痛み。そのほか，衰弱，抑うつ，不安などにより引きおこされる痛みも含まれることもある。

は患者自身である。また，症状の対処について最も効果的な方法を知っているのも患者自身である。なぜなら，苦痛症状をもつ人は，苦痛を軽減するためにエネルギーを費やし，専門的知識がなくても，苦痛を緩和するために考えられるあらゆることを考え試しつづけているからである。

症状マネジメントの成否は，症状に対処する患者のセルフケア能力によって決まる。セルフケア能力を十分に発揮できるように，患者中心の症状マネジメントを行うことが重要となる。その人の症状体験にはなにが影響しているのか，どのようにその症状に取り組み，その結果なにがおきているのかといった点について，身体的な視点のみならず，精神的・社会的な視点からも広くとらえることが必要である。

患者を主体にして，多角的な要因を考慮しながら，効果的な症状緩和をもたらすために，アセスメントやケアアプローチを系統的に構造化して検討できるモデルを用いることが推奨される。ここでは，カリフォルニア大学サンフランシスコ校の教員グループが発表した症状マネジメントモデル（MSM）と，自己効力感に着目した症状マネジメントモデルの2つを解説する。

1 症状マネジメントモデル（MSM）

症状マネジメントモデル A Model for Symptom Management（**MSM**）は，1994年に発表され，現在は2001年に修正を加えたものが使用されている（▶図3-5）。

MSMでは，症状体験，症状への対処（方略），結果という3つの要素によって症状マネジメントの全体像が説明されており，さらにそれぞれの要素に影響を与えている変数として，人，環境，健康/病気が概念化されている。

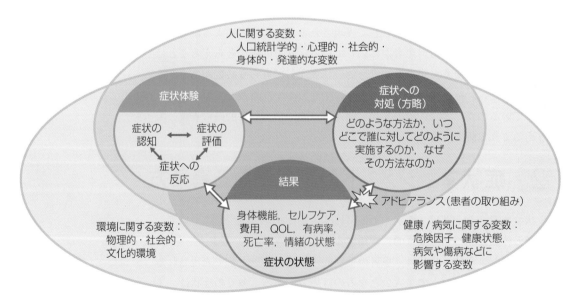

▶**図3-5 修正版症状マネジメントモデル（修正版 MSM）**

（Dodd, M. et al.：Reversed Symptom Management Conceptual Model. *Journal of Advanced Nursing*, 33（5）：668-676, 2001 による）

▌症状体験，症状への対処（方略），結果

● **症状体験**　症状体験は，人が症状をどのように体験しているかということをとらえる概念であり，症状の認知，症状の評価，症状への反応が含まれる。

　① 症状の認知　症状の認知は，その人が症状をどのように知覚しているかをいう。「胃が突き刺すように痛む」「体が動かせないだるさ」「ムカムカする吐きけ」などのように表現される。これらは，なんらかの病態により侵害刺激を受け取り，求心路を経て中枢に伝えられ症状として知覚されるものである。よって，病態や症状を発生させるメカニズムによって知覚的な認知は異なる。たとえば，うつ状態が深刻な場合，痛みに対する感度が低くなっていることもある。

　② 症状の評価　症状の評価は，症状の強さ・頻度・場所・性質・経過・増強因子・軽減因子など，症状の性質を判断し，表現するものである。症状の評価は，患者の認知能力や表現能力に影響を受ける。たとえば，認知症の場合，記憶があいまいで，知覚を十分に解釈・判断できないことがあるため，症状の評価を的確に表現することはむずかしい。また，症状の評価は，心理的・社会的変数の影響を受けることがある。たとえば，なにか後悔や罪の意識をもっている人は，痛みに対し，「罪をつぐなうような痛み」と意味づけることもある。

　③ 症状への反応　症状への反応には，身体的な反応，心理・社会的反応，行動的反応がある。身体的な反応とは，症状に伴っておこる身体な変化である。たとえば，痛みに伴う血圧や脈拍の増加，筋の緊張や負担などがあげられる。苦痛症状に伴う不眠や食欲低下は，身体的な反応ともいえるし，心理・社会的な反応ともいえる。

● **症状への対処（方略）**　症状への対処（方略）とは，人が症状に対してどのように取り組んでいるかということである。具体的には，なにを，いつ，どこで，なぜ，どれくらい，誰に対して，どのように実施されているかという要素が含まれる。患者が選択する対処は，症状体験を反映している。たとえば，症状に対し不安や脅威をいだいている場合，さまざまな対処を用いていることもあれば，逆に，なにも手だてを講じることができないでいることもある。また，過去に症状への対処が功を奏さなかった場合，症状への対処に消極的になっていることもある。

● **結果**　結果とは，対処を行って，症状や症状に伴い生じていた状況がどのように変化しているか，結果としてなにがおきているのかを示したものである。たとえば，症状はどの程度改善されたのか，症状の改善が回復や治癒につながったか，症状に伴う身体機能は変化したか，QOL は改善したかなどである。症状の結果には，症状体験，症状への対処（方略）の両方が反映される。

▌変数

　ここまで症状体験，症状への対処（方略），結果という 3 つの要素について解説してきたが，次に，これらの要素に影響を与えている変数を解説する。

□1 **人に関する変数** 人に関する変数には，人口統計学的・心理的・社会的・身体的・発達的な変数があげられる。人口統計学的変数とは，年齢や性別などである。心理的な変数には，個人の特性としてのパーソナリティや認知能力などが含まれる。社会的変数には，役割や経済的状況，家族や他者との関係性などがある。身体的変数とは，知覚の低下がある場合に，的確に症状を認識できないことなどをさす。発達的な変数は，世代ごとの発達課題や適応状況があげられる。たとえば，働き盛りの人にとっては，症状よりも仕事の優先度が高い場合があり，それが疾病の早期発見や予防の妨げにつながることもある。

□2 **環境に関する変数** 環境に関する変数には，物理的環境と社会的環境，文化的環境がある。物理的環境には，気温や湿度，住居・生活環境などが含まれ，これらは症状に対する人の知覚や認識に影響を与える。たとえば，極度に寒い環境や乾燥は，皮膚症状の知覚に影響を与える。社会的環境とは，他者に知られたくない症状に関して，言い出すことができずにいる場合などをさす。文化的環境には，患者の育った国の文化や医療に特有な文化などがあげられる。たとえば，痛みをがまんすることが美徳である，医療者にはなるべく迷惑をかけないのがよい患者であるといったものであり，これらは症状発見の遅れにつながることがある。

□3 **健康/病気に関する変数** 健康/病気の変数には，健康や病気の状態に関連した危険因子，病気・傷病の状態が症状体験などに影響する変数が含まれる。たとえば，命にかかわる病気の治療を受けている患者では，症状の増強があったとしても，病状の進行につながることを避けたいという思いから，症状マネジメントに積極的になれないことがある。

2 自己効力感に着目した症状マネジメント

WHO は，社会の高齢化に伴い増加傾向にある慢性病を生涯にわたって管理し，QOL を向上するために，症状マネジメントが重要であると指摘している[1, 2]。とくに，患者自身の自律性を尊重し，症状マネジメントに対する計画を自身で遂行する主体的な役割を担うことを推奨している。

● **自己効力感とは** ホフマン Hoffman, A. J. は，患者の自律性や主体的な行動への取り組みを促進することの重要性に着目し，**自己効力感** self efficacy を基盤とした症状マネジメントモデルを提案している[3-5]。

自己効力感はバンデューラ Bandura, A. が提唱した概念で，なんらかの課題に取り組むときに，困難な状況であっても自分は対処できるという確信・自信をもてることをいう（●256ページ）。自己効力感は，症状の改善を目ざ

1）World Health Organization：Cancer Control：Knowledge into Action：Diagnosis and Treatment（Who Guide for Effective Programmes）. 2008-01-31（https://www.who.int/cancer/modules/FINAL_Module_4.pdf）（参照 2021-05-14）.

2）World Health Organization：Cancer Control：Knowledge into Action：Palliative Care（WHO Guide for Effective Programmes）. 2008-01-31（https://www.who.int/cancer/media/FINAL-PalliativeCareModule.pdf）（参照 2021-05-14）.

3）Hoffman, A. J.：Enhancing Self-Efficacy for Optimized Patient Outcomes through the Theory of Symptom Self-Management. *Cancer Nursing*, 6（1）：E16-E26, 2013.

4）Bandura, A.：*Social foundations of thought and action : A social cognitive theory*. Prentice Hall, 1986.

5）Bandura, A.：*Self-efficacy : The exercise of control*. W. H. Freeman and Company, 1997.

して行動する力を知覚し，目標を設定し，行動を選択するための基盤となる
能力といえる。

● **ホフマンのモデル** ホフマンの示したモデルでは，自己効力感を基盤と
して，患者が自律的で主体的な症状マネジメントを実践し，目ざす成果を得
るための要素とその関係性が示されている（◎図3-6，表3-4）。次に，モデル
の構成要素について説明する。

[1] **介入を強化する自己効力感** 自己効力感は次の4つの主要な情報に影
響を受ける。

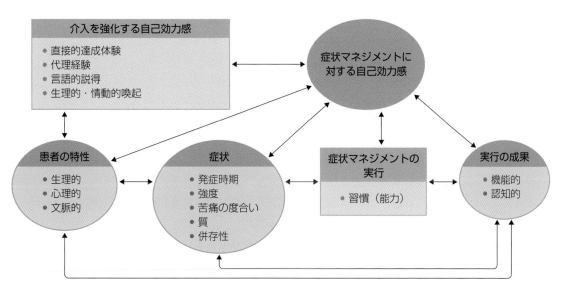

◎**図3-6 自己効力感に着目した症状マネジメントモデル**
四角は行為をあらわし，楕円は状態あるいは特質をあらわす。
(Hoffman, A. J.: Enhancing Self-Efficacy for Optimized Patient Outcomes through the Theory of Symptom Self-Management. *Cancer Nursing*, 36(1)：E16-E26, 2013.〔著者訳〕)

◎**表3-4 自己効力感に着目した症状マネジメントモデルの構成要素**

患者の特性	生理的・心理的・文脈的要因である。例としては以下があげられるが，これらに限定するものではない。 • 生理的要因：病気の重症度，合併症の存在，検査値の異常，年齢など。 • 心理的要因：心理状態あるいは気分，個人的な信念や価値観，病気に対する情動的反応，不確かさの程度など。 • 文脈的要因：社会的・物理的環境，文化，発達段階，家族や社会の関係性，雇用状況，利用できる資源，食習慣や運動といったライフスタイル習慣など。
症状	健康への脅威に関する認知的な徴候で，その人の主観的体験である。
症状マネジメントに対する自己効力感	定められたゴール，期待，あるいは特定の成果を達成するために，状況に応じた行動を実行する人の能力である。
症状マネジメントの実行	最適なパフォーマンスや成果を達成するために，症状のタイミング（頻度，期間，発生時期），強度，苦痛，併存性そして不愉快の質を，症状から確認し，阻止，軽減，あるいは低減する習慣を実行する動的な自律プロセスである。
実行の成果	人の症状自己管理体験の成果，あるいは効果である。

(Hoffman, A. J.: Enhancing Self-Efficacy for Optimized Patient Outcomes through the Theory of Symptom Self-Management. *Cancer Nursing*, 6(1)：E16-E26, 2013.〔著者訳〕)

（1）直接的達成体験：自分が定めた目標を達成し，自分でやり遂げたという経験。

（2）代理経験：自分に似た状況にある他人の経験を観察すること。

（3）言語的説得：社会や周囲の人からの説得によって，目標を達成する能力があると信じられるようになること。

（4）生理的・情動的喚起：個人の生理的および情動の状態。

　自己効力感を強化する介入のために，これらの情報源を活用することは重要である。

　②患者の特性　患者の特性は，症状に影響を与える患者の生理的・心理的・文脈的な要因である。患者の体力や病状の進行など，患者の特性に合わせたケアプランを作成することにより，患者は無理なく効率的に症状マネジメントを実施できる。病状が不安定で気持ちを落ち着かせて病気に対峙できないときや，仕事または医療施設の都合でしかたなく療養の場を移行するような状況では，症状マネジメントに対する意欲や自信が揺らぐこともある。

　③症状　症状の発症時期，強さ，苦痛の度合い，質，併存性（同時にいくつかの症状がある場合）などにより，患者がいだく不安や脅威の程度は異なり，それに伴って患者の症状に対する対処（方略）も異なってくる。

　④症状マネジメントに対する自己効力感　症状マネジメントに対する自己効力感は，自身の能力の判断であり，認知的評価を介して形成される。患者は，まず，症状が自分にとって害や脅威になるかを判断し，ついで，症状をコントロールするためになにをすべきかを判断する。脅威や害が自分の手に負えないと判断した場合，その人は，症状に対処できるという確信・自信がもてなくなり，実行可能な行動の目標や方略を見いだすことがむずかしくなる。

　⑤症状マネジメントの実行　症状マネジメントの実行は，自己効力感を基盤として，患者が主体的に取り組む症状マネジメントの実践である。症状マネジメントを実施しているか否かよりも，どのように実行しているかに着目することが重要である。

　⑥実行の成果　実行の成果は，患者が症状マネジメントに取り組んだ結果，症状自体が改善すること，または症状に伴って生じていた機能障害や日常生活上の支障などが改善することをいう。また，実行には，機能的なものと認知的なものが含まれる。機能的なものには，身体活動，日常生活行動，社会的活動，仕事や家庭における役割遂行などがある。一方，認知的なものは，注意集中，思考，問題解決などの認知的活動をいう。

3 効果的な症状マネジメントを導く看護アプローチ

　効果的な症状マネジメントを導くためには，ここまで解説してきた症状の定義や特徴，ならびに症状マネジメントの基盤となる考え方を土台にした看護アプローチが必要となる。

　個別の症状体験に着目し，症状マネジメントに対する認識や行動を最大限

に発揮できるように自己効力感を高め，症状のコントロールと最善の成果を獲得できるように支援する。

1 症状に対する適切な共通認識を形成する

　支援にあたり，患者と医療チームの間で，症状に対するとらえ方やアプローチの方向性について共通理解を得ておくことが必要である。先にも述べたように，症状マネジメントは，まず，患者の個別的・主観的体験としてとらえることが不可欠である（◐105ページ）。医療者が，たとえ1人でも「この人の痛みの訴えはおおげさだ」「検査値は正常だから，このような息苦しさがあるはずがない」など，バイアスのあるとらえ方をすると，医療チーム内で一貫して適切にアセスメントを進めることがむずかしくなる。患者も，症状について医療者に訴えても信じてもらえないのではないか，という不信をいだくかもしれない。「症状を管理していく主人公は患者自身であり，医療者に対してできる限り具体的に症状について表現してもらうことで適切な症状マネジメントができる」という認識を医療チーム内でもち，患者にも伝えて共有することが重要である。

● **症状と治療に対する適切な理解の促進**　患者と医療者の間で，症状の病態や治療について共通の認識をもつためには，知識の整理が不可欠である。原疾患と症状の関係性，発症のメカニズム，病態に基づく治療など，患者の症状に対する医学的な理解が進むように，簡潔に図表などを用いて説明する。また，症状に関連する要因についても病態に基づきながらわかりやすく説明する。

　たとえば，抗がん薬による末梢神経障害があり，四肢のしびれや痛みを感じている患者には，「末梢神経が四肢末端に網の目のようにあり，その細かい神経に抗がん薬の影響が出ているため，圧迫や摩擦などの刺激が皮膚の感覚受容器に信号を送り，痛みが脳に伝わります」「神経の経路には刺激を感じる感覚神経と，刺激に対応し脳からの指令に基づいてからだを動かす運動神経，そして内臓や血管などのはたらきをコントロールし体内の環境を整える自律神経があり，それぞれに刺激を受けます。知覚症状として痛みやしびれ，運動症状としてつまずきやすさや物のつかみにくさ，自律神経症状としてふらつきなど多様な症状が出ます」などと説明する。

2 症状に対する知覚や認知の表出を促す

　医療者は，決めつけたり，あせったりせずに，落ち着いた態度で接し，できる限り患者が自分の言葉で自由に症状体験を表現できるようにかかわる。そのうえで，症状と治療に対する適切な理解のもとに，その人が体験している症状について的確に表出できるように支援する。

　症状の種類や性質（たとえば，刺すような痛み，息が吐き出せない苦しさなど）のみならず，出現形態（いつ，どのように，どれぐらい，変化があるか，できごとや体調との関連など）をこまやかに確かめる。症状について表出された内容に対して確認や質問をし，より具体的に患者とともに理解していく。

その際，症状で苦しんできたことに対するねぎらいや共感を忘れてはならない。

　加えて，症状に伴って生じている生活上の支障について具体的にたずねる。たとえば，先にあげた末梢神経障害による手足のしびれや痛みを体験する患者は，手先を使う仕事に支障が出るだけでなく，たえまないしびれや痛みによるいらだちや気持ちの落ち込みを感じていることもある。また，そのために仕事をやめたり，家に閉じこもったりする場合もある。このように，症状に伴う生活上の支障については，身体的な反応，心理・社会的反応，行動的反応について幅広く把握する必要がある。

3　症状を的確に具体的に評価する

　症状の強さや性質を的確に表現することはたやすいことではない。患者が表現しやすいように，客観的指標におきかえてたずねることは有効である。たとえば，「現在の痛みは，最高の痛みを10としたとき，いくつくらいになりますか」と聞くなどである。視覚的評価スケール visual analog scale（VAS）❶やフェイススケール❷を用いてもよい。倦怠感など，全身の症状については，身体的，心理・社会的な側面から性質や程度をたずねるスケールは患者にとってより的確に表現できるツールになる。

4　自己モニタリングを促す

　症状は主観的な体験であるが，その体験を自身でできる限り客観的にとらえることは，症状を管理していくうえで重要となる。先に述べたスケールを用いてグラフや表に記載することで，日内あるいは日ごとの痛みの程度や性質を的確に把握でき，他者に対しても表現しやすくなる。あわせて症状の観察を行い，どのような徴候が生じているかについて確認する。

　たとえば，関節リウマチ❸患者では，手指関節の痛みとともに，手指関節の腫 脹 の程度や，関節可動域の変化などの徴候を観察して記録する。また，症状・徴候に加えて，日常生活動作の不ぐあいや気持ちの変化などをメモとして記載することで，症状の背景にある要因や症状管理の評価などを検討することにつなげていく。

5　症状マネジメントに対する専門的な技術・行動を修得する

　これまで解説した看護アプローチにより，自身の症状に対する知識を深め，知覚や認識を明確化することで，症状マネジメントをより効果的に行うためのセルフケアの基盤が整う。ついで，患者が，症状マネジメントの技術・行動を修得し，症状のない，あるいは症状を緩和した生活に変化できるようにセルフケア教育を行う。ここでは痛みを例に解説する。

　痛みの閾値❹を上げる要因には，効果的な治療のほか，睡眠，休憩，周囲の人々の共感・理解，人とのふれ合い，気晴らし，ここちよい環境などがあり，これらの要因を患者が自身の生活のなかから見いだし，痛みのコント

NOTE

❶視覚的評価スケール
　痛みの強さをできる限り客観的に評価するための方法。10 cmほどの線を引き，左端を痛みなし，右端を最悪の痛みとして患者が感じている痛みの程度を記入させる。

❷フェイススケール
　VASと同じく，痛みを評価するための方法。痛みによる苦悶の程度を段階的にあらわした顔を描いて，患者が感じている痛みに近い顔を示してもらう。

❸関節リウマチ
　全身の関節に疼痛とはれを呈する原因不明の自己免疫疾患。治療は薬物療法が主体で，疼痛の緩和と，関節破壊を防止して日常生活に復帰できることが目標となる。

NOTE

❹閾値
　感覚や反応を引きおこすのに必要な，最小の刺激の強さ。

ロールに活用できるように導く。たとえば，効果的なコミュニケーションや，マッサージ，ポジショニング(体位調整)などのセルフケアを提案・指導する。

●**コミュニケーション**　痛みの体験を1人でかかえ込むと，孤独感に陥り痛みが増強しやすい。そのため，痛みについて，医療者を含む他者と効果的なコミュニケーションをとることが重要となる。痛みについてありのままを言葉にして表現することを推奨する。

●**マッサージ**　マッサージは，関節可動域の改善，筋肉の緊張緩和，血行やリンパの流れの改善，リラクセーションといった効果があり，痛みの減弱が望める。炎症のある部位への実施は不適切であるため，病状に考慮しつつ実施することがすすめられる。患者自身や家族に対しては，適度の圧や適切な部位など具体的な方法を指導する。

●**ポジショニング**　適切なポジショニングは，循環や知覚・認知を刺激し，安楽を与え，痛みを減弱する効果が望める。好みの体位を患者や家族とともに把握し，クッション・枕・バスタオル・スポンジなどを使用し，痛みをやわらげる体位を調整する。

●**鎮痛薬**　コミュニケーション，マッサージ，ポジショニングのほか，鎮痛薬の服用時間と効果持続時間をモニタリングして適切な服用時間を検討したり，痛みが増強する行動を評価してその行動の前に鎮痛薬を服用したりするなど，効果的な鎮痛薬のセルフマネジメント行動を導くことも有効である。

　これらのセルフケア行動の形成のためには，医療者とともに手技のリハーサルを行い，事例を用いて自身の生活改善案を計画するなど，自己効力感を高める工夫が求められる。

6 適切な自己効力感を促進する

　症状マネジメントを促進するためには，適切な自己効力感をもつ必要がある。患者の自己効力感がどの程度あるのかを確認するには，たとえば，「この症状は，どの程度自分で対処できると予測されるか?」「他者になんらかの支援を得る必要があるか?」などと質問するとよい。患者が，自身の症状について，重篤な疾病によるものと考えていたり，病状の悪化によるものととらえていたりする場合，自己効力感がもてなくなり，症状がそれ以上増強しないように，症状に対するみずからの実践を控えてしまうことがある。医療者は，患者に対して目標到達のための自分の能力について肯定的なとらえ方ができるよう，実際の症状をモニタリングし，現実的な判断ができるように支援する必要がある。

　また，症状マネジメントに対する自己効力感と実際の能力の間にギャップがある場合もある。たとえば，症状マネジメントに対する情報提供が不十分であったり，かたよっていたりしている場合や，症状マネジメントの取り組みに対して医療者から適切なフィードバックや評価が得られない場合には，自分の能力を低く見積もったり，過剰に見積ったりすることがある。

　適切な自己効力感をもつためには，情報や知識を提供し，症状マネジメントに対する現実的なリソース(資源)や方法を想定できるように支援すること

が必要である。そうすることで，症状マネジメントを実践する力を高めることができる。また，実践の成果を得ることで自己効力感を持続的に高めることが可能となる。

7 自己評価や自己強化を促す

　セルフケア行動を継続していくためには，患者が自分自身の行動について**自己評価**を行い，行動を継続してくための動機や意欲を自身で促す**自己強化**が必要である。そのためには，症状マネジメントに対する明確な目標をもたなくてはならない。痛みで家事や仕事に支障をきたしている場合は，それができるようになること，あるいは趣味や習慣の再開などを目標にするなど，痛みがやわらいだ状態や生活を具体的に想定し，それを目標としてセルフケア行動が続けられるように支援する。

　自己評価と自己強化は，医療者とのよりよいパートナーシップのもとに形成される。自己モニタリングの結果を，医療者とともに評価し，自身の現状を把握することで自身の行動への認識が容易となり，課題や改善点の評価につながる。また，医療者からの助言により，改善すべき点を見いだすこともできる。自分自身でよい点を見いだすことや，医療者からの励ましや称賛は行動の強化 reinforcement につながる。

　症状マネジメントは，患者中心のアプローチであり，患者と医療者はパートナーシップに基づき，患者と医療者間で互いの知識や経験を共有し，症状緩和の成果を目ざして生産的にかかわっていくことが必要である。

C 健康問題をもつ大人と看護師の人間関係

　人生の歩みを続けている大人が，病や障害といった人生の重大なできごとに直面するとき，それまでの生き方や人生を揺るがされる場合がある。看護師は，その人がそのできごとについて自分自身で意味を見いだし，自分の人生のなかに取り込み，成長や自己実現の機会とする過程に，援助者としてかかわる。こうした看護は，健康問題をもつ大人と，それを援助する看護師の間で築かれる人間関係を介して提供される。

　ここでは，看護実践の最も重要な基盤となる，患者と看護師の人間関係について学ぶ。

1 医療における人間関係

　医療は，患者と医師，患者と看護師，患者と家族，家族と医療者，医療者どうしなどの人間関係のなかで行われるものであり，医療者はつねに人間関係に配慮しながら日々の実践を行っている。その配慮の基盤となるのは，信頼関係，コミュニケーション，異なる価値観の尊重である。

●**患者と医療者との信頼関係**　医療における人間関係で重要なのは，患者

と医療者との**信頼関係**である。患者が自分自身を1人のかけがえのない存在ととらえ，医療者が1人の人として患者と接する関係性のなかでこそ，患者は病を癒されたり，あるいは避けられない死と対峙することができるのではないだろうか。そのためには，患者が医療者からの一方的な意見や指示を聞くのではなく，自分の考えや思いを伝え，医療者とともに治療法の選択や見通し，治療への取り組みについて考えることができるような信頼関係を築いていかなければならない。

● **コミュニケーション**　人間関係は，**コミュニケーション**を介して築かれる。コミュニケーションには，伝達・通信・文通・連絡・交通という意味がある。人間関係におけるコミュニケーションとは，それぞれ異なる立場にある人が考え，思うといった主観的な現象を，言語的・非言語的な記号や象徴（シンボル symbol）を用いて相互に伝達・やりとりすることを意味している。

　コミュニケーションのむずかしさは，人間どうしが交わすシンボルには，言語に含まれる意味のほかに，言外の意味が付与されることにある。たとえば，言葉では「わかりました」と述べたとしても，その人の表情や身振り，言葉の微妙なニュアンスからは怒りや納得していない様子などが伝わってくることがある。医療者が患者からのシンボルを受けとる際には，言語・非言語を問わずあらゆる表現を五感を駆使して受けとる必要がある。また，看護師が患者のメッセージを正しく受けとめるためには，そのメッセージを受けた看護師自身の気持ちや考えに敏感でなければならない。

● **異なる価値観の尊重**　患者との人間関係を築いていくうえで，互いを異なる考え方や価値観をもった大人として認め合うことが必要となる。関係とはそもそも，2つ以上の「異なる」ものの「あいだ」に，相互に「つながり」や「共通性」があることを意味している。つまり，人間関係の成立のためには，「つながり」や「共通性」とともに，「違い」や「あいだ」の存在を認識する必要がある。

　医療者が患者との間に信頼関係を築いていくためには，個別の体験をしている患者の考え・思い・価値観に十分に配慮して，受けとめていくことが必要である。独自の考えや価値観をもつ存在として意思が尊重されるなかで，患者は遠慮をなくし，本当に望む自分本来のあり方を問うことができるだろう。このような関係性のなかで，互いに相手に対する信頼が生まれてくる。

2 患者と看護師の人間関係

1 人間関係にかかわる基本的な要素

● **目標・関心事の共有**　人間関係が成立し，継続するためには，その当事者間で，目標や関心事，大切にしたいことが認識され，共有される必要がある。患者と看護師の間で共有される関心事は，患者の健康に関連することであり，患者が可能な限り高いレベルの健康を獲得・維持・達成することに目標がおかれる。

　目標の内容や性質は，患者の健康上のニード・問題認識によってかわり，患者との継続的なかかわり合いのなかで徐々に見いだされることも多い。また，時間の経過とともに目標が変化することもある。患者とともにあせらずに目標を見つけだしたり，問い直したりすることも大切である。

●**状況・場所・時間**　患者と看護師の人間関係は，ある状況や場所，時間のなかで築かれる。糖尿病患者であれば，外来で，糖尿病専門の看護師と，良好な血糖コントロールを目ざしたセルフケアの促進を目標に，相談やセルフケアを獲得する。またその関係は，その後のフォローアップのために長期間にわたり維持されていく。手術を受ける患者の場合は，手術前の看護を援助する看護師と，手術後の看護を受け持つ看護師は異なる場合が多い。看護師は，自分が，どれくらいの期間，どのような役割を担いながら患者の目標にかかわっていくのかを，時機を見はからって患者に説明する必要がある。

●**看護行為**　患者と看護師の人間関係は，看護行為を通してなりたつともいえる。援助者として行うすべての行為はコミュニケーションを介して行われ，さまざまなメッセージが患者に伝わる。忙しく緊迫した医療場面において，患者の声に耳を傾ける看護師のまな差しや，検査や処置で緊張している患者へのあたたかなタッチや言葉かけは，大きな安心や信頼を含んだメッセージとして患者に伝わるかもしれない。

　一方で，相手を口やかましい手のかかる患者と感じ，「またいつもと同じことを言っている」という思いがあれば，それが言外のメッセージとして患者に伝わる場合もある。患者が「耳を傾けてもらえなかった」という思いをいだいていれば，その看護行為自体が配慮のないものと感じられ，「自分の思いを伝えてもしかたない」といった不満や不信にもつながる。

　人間関係においては，自分のよいところだけでなく，あまり自信のない面も含めた，ありのままの自己認識を迫られる。患者の考えや思いを受けとめるためには，患者とかかわっている際の自分の思いや考えにも敏感になっておくことが必要である。

●**基本的態度**　健康に対して不安や懸念をいだいている大人が，その人自身の考えや思い，生き方などを大切にしながら意思決定や取り組みを行えるよう，看護師は人間関係を築くうえでどのような基本的態度が必要とされるのであろうか。

　1つは，**対話**❶を大切にすることである。日常の医療は目まぐるしく，どの医療者も忙しく立ち働いている。患者との対話は多忙な医療現場で行われる。短い時間ではあっても，患者の「わかってほしい」という気持ちに耳を傾けることが対話の重要なカギとなる。検査や処置，看護内容について一方的に説明するのではなく，説明しつつその人の反応に心を寄せて気持ちをとらえていく。また，わかりたいという思いで相手の話に聞き入るのと，次のことに思いが移っているなかで話を聞くのでは，まったく伝え合うことが違ってくる。

　こうした対話のために求められるのは**共感**である。共感とは，相手のなかに自分の心を移し入れて相手の感情・気持ち・悩みなどをその人の身になっ

NOTE

❶**対話**
　コミュニケーションのなかで，互いが経験している意味について，共有したり，その違いを見いだしたりすること。

て感じることである。人は，怒りや恐怖，苦しみといった感情を感じとりわかってくれようとする人に出会うことで，安心感や満たされた思いをもつ。自分が大切に思われ理解されているという体験は，自己を価値ある存在として感じることにつながる。

　ただし，看護師に求められる共感的態度とは，患者の思いに安易に同情やあわれみを寄せることではない。相手の感情に巻き込まれて自分を見失うことがないよう，相手の感情の変化に伴って揺れ動いている自分自身の気持ちにも目を向けながら共感的態度を養っていくことが求められる。

　もう1つは，肯定的な配慮で患者を受けとめることである。一方的にやるべきことを押しつけたり，考えを否定するようなかかわりは，知らず知らずのうちに患者の自尊心を傷つけ，やる気や意思をなえさせるかもしれない。

　看護師には，あたたかい気持ちをもってその人が固有の価値観をもつ主体であるとみなす，すなわち他者を認め，尊重することが求められる。そのためには，相手の身になって感じる感受性や，相手が必要としているものを把握し，配慮したりする能力が必要とされる。

2 患者―看護師関係の構築・発展のプロセス

　次に，患者と看護師の人間関係を，互いの信頼を深め関係を発展させていくプロセスからとらえ，①関係確立の段階，②関係発展の段階，③関係終結の段階にそって，それぞれの特徴と看護のはたらきかけについて考えていく。

◆ 関係確立の段階

　関係確立の段階は，看護師と患者が互いに知り合おうとすることから始まり，双方が関係の合意を受け入れるまで続く。この段階では，関係の基本的要素，すなわち健康上のニードや問題が明らかにされ，看護師と患者がともに目ざす目標が設定され，関係の持続期間・条件などが明確になる。

●**不安・緊張の緩和**　看護師と患者がかかわり合いをもちはじめるとき，患者は多くの場合，看護師は自分に対してどのような立場にあり，どのような役割を果たしてくれるのか，同時に自分が看護師に対してどのような立場で，どのような対応をしたらよいのかを心配する。さらに患者が自分に自信をなくしていたり，医療者への遠慮がある場合は，援助を受けることをためらう場合もある。また，患者が自分自身の感情や問題に直面することに不安やおそれをいだいていると，看護師のかかわりに緊張や抵抗をあらわすこともある。

　患者は，病という抵抗しがたい事態に直面し，また心身の苦痛と療養生活という環境の変化を体験したことで，傷つきやすくなっており，不安や脅威から身をまもりたいと感じている。そのため，自己中心的あるいは依存的な態度をとったりするかもしれない。したがって，この段階では，まず患者の緊張や不安をやわらげるはたらきかけが重要である。

　看護師は，患者とともに過ごす時間をじっくりもつとともに，患者の言動や態度の変化を敏感に察知し，こまやかな関心を示したり，誠実に対応する

ことが必要である。そうすることで，患者は看護師が自分を支え，関心を向けてくれる人であると思いはじめ，やがて看護師に対する緊張感がやわらぎ，安心感をいだきはじめる。また，看護師の手や言葉を通してのあたたかいケアのなかで，看護師と患者の情緒的なつながり（**アタッチメント** attachment）がはかられ，両者の関係性に緊張のない交流をもたらすことにつながる。

● **尊重・受容**　患者は，看護師に対して安心感をいだき，自分を支えてくれる人であるとみなすようになると，徐々に看護師に自分の感情やニードをあらわしはじめる。この時期には，看護師は患者の感情やニードがどのようなものであっても，批判的な態度をとらず，ひとりの価値ある人として患者を受けとめることが必要である。そのことによって，患者は看護師から認められ，あたたかく受け入れられていることを感じとり，看護師に信頼感をいだきはじめる。

　この時期には，ときに患者の行動に対して，看護師にとまどいや理解しがたいという気持ちが生じ，どうしたらよいかわからなくなることがある。看護師によっては患者を避けたり，あるいはやみくもに感情移入するということもある。その結果，互いの感情にくい違いが生じ，新たな問題を生む場合がある。このような状況が生じた場合は，自分の視点が1つの側面に固定化していないかどうか問題のとらえ直しをしたり，自分以外の看護師に気持ちを打ち明け相談をしてみるなどして，なんらかの問題解決の手がかりを得ることが重要となる。

● **問題と目標の明確化**　看護師から受け入れられ，尊重されていると感じると，患者は自分の直面している問題に関心をもちはじめる。看護師は，このように患者が自分のかかえている問題に関心を寄せ，どのような問題であるかを明らかにすることができるように援助しなければならない。

　そのためには，看護師は患者が必要とする情報を正確に与えるとともに，患者自身が自分の状況をどのようにとらえ，どのようなニードをもっているかなどについて，情報を収集する必要がある。情報の提供は看護師からの一方的なものにならないよう，患者の反応を十分に観察しながら，わかりやすく伝えていくことが重要である。看護師は，情報の提供や収集を通して，患者が自分の問題をどのように認知し，受けとめているかを明らかにしていく。そして，患者とともにその問題解決のための目標を明確にし，また目標を達成するためのおおよその期間や互いの役割について話し合い，ともに目標に向かって協力していくことを患者に伝えていく。

● **留意点**　この段階で看護師は，患者との関係の成立を早急に望むあまり，しばしば患者のニードや問題を先走って考えたり，看護師が期待する目標を理解してもらおうとあせり，型どおりの対応をしたりすることがある。このような場合，看護師の考えと患者自身のニードや問題との間にズレが生じてしまうことがある。看護師は関係の成立にあたって，このような自分自身の緊張やあせりに気づき，それらにうまく対処して患者を受けとめることができるよう，気持ちのゆとりをもつことが大切である。

◆ 関係発展の段階

　目標を共有した看護師と患者は，その目標達成に向かって具体的な行動をおこしはじめ，互いの信頼を深めていく。この段階で患者は，健康上の問題に立ち向かっていくうえでの緊張や不安をやわらげるために，看護師に保証や支持を求めることがある。患者が状況を理解し，目標達成への具体的な取り組みができるよう，不安をやわらげたり，現実認知を促したりする必要がある。

● **問題解決の方法をともに考える**　患者は，看護師からの励ましや支持を受けながら，自分自身の問題を現実的に受けとめつつ解決のために多くの困難に立ち向かいはじめる。看護師は，問題解決に向けた具体的な解決方法を患者とともに考えていく。

　患者は，過去の経験のなかで築かれた習慣や考えをもっている。そのため，それまで自分が用いてきたやり方に従って問題解決をはかろうとする。看護師は患者とともに，それまでの知識や経験から問題解決に関連することがらを見つけだし，それらがいかせるような方法を考えていかなければならない。同時に，それとは異なるさまざまな方法があることも説明し，患者がそれらを試みることができるように，適切な情報を提供したり，行動変容のために必要な技術をわかりやすく指導することも必要である。

● **不安をやわらげる**　不安や緊張が強く，依存的な態度がみえる患者には，目標達成のために必要なことであるかどうかを十分に考慮したうえで，適切に患者のニードを充足していくことが必要となる。

　患者が自分自身の現状を見つめて，問題解決のためにさまざまな方向性をさぐることができるように，患者の不安やおそれを理解し，励ましたり，支えたりする。

● **新しい行動の試みを支える**　問題解決のために具体的な方法を試みるなかで，患者は問題解決の困難さをあらためて実感し，不安や自信のなさを感じることがある。看護師は，患者がそのために新しい行動をとることをためらわないよう，また失敗した場合にも，挫折感や自己嫌悪に陥らないように励まし支えることが重要である。このような場合，看護師は患者を一方的に評価するのではなく，患者とともに，なぜそうなったのかを話し合って確かめていく。

● **看護師の感情の変化**　患者とのかかわりが深まり，親密性が増してくると，看護師にはときとして患者への感情移入がおこり，患者のさまざまな感情に巻き込まれやすくなる。患者の感情に巻き込まれ，看護師自身が情緒的に不安定になってしまうと，患者の感情を客観的に受けとめたり，適切な支えや指導を行うことがむずかしくなる場合がある。

　そのため看護師は，相手の感情に巻き込まれて自分を見失うことがないよう，患者とのかかわりのなかで生じる自分自身の気持ちにも目を向けていくことが求められる。

◆ 関係終結の段階

　患者が主体的に問題解決に立ち向かい目標を達成していくなかで，看護師に対するニードはしだいに減り，自分自身で健康問題に取り組み，解決への見通しをもって行動を継続していけるようになる。看護師は，このような患者の状況を把握し，患者が問題解決へ向けて主体的な行動をとっていく見通しを描くなかで，援助を終えるときがきたことを感じる。

●**ふり返り**　この時期に患者は，自立して本当にやっていけるのだろうか，家庭や職場に帰ったらどのような生活が送れるのだろうか，再び病状が悪化するのではないかなどのとまどいや不安をつのらせやすい。看護師はこうした患者の心情を率直に表出させ，それらをありのまま受けとめる必要がある。そして，これまでの関係を患者とともにふり返り，患者の歩みを確かめるなかで，患者自身が現実に立ち向かっていく力を身につけてきたことを実感できるようにする。

●**新しい課題への取り組みを促す**　看護師は関係の終結にあたって，患者が関係のなかで体験し学習してきたことを今後の生活にも適用し，健康レベルの向上を目ざして努力を続けられるよう援助しなければならない。そのためには，関係によって患者のどのような点が強まったかという肯定的要素を伝えるとともに，関係終結後にも引きつづき取り組むべき問題や，新しく立ち向かっていかなければならない課題について，患者と十分に話し合っておく必要がある。

　また，患者がこれから直面する新しい事態に対処していけるように，医療チームのほかのメンバーとの連絡をとって協力態勢を整えたり，患者がもつ力や条件を十分にいかし，積極的に社会資源を活用していくことができるように援助しなければならない。

　なお，いずれの段階にあっても，看護師は，患者のもつ力を最大限発揮できるように援助し，患者が主体的に問題解決に取り組むことができるように，支え励ましていくことが求められる。

D 人々の集団における調和や変化を促す看護アプローチ

　疾病構造の変化やそれに伴う医療の改革，その背後にある環境や社会情勢の目まぐるしい変化は，人々の健康に対する関心を高め，みずからの健康をまもりはぐくむことの重要性を突きつけている。たとえば，医療の発展により生存率が高まり，がんとともに生きる人々が増加しつつある現在，がん医療の場は入院から外来へと移行し，治療と生活の調整はまさに患者や家族にゆだねられてきている。がん患者が，がんとともにありながらも生活や人生を豊かに送っていけるかどうかは，がんとうまく付き合いながら生活する対

処能力をどれくらいもち合わせるかにかかってくる。

　同じ病気をもつ人々が集団(グループ)として集うことは，そこに参加する人々の対処能力を互いに引き出し合う機会となる。グループのなかで，自分たちの直面している課題や目標を明確化し，それを共有したり，協力関係を結んだり，分かち合うというつながりを体験することが対処能力を高める大きな牽引力となるのである。同じような体験を共有できる人々のなかで，孤独ではない自分の存在を感じることができれば，これから行う自分の選択や行動に主体的にかかわるエネルギーがわいてくるであろう。

　社会生活を営んでいる人々は，集団のなかで生きている。そして集団の影響を知らず知らずのうちに受けながら生活している。集団における調和や変化を促すような看護アプローチができれば，集団に属する個々人の生活の質の向上はもとより，集団やコミュニティを基盤とした健康づくりが進んでいくと考えられる。

1 集団(グループ)のもつ意味

● **集団の特性**　集団を対象とした看護を行っていくためには，まず個人を対象とした看護とは異なる，集団の特性を理解しなければならない。

　集団(グループ)とは，2人もしくは3人以上の個人の集まりで，なんらかの意味ある関係があり，相互作用し合い，互いの行動に影響し合う人々の集まりをいう(◉表3-5)。集団を構成するメンバーは，共通の目的をもち合わせ，またそれを認識している。そのため，メンバーがその集団から出ていったり，新しいメンバーが入ってきたりした場合でも，集団規範や規則はそのまま持続する。

● **集団力学(グループダイナミクス)**　このような集団の特性に関する理論的考え方と，それらを治療や援助のアプローチに適用する**集団力学** group dynamics(**グループダイナミクス**)という概念が，1940年代にアメリカにおいて生まれた。その背景には，①行動上あるいは心の問題をかかえる子どもたちの集団指導や遊びを教える運動チームの運営，子どもたちの行動(仲よしや反発，リーダーシップなど)に関する研究，小集団による活動に関する研究の積み重ね，②結核などの慢性病の患者に対する集団指導のためのグループ

◦表3-5　集団の特性

共同目的の追求	全員が一丸となって追求する目的がある。
相互作用	成員は相互にコミュニケーションを交わしている。
役割分化	集団成員間で地位や役割が分化してくる。
集団メンバーとしての自覚	自分たちを1つの集団だと認識している。
規則 rule	「するべき」「してはならない」決まりがある。
規範 norm	集団の規則の存在を認識し，受容し共有するとその規則は規範になる。

◉**表3-6　集団の凝集性を高める条件**

1. その集団において威信をもっていれば，あるいはもちうると思えば集団に対して一層魅力を感じる。
2. 集団内で重視されている人は，そのほかの人々よりもその集団に魅力を感じる傾向がある。
3. 協力的な人間関係は，競争的な人間関係よりも魅力的であることが多い。
4. 集団内の好意的な相互作用の頻度が高ければその集団に対して魅力が増大する傾向がある。
5. メンバーどうしに類似性があれば，凝集性を高める傾向がある。
6. 集団の社会的地位がほかの集団よりも高ければ集団の凝集性が高められる。
7. 集団が外部から攻撃を受けると，凝集性は増大する傾向がある。

（岡堂哲雄：集団力学入門. pp.46-48, 医学書院, 1974 を参考に作成）

カウンセリングの発展，③公教育における，社会生活への準備を目的とした集団学習・課外活動などの実践，といった状況があり，それらが互いに影響し合いながら学際的に発展してきた。

　集団力学は，集団において生じる力動的性質や，集団の発生・展開・消滅の過程について理解を深めること，また，集団における個人の人間関係やほかの集団との関係，さらには大きな制度的集団との相互関係についての知識を発展させることなどが目的とされている[1]。

●**集団の力動的性質**　集団の力動的性質の最大の特徴は，集団がメンバーをその集団にとどめようとはたらきかける力，すなわち集団凝集性である。これはメンバーをその集団にとどめようとする（魅了する）正の力と，ほかの集団に向けられる負の力の合成力をいう。凝集性の高まりは，メンバーシップの維持やメンバーに及ぼす集団の力の高まり，メンバーの個人的安定などにつながる（◉表3-6）。

　集団は，この凝集性を基盤として，ある特定の目標を達成する機能を有している。メンバーは，集団の目標を達成するために，①新しい考え・方向性を提案する，②情報を新たに探求する，③メンバー間で互いに意見を求め，考え・感情・価値観について聴く，④自分のもつ知識・情報・体験を伝え合う，⑤自分の考え・意見を言う，⑥発言内容やグループの流れを明確化する，⑦発言内容の関係を示したりいかしたりして，調整する，⑧内容をまとめたり，討議内容が実現可能かどうか検討する，などを行う。

●**集団の維持機能**　うまく機能している集団では，メンバーの行動や相互作用のあり方に一定の型がみとめられ，これらが，その集団を維持し，メンバーのつながりを強化するはたらき（維持機能）をもつ。たとえば，集団の規範に関連のある態度や行動を規定したり，メンバーが規範に同調する程度を監視する（◉表3-7）。

　集団がうまく機能するかどうかには，集団の大きさやメンバーの特性がかかわってくる。集団が大きくなればなるほど，メンバーの集団活動への参加度が低下し，メンバーが集団に魅力を感じなくなる。また，子どもの集団で

1）岡堂哲雄：集団力学入門. p.13, 医学書院, 1974.

◉表3-7　集団の維持機能

• あたたかみのある・親しみのある肯定的フィードバック(励ます)。
• グループの感情や反応を明示する。
• 緊張や葛藤をやわらげる(調和)。
• 葛藤を緩和するために相手に合わせる(妥協)。
• 皆がグループに参加できるようにする。
• グループ運営のための約束ごと，基準，制限を設ける。

(増野肇・中川賢幸ほか編：やさしい集団精神療法入門．pp.61-62，星和書店，1987による，一部改変)

◉表3-8　集団がうまく機能している徴候

• メンバーが集団の目的を知っている。
• 相互交流できる雰囲気ができている。
• 決定の手だてがわかっている。
• 1人ひとりがその人らしい参加ができる。
• 話し合いは相互交流的である。
• 互いにたすけたりたすけられたりする過程ができている。
• 集団としての成長過程がみとめられる。

(増野肇・中川賢幸ほか編：やさしい集団精神療法入門．pp.61-62，星和書店，1987による，一部改変)

は年齢が高くなるほどメンバーの参加度や凝集性は高まる傾向にあるが，大人の集団では，必ずしも年齢の高まりと集団参加度や社会的接触とは一致しない。一般的に，女性は男性に比べて集団規範に同調しやすい傾向がある。集団がうまく機能している場合には，◉表3-8のような徴候がみられることが多いとされる。

2　看護における集団へのアプローチの種類と目的

●**日常生活の場での集団へのアプローチ**　日常行われる看護は，多くの場合，看護師と患者との1対1の関係においてなされるが，集団へのアプローチも重要であり，日常的に取り組むことが求められている。看護師は，入院生活のなかで患者がほかの患者とともに語り・学び・支え合う機会を設けたり，地域で生活する人々が健康について考えたり語ったりする場や状況を設定したりしている。こうした日常生活の場での集団へのアプローチでは，個人差へ配慮すると同時に集団の調和を維持することが必要であり，その両者の間に葛藤がある場合は，適切に対処することが求められる。

●**意図的に設定した集団へのアプローチ**　一方，集団力動による看護介入を意図して，集団を設定し，集団の力を借りて行うケアがある。たとえばがん患者ががんとともに生きていくうえで生じる情緒的なストレスへの対処の仕方を同病者のなかで見いだしたり，病をもつ自分のありかたを見つめたり，他者とのつながりを見直したりすることなどを目的に，看護師が意図的に集団へのアプローチを行うこともある。集団におけるメンバーが直面している事態について，現実吟味の能力を維持したり，現実への関心を増して事態へ対処するための動機づけを促したり，互いの体験や気持ちを共有できるようにすることで情緒支援を行ったりする。

3　看護における集団へのアプローチの基本

　集団がうまく機能・維持されるよう，看護師は集団における相互作用についてよく観察し，相互作用をくずすことなく，適切なはたらきかけを行っていく必要がある（●表3-9）。

●**メンバーの出会いの場の設定**　メンバー間で意見交換を行える場を設定する。メンバーがみずから関心をもって話し合いや活動に参加できるよう，その集団を形成する目的，活動の大まかなプロセスや方法を簡潔に示す。すでに形成されている集団にアプローチする場合も，集団において取り組むべき課題について確認をする。メンバー間で，ここちよく意見交換や活動を行えるよう，場や環境の調整，状況設定を行う。あまり大きな集団になると意見を出せないメンバーが生じるため，その際は，グループ内にサブグループを形成することも検討しておく。騒音や人の出入りが多い環境では他者の意見が聞きとりにくかったり，注意力が散漫になる可能性があるので，話し合いの時間はできるだけ静かになる環境を選ぶ。メンバーがはじめて出会う場合は，必要に応じて，ネームカードや名簿などを用意する。

●**伴走者としての位置づけを示す**　集団はさまざまなメンバーからなる。患者のみの集団もあれば，患者・家族が混在した場合，あるいは病気をもっていない一般人，ボランティアの人々である場合もある。このような集団への支援を行う看護師は，まず，参加メンバーに対し，自分はどのような立場でかかわっているのか，どのような役割を担っていくのかについて，あらかじめ説明しておく必要がある。

●**目的と役割の明確化**　メンバー間で，互いに目ざす方向性や目的，それぞれの役割について話し合って決めることができるよう支援する。グループでの話し合いを始めるにあたり，看護師は，「私は，〜したい」「私は，〜できるといいけれど」「私の困っていることは，〜です」などの例をあげ，自分を主語にして，いつも通りに話をしていけばよいことを伝え，個々人の緊張をゆるめる。

　あわせて，グループ内でリーダーとして話し合いの司会や責任者になる人

●**表3-9　集団への効果的なはたらきかけ**
　　　（Demockerha, J., 1981）

・情報を提供すること
・情緒的なカタルシスを行うこと
・メンバーの知覚を共有すること
・恐れ，孤独，欲求不満の感情を共有すること
・対人的な交流をよくすること
・援助者の役割をとること
・新しい技術を学習し，復習すること
・模範的な役割を示すこと
・現実と対応できるように援助すること

（増野肇・中川賢幸ほか編：やさしい集団精神療法入門．pp.62-63，星和書店，1987による，一部改変）

を募る。押し付け合いがおきたり関心を示す人がいない場合，無理にリーダーを決めなくてもよい。グループでの話し合いや活動が進む過程で，自発的にリーダー役割をとる人が出てくる場合もある。再度，別の機会にリーダーを募るのもよい。

　大切なのは，メンバーが皆他者の意見や活動に関心を示し合うことである。グループ内において，メンバー間で大切にしていきたいことを掲げるのも効果的である。たとえば，「人の話に耳を傾ける」「話し合いの時間をひとり占めしない」「わからないことは率直にたずねよう」「一緒に考えよう」「時間や順番をまもろう」などがあげられる。

● **相互作用の促進**　集団において，問題への建設的な対処法や問題解決に向けた相互作用が生じるためには，まず，多様な意見が自由闊達(かったつ)に交換される必要がある。そのために重要なのは，医療従事者あるいは声の大きい(主張の強い)特定の人の意見が一方的に提案され，それをほかのメンバーが受身的に承認する，といった一方向性の相互作用に終わらないように援助することである。話し合いが膠着(こうちゃく)したり，方向性を見失ったりしたとき，看護師はそれまでの話し合いの経過を整理したり，発想転換できる話題提供などを行う。

　集団が合意できる具体案や解決策にたどりつくことが望ましいが，問題によっては解決することが困難な場合もある。しかし，個人にとって解決しがたい問題がグループ内での共通の問題として認識され，その解決法について意見交換がなされることで，自分自身が設定していた目標が現実離れしていることに気がついて，目標自体を塗りかえていくことがあるかもしれない。また，自分を含めた多くの人がすぐには解決できない問題であると認め合うことで安心感を得たり，無理せずに異なる対処法を見いだすかもしれない。

　集団に対する援助では，このように，他者との相互作用の過程で自己の目標や対処法が変化し，新たな目標や活動の方向性が生み出されていくよう促すことが重要である。

E　チームアプローチ

　チームとは，ある共通の目的や使命をもち，それを実現するためのビジョンや計画を共有し，そのための活動を行う集団といえる。医療者は多くの場合，チームとして機能する。チームは1つの専門職者で組織されることもあれば，数種の専門職者でつくられることもある。

　病棟においては，看護職がチームを編成し，熟練看護師をリーダーとして質の高い看護実践を提供する**チームナーシング**が行われている。また，手術室・集中治療室・救命救急部門・リハビリテーション部門などでは専門医・看護師・理学療法士・臨床工学技士などの専門職者が学際的チームを組んで治療やケアにあたっている。病院内を縦断するチームには，**緩和ケアチーム**（●286ページ）や**栄養サポートチーム** nutrition support team（**NST**）❶などがある。

□NOTE
❶栄養サポートチーム
　個々の患者や各疾患の病態に応じて，適切な栄養状態のアセスメントや栄養投与などを実施するためのチーム。医師，看護師，管理栄養士，臨床薬剤師，理学療法士，臨床検査技師などによって構成される。

● **チームアプローチの目的**　こうしたチームが目ざすところは，チームの中心に位置づけられる患者や家族にとって最良の健康状態や生活の質が得られるように，チームの一員である専門職者がそれぞれの専門性を発揮し，協働することである。このようなチームの強みをいかして支援する方法を**チームアプローチ**という。看護師は，チームの一員あるいはチームのリーダーとして，看護専門職者としての役割や責任を果たす必要がある。また，それぞれの専門職者と協働をしながら，患者・家族の QOL の向上を目ざした包括的な治療，ケアを進めていかなければならない。

1　チームアプローチの種類

医療におけるチームは，その性質から大きく次の２つに分けることができる。

（1）一方向の指示系統によるチーム：1 人の専門職者の権限と責任のもとに，限定された権限をもつほかの専門職者が指示や指導を行う。たとえば，医師の指示や指導のもとに組織的に診療行為を行う場合は，責任者となる指導医のもとに，医師・研修医・看護師・薬剤師などが一方向の指示系統によるチームを組織し，的確で安全な診療を実施する（▶図 3-7-a）。
（2）患者中心の円環型チーム：患者を中心に，異なる専門職者が同等の立場からそれぞれの専門性を発揮し，専門的な意見交換とコンセンサスに基づき，協働し，患者の満足度と QOL の向上を目ざす（▶図 3-7-b）。

一方向の指示系統によるチームは階層的な役割があり，重要な選択や決断は，権限をもち指示を出す者が行う。ほかの者は，その決断に基づいた情報伝達や指示に従い活動し，その結果を報告する。したがって，このようなチームでは，メンバーが自律した役割を発揮し，意見交換により協働していく気運は生まれがたい。医療技術の進歩に伴う治療の多様化や，社会的情勢の変化に伴い複雑化する患者・家族の問題から考えると，今日求められているのは円環型チームによるチームアプローチといえよう。以下では，主として円環型チームに焦点をあてたチームアプローチについて述べる。

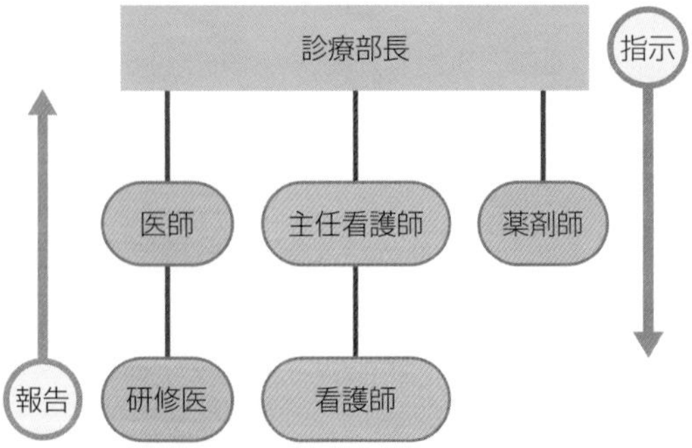

a. 一方向の指示系統によるチームの例

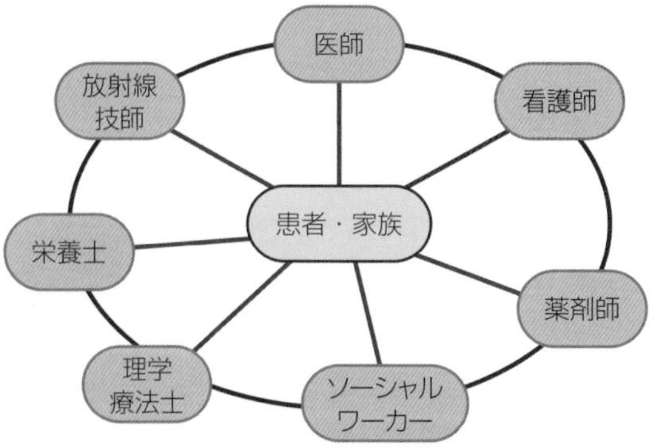

b. 円環型チームの例

▶図 3-7　医療チームの例

2 チームアプローチの要素と機能

　チームアプローチの要素としては，①チームメンバーの組織化，②チームで共有すべきビジョンや目標の明確化，③チームとして機能するためのシステムづくり，④連携，協働，パートナーシップ，調整などによる実践，⑤チームアプローチの評価，をあげることができる。

　チームで共有するゴールは，意見交換によりメンバー間でコンセンサス（合意）を得たうえで，具体的にわかりやすく示すことが望ましい（◐表3-10）。

● **組織化**　チームメンバーは，患者の課題解決に必要な専門的能力をもつ専門職者によって組織化される。たとえば，緩和ケアチームでは，がん性疼痛の診断・治療計画に責任をもつ緩和ケア専門医，疼痛管理の薬理作用や副作用対策を専門とする薬剤師，全人的苦痛（◐289ページ）を緩和して充実した日常生活を支援する看護師，精神的苦悩に対して精神腫瘍学❶（サイコオンコロジー）の立場からアプローチする精神科医などが含まれる。

● **ビジョンや目標の明確化**　患者や家族にとってなにが問題か，その解決に向けてどのような治療やケアを目ざすべきか，そのためにチームとしてどのように活動を進めていくべきかを話し合い，共有すべきビジョンや目標を明確化する。たとえば，トータルケアにより全人的苦痛が緩和され，患者・家族が尊厳と希望に支えられた日々を送ることができる，といったものである。

● **システムづくり**　専門職者は，通常はそれぞれ異なる時間や状況で日常の診療やケアを行っている。目標の達成のためには役割分担の明確化が必要であり，チームでそれぞれの役割や責任の範囲について話し合いがされる。また，情報共有のためのシステムづくり（診療録の共有化，カンファレンスの設定など）が必要となる。

● **実践**　治療の選択，病状の変化への対応など，患者や家族が困難や課題に直面している場合，チームメンバーの誰かがその問題をとらえ，システムを介して情報を共有する。そして意見交換により解決策を導き出し，協働して最も効果的な対策を講じる。このような連携や協働を進めるには時宜を得た良好なコミュニケーションが必須である。チームメンバーどうしのコミュニケーションは，意見のくい違いや誤解，時間や労力の浪費を防ぎ，患者の

NOTE

❶精神腫瘍学

　1977年に，米国のがん専門病院であるメモリアルスローンケタリングがんセンターにおいて始まった，がん患者の精神的ニーズに対応するための学問領域である。がんが患者・家族に与える精神的影響やその対応，または精神的な状態ががんにどのような影響を与えるかなどについて追究する。身体医学・精神医学だけでなく，看護学や心理学・社会学など多くの専門分野が関連する。

◐**表3-10　チームにおけるゴールの設定**

患者・家族の個別的な健康課題に関するゴールを下記の問いに基づき設定する。
- どのようなチームメンバーが含まれるか。
- チームはなにを行うのか。
- いつ，どのように活動するのか。
- どのように情報共有や意見交換を行うのか。
- チームのゴールについての根拠は明確であるか。
- ゴールは評価できるものか。どのように，いつ，なにを達成できるのか。
- ゴールは現実的で達成できるものか。

病状や治療，直面している課題について理解を深めることが可能となる。

●**評価**　チームアプローチにより，実際に患者・家族の困難や課題がどのように変化し，目ざすべき方向に向かっているか，最終的にどのような成果が得られたかについて，協働しながら折々に評価をしていく必要がある。そのために，カンファレンスや共有記録の活用が有効である。

3 患者中心のチームアプローチと看護師の役割

1 患者・家族の理解や受けとめを促進する

　患者や家族は，さまざまな専門職者からサポートを得られる立場にある。しかし多様な専門職者が自分にどのような治療や援助を行ってくれるのか十分に理解できていなかったり，あるいはわかっていてもどのように接点をもち，自分の健康状態の改善に向けて協働していけるのかについて，とまどいや，遠慮を感じていることがある。チームアプローチの中心に位置する患者・家族が，その医療チームのメンバーや組織について理解し，必要なときに適切な専門職者と接点をもつことができるよう，チームについて説明する必要がある。

●**看護師の役割**　チームメンバーの役割や具体的な連携の例を示し，チームメンバー間で治療の方向性や直面している問題の解決策などが話し合われることを説明する。多くの場合，患者・家族は，主治医に対する信頼や尊敬の念が強く，主治医から説明を受けなければ懸念や心配をつのらせることもある。各専門職者の専門能力と役割分担，連携や協働についてわかりやすい図や説明文を示すことは，患者のチームアプローチへの理解促進につながる。また，専門職者を活用するために，どのように連絡をとるのか，どのように質問や意見交換をすればよいかなどについて，具体例をあげてわかりやすく説明する。がん医療におけるチームアプローチを患者・家族に説明するときの例を次に示す。

> **がん医療におけるチームアプローチの説明文の例**
>
> 　がん医療の進歩は目ざましく，治療効果を高める新しい療法が次々に生まれています。自分の病状に合わせ，いくつかの治療法のなかから自分にとって納得できる方向性を選ぶためには，さまざまな専門職のサポートを結集することが必要です。そのために，チーム医療が進められています。
>
> 　チームは，皆様を中心として，乳腺外科医，腫瘍内科医，放射線科医，病理医，看護師（外来，点滴センター，病棟），薬剤師などで構成されています。チームのメンバーは，皆様の医療情報や皆様がかかえている不安や心配を共有し，そのなかで皆様にとってどのような治療法やケアが適切なのか，治療に伴う副作用がどのように軽減できるのか，治療を受けながらよりよい日常生活が送れるのかなどを検討しています。つまり，このチームのミッションは，患者中心のチーム医療を推し進めることにあります。

2 情報共有と意見交換

● **医療者間での情報交換**　チームアプローチの阻害要因として，医療者間で最も多くみられる問題は，情報共有と意見交換が円滑に進まないことである。その背景には，医療システムの複雑性や煩雑（はんざつ）さがある。忙しい日常診療のなかでは，医療者が一堂に会して意見交換を行う時間や場所を調整することはむずかしい。また，診療録を用い，時間軸にそって情報共有，意見交換するためには，記録様式や情報交換の方法を検討しなければならない。情報共有のためには，多職種者が共通して使用するカンファレンスシートや患者受け持ちサマリーなどを用いることもよいだろう。

● **医療者・患者間での情報交換**　医療者と患者との間で情報共有や意見交換をするための工夫も必要である。医師による病状説明やインフォームドコンセントに関しては，医師が記載した説明内容の写しが患者や家族に手渡されることも多い。看護師は，記載の内容を患者や家族が理解し，納得しているかなどについて把握する必要がある。

3 チームにおける目標と計画の共有

　患者や家族が直面している課題を明確化し，その解決のための糸口を見いだすためには，チームメンバーが直接意見交換を行い，目標と具体的な活動計画を共有する必要がある。そのためには，多職種による**カンファレンス**の開催が望まれる。カンファレンスでは，メンバーの信頼関係に基づいた対等でオープンな話し合いが求められる。

● **看護師の役割**　看護師は，患者や家族のニーズや課題を系統的に簡潔に説明できるよう準備をしておく必要がある。専門用語はどの職種にも理解できるものを精選して用いる。カンファレンスの過程では，有効な意見交換ができているか否かを把握しておく。たとえば，意見交換が分析的であり，多様性・優先性・緊急性を考慮して進められているか，患者の状態に関して共通理解ができているか，メンバー間で情報の共有・浸透がなされているか，治療計画の選択がはかられているか，共同活動に関する計画について合意形成ができているか，そのために関係調整が進められているか，などを検討する。

4 チームアプローチにおける看護師の役割

　看護師は，患者・家族のニーズを把握し，チーム全体がそれらを認識，理解できるよう橋渡しをする役割を担っている。ときには，患者や家族がほかの専門職者と相談をする機会を調整したり，代弁者や擁護者として患者がなかなか言い出せないことなどを医療者にうまく伝えることも必要である。看護師は，チームアプローチのゴールに向けて，専門職者間で有用な情報が共有され，また，患者が専門職者の役割を理解し，適宜に彼らとよい関係性を結び，直面している問題の解決やニーズの充足に向かっているかを評価していく必要がある。

F 看護におけるマネジメント

　大人のよりよい健康状態をまもりはぐくむために看護に求められているのは，その人の生活や人生を十分に視野に入れ，個別の要請やニードに対し，活用できる資源を有効に動員し対応できるよう，柔軟に組織的に連携・調整をはかっていくことである。多様な要請やニードを充足するために，それらに焦点を合わせた目標・計画・戦略をたて，組織的に連携・調整をはかりながら目標を実現していくはたらきかけが必要であり，これは**マネジメント** management としてとらえることができる。

● **マネジメントの概念と看護**　マネジメントとは，主として企業や組織において用いられてきた概念であり，効率的で効果的な機能を維持・評価・改善して，サービスや製品の質を保証し，業績を高めていくことを意味している。

　看護は，対象者の多様な健康上の要請やニードに対して，質の高い看護を提供しなければならない。そのために，看護師個々人の実践能力を高めることはもちろん，目標達成に向けて，看護師間あるいはほかの専門職や関連職種・関連機関と組織的に連携や調整をはかり統合したサービスを効果的・効率的に提供すること，すなわちマネジメントが求められている。

　看護におけるマネジメントは，看護を提供するさまざまな場で行われる。健康上の問題をもつ人の QOL を高めるためには，保健・医療・福祉システムのそれぞれの機関が垣根をこえて柔軟に連携をはかり，統合したサービスやケアを提供する必要がある。これらの機関で働いているすべての看護師は，各機関あるいはほかの機関との間で，対象者の要請やニードに組織的に対応できるようマネジメントを行う役割を担っている。

1 看護の質の保証

● **サービスとしての看護**　看護は，人々のよりよい健康状態をまもりはぐくむことを目的として行われる。看護の**質の保証** quality assuarance は，人々の要請やニードに対応したサービスが適切に提供されているかどうか，その結果として対象者の健康状態が維持・改善されているかどうかをつねに吟味しながら，ケアをよりよいものに改善していく継続的な活動である[1]。

　看護の質の保証については，看護が専門職によるサービスであるために，看護サービスの消費者にも看護の質が保証されたものとしてわかる明確な基準による評価が重要であるとの考えから，1970 年代にアメリカ看護師協会を中心に論議されはじめた。さらに 1980 年代には，アメリカでは経済の低迷からの脱却をはかるために，戦略的にサービスの質について考えていくことの必要性が広く論議され，サービス全般における質保証への組織的な取り

　1）岡谷恵子：看護ケアの質評価の日本的展開，インターナショナルナーシングレビュー 18(3)：6，1995.

組みが積極的に行われた。医療もその例外ではなかった。以後, 社会における医療経済の変化などの影響を受けながら, 専門職によるサービスを安いコストでかつ質の高いものとして提供されることが望まれている。

1 質の保証の基本

　看護ケアの質を保証する取り組みは, おおまかにいうと, ①基準を看護に導入する, ②行った看護ケアを基準に照らし合わせる, ③変化をもたらす行動をおこす, という基本的なプロセスにより行われる[1]。ここでいう基準とは, 看護の質を保証するために設定するものである。

● **看護ケアの質保証への組織的取り組みのあゆみ**　アメリカでは, 1973年にアメリカ看護師協会 American Nurses Association（ANA）が看護業務基準を作成している。さらには, 広くアメリカの医療施設を対象にした, 第三者評価によって医療における質保証を行う機関として, 1987年に医療機関認定合同委員会 Joint Commission on Accreditation of Healthcare Organization（JCAHO）が設立され, JCAHO による組織的な医療の質保証の一環として看護ケアの質が評価されている。

　わが国でも, JCAHO の活動にならうように, 1987年に厚生省（現厚生労働省）と日本医師会による病院機能評価研究会で,「病院機能評価表」が作成されたが, 病院全体で用いる100項目中, 看護ケアの評価項目はわずか2項目であった。その後, 日本看護協会により, 1985年に「病院看護機能評価」, 1993年に「新・病院看護機能評価」が作成された。これらには,「看護サービスの組織に関する機能」「看護職員の活用に関する機能」「患者やサービスに関する機能」「看護サービスの運営に関する機能」「看護サービスの質に関する機能」「患者個人への看護に関する機能」などの評価項目が含まれている。

　現在, 医療の質の保証および第三者評価は, 1995年に設立された公益財団法人日本医療機能評価機構が中心となり行われている。日本医療機能評価機構による従来の評価項目は, どのような機能・規模の病院でも対応できるよう, 関連すると考えられる項目をすべて盛り込んだ1種類の評価項目で審査を行っており, 看護にかかわる評価項目として,「看護部門の体制が確立している」ことや,「看護サービスの質改善に取り組んでいる」ことなどがあげられていた。その後, 数度改定され, 現在は各病院の特性に合った機能種別を選択し, 審査を受ける方式となっている。

● **看護ケアの質評価の方法**　看護ケアの質保証は, 一定の基準を満たしていることを確認するだけでその目標が達成されるわけではなく, 評価の結果をつねに吟味しながらケアをよりよいものに改善していくことを目的にしている。すなわち, 基準に基づく評価ならびに継続的な評価, 評価結果の吟味と改善に向けての計画の実施といった過程を, 一貫して継続的に実施してい

---

1) Underwood, P. P.：質の研究——米国のヘルスケアにおける質の評価の発展, インターナショナルナーシングレビュー 18 (3)：16, 1995.

◖表 3-11　質の評価の視点

	構造	過程	結果・満足度
評価の視点	医療が提供される条件や環境に基づいて評価する。	現時点での医療水準に見合った医療活動が適切に行われているかどうかを評価する。	提供された医療に起因する個人や集団における転帰や満足度に基づいて評価する。
評価項目例	施設や機材設備運営管理組織, 医療従事者の資格など。	技術水準, 投入時間, 正確さ, 実施時期など。	院内死亡率 手術死亡率 患者満足度
長所	把握が容易である。	質との関連が比較的わかりやすい。基準化や標準化がしやすい。	医療の結果そのものをみており, 質との関係が非常に密接である。関連した要素がすべてうまくいっていることを示している包括的な指標である。
短所	質の評価としては最も鈍感な方法。構造と過程および結果との因果関係が十分明らかになっていない。	構造より質の評価指標として敏感であるが, 過程と結果との因果関係が十分明らかになっていない。	正確な結果の把握には時間と費用がかかる。

(「平成9年版厚生白書」による, 一部改変)

く必要がある。そのために, ケアの質評価の要素や過程を全体的に体系化して示すようなモデルが役だつ。このモデルでは, 看護ケアに関して, **構造** structure, **過程** process, **結果** outcome の観点から評価を行う(◖表3-11)。

　看護ケアの構造とは, 医療・看護が提供される条件や環境をさしており, 施設や設備, マンパワー, 財政, 看護師に対する継続教育などが適切に整っているかどうかを評価する。看護ケアの過程とは, 実践している看護ケアそれ自体をさしており, その適切性を評価するものである。結果とは, 看護ケアの結果について患者の健康度, 満足度などからみていくことである。このモデルは, 多角的な視点から看護ケアの質を評価するうえで有効である。看護師1人ひとりが, 日々の看護実践においてこのような看護ケアの質の評価に関する視点をもち, 看護組織の一員として, 所属する施設ならびに個々人の看護理念や看護観に基づきながら, 質の高い看護ケアを提供しなければならない。

● **クオリティ–インディケーター**　実際に質の高いケアを行えているかどうかを客観的に示す方法の1つとして, **クオリティ–インディケーター** quality indicator(**QI**)が用いられる。クオリティ–インディケーターとは, 患者の結果(アウトカム)に影響を与える診療およびケアの質を測定し評価するための定量的指標をいう。定量的指標とするために, たとえば, 転倒・転落の発生率については次のような計算式として示されることが多い。

$$転倒・転落発生率 = \frac{期間中に報告された転倒・転落の件数}{期間中の入院患者延べ数}$$

　このように計算したQIを, 他施設の同一QIと比較, また同一施設のなかで別のQIと比較することにより, 自施設のケアの質が明らかになり, 発生率の高い部署について, その理由を検討することで質の改善につながる。

● **質保証への取り組み**　質の保証に取り組むうえで最も重要なのは，看護に対する対象者のニードや期待を明確にすることである。そのための組織の目標は，できるだけ患者や家族のニードや要請を把握し，看護ケアの質をそれに見合ったものに近づけることにある。

　看護ケアの質の改善への取り組みでは，看護師の実践能力や看護ケア改善に対する動機づけ，チームワーク，看護ケア改善に結びつく継続教育プログラムなどもみていくことになる。

　看護ケアの業務は，サービスや情報を与える供給者とそれらを受け取る消費者がいてなりたつ。看護の消費者としては，患者，家族，医療施設，関連機関などがあげられる。質の保証に際しては，患者・家族と同様に，看護を提供している施設や組織の看護師をはじめ，そのほかの専門職および事務職など，そのシステムにかかわるすべての人々も消費者としてとらえることができる。

　なぜならば，サービスや情報は部門や規律をこえて行き交うことになり，組織内・外で看護にかかわりのある関係者は供給者であると同時に消費者にもなりうるからである。たとえば，乳がん患者は，化学療法部門と同時に放射線部門においても治療を受けている。したがって放射線部門の看護師は化学療法に関するセルフケア指導の内容を十分に理解し，放射線療法に関する看護ケアに役だてなければならない。

　個人の努力だけでは医療の質改善はできない。ケアの質保証は組織にとっての優先事項であることを，リーダーとなる人物が熱心に浸透させる必要がある。医療に携わる人々の役割・機能が明確にされ，連携・協働することで全体の目標に到達できるように活動することが重要である。

● **質保証の循環サイクル**　目標達成を目ざす改善活動は一時的なものではなく，体系的な問題発見・解決法を繰り返し，継続的に評価していく循環サイクルのプロセスをたどる（●図 3-8）。

　循環サイクルのプロセスでは，参加するメンバー間で，チームワークと意見交換による連携が必須となる。

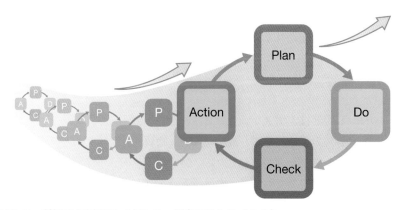

◖**図 3-8　質保証の循環サイクルの一例（PDCA サイクル）**
Plan（計画）—Do（実施）—Check（確認）—Action（処置・改善）のサイクルを繰り返しながら，より大きな目標の達成につなげていく。

●**監査**　質の保証に関する監査は，看護師や，看護の消費者である患者・家族はもちろんのこと，関連する専門職・事務職など広範囲の人々を対象に評価が行われることによってなされる。

　質の保証の過程では，看護が計画・実施・評価された過程について，前述した基準に基づいて**監査** audit が行われる。監査の方法には，経過監査，構造監査，結果監査がある。経過監査とは，看護がどのようにされているかの手順にそった監査であり，構造監査とは病院環境（設計・設備など）の監査である。結果監査において伝統的に使われる方法として，死亡率，疾病率，在院日数などによる評価方法がある。このほかに，患者の満足度なども結果監査である。結果監査は，公正でかつ適切に実施していくことが望まれる。

2 ケースマネジメント

　看護の質保証のためには，まず，サービスの消費者である対象者に対して，質の高い看護を提供する過程や体制が明示され，それらがサービスの供給者と消費者により確認・評価できるシステムとして提示される必要がある。その1つの方法として**ケースマネジメント** case management がある。

　看護におけるケースマネジメントとは，対象者1人ひとりのニードに応じた看護計画や他部門との連携をはかり，その人へのケアが効果的・効率的になされるよう調整をはかることをいう。それを担当する専門職が**ケースマネジャー**である。ケースマネジャーの一般的な役割は，他職種との連携をとり，ケアのコーディネートをし，情報収集および情報提供を行うことである。

　ザンダー❶は，看護師によるケースマネジメントの4つの構成要素をあげている[1]。

（1）規定された時間内で臨床的結果を達成すること。
（2）ケアを提供する看護師がケースマネジャーとなること。
（3）各ケースのエピソードに基づき看護師と医師が協働して行うこと。
（4）患者と家族が積極的に目標と評価を設定するときに参加すること。

　慢性病患者の増加，集学的治療の進歩に伴い，多様な医療を長期にわたり受けていかなければならない人が増えている。一方で，医療システムの変革に伴い入院期間の短縮化がはかられ，療養の場が短期間で移りかわることも増えてきた。このような状況を受けて，途切れることなく効果的で質の高いケアを生み出すことが求められている。

3 クリニカルパス

　クリニカルパス（クリティカルパス）とは，アメリカで考案された管理方法で，もともとは産業における生産管理の手法である。最小の人的・物質的・経済的資源で最大の治療効果を上げることを目的としている。特定の疾患あるいは治療を受ける患者の，入院から退院までの治療・処置・看護・リハビ

NOTE

❶カレン＝ザンダー
　Zander, K.
　ザンダーは，ニューイングランドメディカルセンターの看護師である。クリニカルパスを医療に応用した。

1）Zander, K.：Nursing care management；Strategic management of cost and quality outcomes. *Journal of Nursing Administration*, 18(5)：23-30, 1988.

日数	入院〜手術前日	手術当日	手術後		
			1日目	2日目	3日目〜退院
目標	• 手術の必要性を，患者・家族が理解し同意している • 必要な検査・準備を終了する	• 術後の疼痛コントロールができている • 術後出血や合併症がなく，バイタルサインが安定している	• 早期離床を目ざせる	• ADL の拡大ができる	• 退院後の日常生活に支障がない
観察検査	• バイタルサイン測定 • 核医学検査(センチネルリンパ節)	• 症状観察(手術箇所の状態・疼痛の有無・しびれ・浮腫など) • ドレーン観察(量・性状) • 尿量・比重測定			
薬剤	• 持参薬の確認 • 不眠時には眠剤	• 内服中の薬があれば中止(基本的に中止だが，麻酔科医の指示をあおぐ) • 術前術後輸液・抗菌薬	• 内服中の薬を再開		
処置手術リハビリテーション	• 必要に応じて手術前日に除毛	• 乳房切除 • 包帯交換 • 血栓予防(術前から翌日朝歩行開始まで弾性ストッキング着用) • 尿道カテーテル • 酸素(麻酔科医の指示による)	• 可能であればリハビリ開始 • 自力歩行可能であれば尿道カテーテル抜去	• ドレーン抜去	• リハビリ評価
活動清潔	• 病院内制限なし • 入浴(シャワー浴)・洗髪	• ベッド上安静	• 歩行開始 • 清拭 • 下半身シャワー可	• 病院内制限なし • 洗髪可	
食事	• 常食	• 絶飲食	• 朝から水分・常食開始		
教育指導説明	• 入院オリエンテーション • 受け持ち医師・看護師による手術の説明 • 麻酔科医師訪室 • 服薬指導	• 手術結果説明	• ボディイメージの変化に対するケア		• 退院指導 • 外来診療予約

○**図 3-9　クリニカルパスの例(乳がんにより乳房切除術を受ける患者)**

リテーションなどのケアの流れ・内容を，経時的に職種別に一覧表にしたケア計画書である(○図 3-9)。

　クリニカルパスを用いると，医療者にとっては経過にそって必要な処置・ケアが一目瞭然であり，看護師の熟練度にかかわらず，適切な時期に適切な看護を均質化して提供することが可能となる。また，患者にとっても，自身に行われる検査や治療，目標を具体的な過程として理解しながら説明を受けることができ，自分が取り組むべきことがらが明確に示され，主体的に治療に参加することができる。

○**表3-12　バリアンス**

患者の状態	合併症, 感染症, 入院による障害(転倒, 誤薬, 褥瘡)など
病院システムの問題	記録の不備や検査結果の遅れ, 健康保険の問題, ベッドの不足による患者の受け入れや転送の遅れ, 指示の伝達の遅れなど
医療者の問題	記録や処置の怠り, 患者教育や退院計画の不足や遅れ, ほかの専門職への調整やコンサルテーションの不足や遅れなど
患者の家族の問題	家族関係, 家族のかかえる問題(経済的, 社会的問題)など

● **バリアンス**　しかし, クリニカルパスは疾患に対して一律にたてられた入院計画であり, 患者の個別性への配慮が足りないという批判もされている[1]。クリニカルパスを用いる場合には, 定型的なパターンから外れるケースも考慮してケアを行わなければならない。

　クリニカルパスから逸脱する場合を**バリアンス** variance(変動要因)といい, その原因は主として, 患者・家族, 病院システム, 医療スタッフなどに分類される(○表3-12)。継続的な質保証のためには, バリアンスを追究し, それらを査定しながら看護の評価を行っていくことが重要である。

　クリニカルパスのほかに, ケースマネジャーが患者の個別性や合併症などの状況に配慮しながら, 入院スケジュール表を回復の状況に合わせてつくりかえていくクリニカルマップが用いられているところもある。

　ただし, 個別性を重視したクリニカルマップを用いてケアを計画どおりに実施しても, その経過が基準どおりにはいかないこともある。その原因がどこにあるのかを追究することはケースマネジャーの重要な役割である。

● **看護の質保証のために**　看護の質保証には, 看護師個々人の取り組みへの努力はもちろんのこと, 看護体制, 医療システムにおける質改善のガイドラインや長期計画作成など, システムとしての継続的な取り組みが必要である。そして, ケアの受け手である患者や家族の要請やニードが適切に反映されているか否かがつねに検討されなければならない。医療者や医療機関の経営者・管理者の意図や都合だけが, ガイドラインや長期計画の検討に際して強調されていないかどうかについても, 適切に検討されなければならない。

2　リスクマネジメント

● **医療安全**　**リスク**とは, 一般的に危険という意味であるが, 具体的には, 事故発生の条件・事情・状況・要因・環境, 事故発生の可能性, 場合によっては事故それ自体を示す。医療における最大のリスクは医療事故である。発生した事故をすみやかに処理して対象者の安全をはかるだけでなく, 日ごろから医療事故を未然に防いで安全を確保する安全管理(**セーフティマネジメント**)も含めて医療の質の確保をはかる**リスクマネジメント**が, 現在, 最も

---

1) Woodyard, L. W. and Sheetz, J. E. : Critical pathway patient outcomes ; The missing standard. *Journal of Nursing Care Quality*, 8(1) : 51–57, 1993.

重要な課題の1つとなっている。

● **目的**　リスクマネジメントの目的は，大きく次の3つである。

（1）損失発生前の目的：経済的目標，不安の軽減，社会的責任の遂行など。

（2）損失発生の直前から直後にかけての目的，すなわち危機管理の目的。

（3）損失発生後の目的：組織の存続，ヘルスケアの継続，経営の安定，社会的責任の遂行など。

● **基本的事項**　医療事故防止のためには，すべての医療者が次のような基本的事項を理解し，それぞれの立場において日々実践を行っていくことが重要である。

（1）医療行為にはリスクや不確定要素がつねに潜在している。つねに危機意識をもち，医療・ケアの業務にあたる。

（2）患者最優先，患者本位の医療に徹する。患者への十分な配慮が欠けたときに，医療事故発生の危険性が高まる。

（3）医療行為において，確認・再確認を徹底する。医療行為に際して事前の確認は必須であり，確認は複数により行う。また，医療行為の過程において疑問や理解できないことがらが生じた場合，再確認を行い，理解してから行為に移る。

（4）患者の権利擁護と十分なコミュニケーションに配慮する。患者の自己決定や患者への正義など，患者の権利擁護をつねに念頭においてケアにあたる。そのために，患者とのコミュニケーションに十分配慮し，誠実に公正にかかわる。

（5）医療行為における情報は正確かつていねいに記録し，情報の共有化をはかる。また，それらに関して定期的な監査を受ける。

（6）医療機関全体で組織的・系統的な管理体制を構築する。医療・看護にかかわるすべての専門職がリスクマネジメントの重要性を理解して価値や態度として身につけておくことはもちろん，医療機関は，組織的にリスクマネジメントが適切に実施されるよう，事故防止の具体的なガイドラインの作成，円滑で効果的なリスクマネジメントシステムの運用と査定，事故に関するデータの蓄積・分析，フォローアップなどを行っていく必要がある（◯表3-13）。なお，2007（平成19）年の「医療法」の改正において，医療機関は医療安全に関する指針を策定することが義務づけられている。

● **表3-13　リスクマネジメントの実践ステップ**

1. 病院や介護施設の使命（または目的・目標）を確認する。
2. 使命（または目的・目標）を撹乱するもの（人，もの，活動情報など）をリスクととらえ，リスクを洗い出し，取り組みの優先順位を決める。
3. リスクコントロールを行う（事故防止など）。
4. リスクファイナンシングを行う（保険の契約と保険金の請求など）。
5. リスクマネジメントの運営全体（計画，組織，意思決定，実行）を見直し，統制する。

（武井勲：病院とヘルスケア機関のリスクマネジメント——医療事故防止対策に成功する10大理由. 看護管理9(11)：853, 1999より作成）

3　ケアマネジメント

● **ケアマネジメントが生まれてきた背景**　世界でも有数の高齢者人口の増加をみせるわが国において，ここ数十年来，「医療法」と「老人福祉法」の改正，「地域保健法」と「介護保険法」の施行などが進み，高齢者に対する保健・医療・福祉の連携が強化されてきたことは，すでに第2章で述べたとおりである（●65ページ）。

　病気や障害をもちながら生活をする人々，またその家族は，複数の機関や援助者からの支援を受け，資源を活用し，自立して社会や地域で暮らしていくことを求めている。その成否は，保健・医療・福祉の各領域におけるサービスやケアが，当事者や家族のニードに合ったものとして選択され，ニードの解決に向けて適切に調整され，統合されて提供できるかどうかにかかってくる。このように，当事者や家族のニードに応じておのおのに適した資源を調整し，必要とされる職種・機関と連携をとりながら全体を統合させ，問題解決を目ざすことを**ケアマネジメント**ととらえることができる。

● **介護保険におけるケアマネジメント**　2000（平成12）年に開始された介護保険制度により，ケアマネジメントは保健・医療・福祉サービスを統合的に提供するシステムとして位置づけられた。介護保険は，要介護者が介護サービスの内容を選択できることが大きな特徴であるが，現実には本人やその家族が適切なサービスをみずから選択・設定することは困難な場合が多い。そのため，要介護者や家族の意向をもとに要介護者にとって最も適切な介護サービス計画（ケアプラン）を策定する制度が導入された。

　この制度によるケアマネジメントの具体的な内容は，詳細なアセスメント，ケアプラン作成，サービス提供機関の連絡・調整，ケアプランの評価などである。このプロセスでは，個人の選択や決定権を軸にしてニードを把握し，ケアプランを策定し，必要なサービスを利用しやすいようにパッケージ化して，利用者が必要なサービスを適時受けられるよう調整がはかられる。さらに，サービスを効果的に提供するために，地域における関連諸機関などのチームワークづくり，関係部署や職種間の情報の共有化と相互理解という，個々人のニードの解決に向けて協力関係を整えていくためのケアマネジメントが行われる。ケアマネジメントにあたる専門職が**ケアマネジャー（介護支援専門員）**である。

● **ケアマネジャー**　ケアマネジャーは，ケアマネジメントを進めていく責任者として，ケアの利用者・家族の情報やニードの把握，ケアチームの管理（調査，リーダーシップ，統合），資源の有効活用と新たな資源の開発，ケアの評価などに携わる（●表3-14）。

　現状では，看護職，医師や保健・福祉領域の専門職・実務経験者がケアマネジャーの資格を取得し実務にあたっている。看護職がケアマネジメントを行う場合には，その職能の特徴から，ほかの職種と比べて，より広範で多様な場でその機能を発揮できると考えられる。

◉表3-14　ケアマネジャーの役割（ケアマネジメントの機能）

サービスの連結 （リンキング linking）	利用者が必要とするすべてのサービスと利用者とを，ケア提供システム（フォーマルおよびインフォーマルを問わない）によって確実に結びつける。
利用者の権利擁護 （アドボカシー adovocacy）	利用者が公正にサービスを受けとれるよう，その権利を擁護する。
サービス内容の監視 （モニタリング monitoring）	利用者の満足度とその変化を継続的に評価する。
ネットワークづくり （ネットワーキング networking）	利用者支援のネットワークを発展させる。
地域ケアの組織化 （オーガニゼーション organization）	利用者のニードに即した社会資源を適切に選択し，あるいは開発して組織化する。

（髙﨑絹子ほか編：看護職が行う在宅ケアマネジメント．p.10，日本看護協会出版会，1996 による，一部改変）

G　看護実践における倫理的判断

　医療現場では，患者や家族が主体となって，みずからの意思に基づいて望ましい医療サービスを受け，適切なサポートを得てセルフケアを行っていけるように努力が続けられている。しかしながら，目まぐるしい医療現場のなかで，思慮するいとまもなく，自分の意思とは異なる治療にのぞもうとしている人がいないとはいえない。

　看護師は，医療サービスの受け手であり，治療やセルフケアに取り組む主体である患者や家族を取り巻く倫理的問題を鋭く察知し，看護師としてどのように患者や家族の尊厳をまもり擁護できるかという倫理的判断を行っていくことが求められている。

1　医療の場における倫理的課題

1　看護倫理とは

● **倫理とは**　倫理をひとことであらわすことはむずかしいが，われわれが看護倫理について理解を進めるうえでは，「よいこと good を行うこと，そして害 harm を避けること」[1]と定義することができる。

　なにがよいことであるか，あるいは害であるかの判断やそれに基づく行為は，その人の基盤となる知識や価値観に依拠する。ただし，看護における判断は人の健康・生命に直接かかわるものである。看護師は，看護の対象となる人にとってなにがよいこととなり，なにが害となるのかを，つねに意識的・批判的に評価しなければならない。具体的には，「患者にとってなにが

1）Bandman, E. L. and Bandman, B.：*Nursing Ethics through the Life Span, 3rd ed.* pp.5-6, Appleton & Lange, 1995.

利益となるのだろう」「患者を害からどのように防げるだろうか」「患者の自己決定をどのようにとらえ，どのように擁護すればよいのだろうか」「苦悩している（たとえば，死を間近にしている）患者に対して，その状況について忠実に告げるべきか否か」などの問いかけを行うことが必要である。

● **倫理的課題への気づき**　看護師は，看護実践の場で，倫理上の課題や問題についてどのように気づくことができるのだろうか。

　1つには，ジレンマとして感じる場合がある。これは，患者にとって同じくらい望ましい，または望ましくない選択肢の間で，どちらかを選択しなければならない状況に直面する場合である。

　また，価値の対立，すなわち個人あるいは集団にとって重要と思われる2つ以上の価値観の間で反対したり，衝突したりする状況もある。

2　医療場面における倫理的課題

　医療におけるさまざまな状況のなかで，具体的にどのような倫理上の課題が生じやすいか，いくつかの医療場面に焦点を合わせながら概観していく。

◆ 治療の選択をめぐる倫理的課題

　がん医療治療選択を例にとって考えてみよう。がん治療の目ざましい進歩は，患者が自分の生命や生活・人生の質を考えながら，どのような治療を選ぶのかという選択肢をより多様にしてきた。このようななかで看護師が感じる倫理的ジレンマには，次のような状況がある。

● **手術を受けるかどうか**　乳房切除術をすすめられた女性患者が，手術直前になって，手術を受けずに自然食を中心とした代替療法を望んでいる。この場合，患者の意志を尊重すべきなのか，それとも，術後の生存率から考えて標準的治療法としての手術を強く推奨すべきなのだろうか。後述する自律の原則と無害の原則の間で，看護師はどちらを優先すべきか悩むだろう。

● **臨床試験**　治療の選択肢のなかには，標準的治療法の確立を目ざし，研究的治療法として提示される臨床試験研究（臨床試験；●330ページ）もある。ただし，その時点での有効性や安全性の評価は定まっておらず，標準的治療よりすぐれているかどうかは明らかではない。いうまでもなく，この点について患者が十分に熟考したうえで，研究参加への意思決定が自律してなされることが必須である。しかし，進行がん患者が新しい臨床試験にのぞむ際には，延命の頼みの綱として治療への高い期待をもち，治療のリスク（臨床試験による有害事象に伴う苦痛や生命の危険など）を十分に理解できないままに，参加を承諾してしまう場合もあるかもしれない。

● **意思決定のポイント**　治療選択の意思決定に際しては，患者が医師からの説明をどのくらい理解し，どのように現状を受けとめているかなどを十分把握して，その過程を見まもる必要がある。そして治療過程においては，患者の権利ならびに安全性が確保され，定期的に一貫して評価されるシステムが必要である。意思決定支援については，146ページで詳しく解説する。

◆ 死をめぐる倫理的課題

　死は誰しも避けることのできない圧倒的な恐怖をもたらす。終末期にある人は，心身の苦痛や苦悩のために，絶望と恐怖に満ちた死を身近なものとして感じざるをえない。

● **自律性の低下**　生の消滅という圧倒的な恐怖は，人間が本来もつ意思決定能力やそのみなもとである自尊心や自律性の維持への意思をおびやかす。また，著明な全身衰弱と機能不全が進むなかで，苦痛と苦悩の緩和を目的として行われるセデーション（鎮静薬の与薬による意識状態の低下）は，同時に意識レベルの低下をもたらし，自律性をそこなわせる事態を生む。

　たとえば，苦痛にさいなまれ，身のおきどころのないつらさから，「もう苦痛に耐えられない，薬で眠らせてほしい」という患者の申し出に，苦痛を軽減するために鎮静を行う場合を考えてみよう。看護師は，患者の苦痛が緩和された一方で，意識低下により患者が家族との最後の語らいのときや意思表出の機会を失ってしまうことに対して，倫理的ジレンマを感じるかもしれない。

● **尊厳や権利の揺らぎ**　終末期では，人は死を間近に感じながら自己の存在の意義を問い直し，他者とのつながりのなかから自分の存在の価値を認め，みずからの命の尊厳を感じつつ最期のときまで精いっぱいその灯火を燃やしつづける。その一方で，人間としての尊厳や権利が揺るがされるような状況がおこることがある。たとえば，患者自身が，治癒を目ざす積極的な治療をあきらめ，人生の最期のときを緩和ケアを中心に行い，住み慣れた自宅で終えることを希望していても，家族が最後の治療に強く望みをかけ，治療続行を要望するなかで，患者がしかたなくそれに応じようとしている状況なども考えられるだろう。人生の最期のときを支える看護については，第9章で詳しく解説する（●279ページ）。

● **倫理的課題の個別性**　このような倫理上の問題は個別的な検討を要するものであり，ある基準に従ってステレオタイプ❶に解決できるものでもない。たとえ肉体は病んで末期状態になっていたとしても，みずからの死やこれまでの人生を深く見つめるなかで精神的な高まりを感じたり，人々や神との対話のなかで心の癒しを得ることも可能なはずである。このような患者の生命の質を十分に考えたうえで，患者のおかれている状況にどのような倫理上の問題がひそんでいるのかを慎重に判断し，対応しなければならない。

2 倫理的判断の基盤となるもの

　看護における課題や問題に対する倫理的な判断のためには，その人自身の人間観・死生観，医療・看護に対する信念をどのように認知しているか，ならびに倫理上の基本原則（●表3-15）や専門職としての倫理規定（●表3-16）などが身についているかが問われる。人間としての尊厳と権利を考えるにあたっては，次のような人間観が大切である。

NOTE

❶ **ステレオタイプ**
　ものごとのやり方や考え方が一定の決まり切った型にはまっていることをいう。とくに心理学の領域では，ある集団に所属する人々はすべてある性質・特徴をもつという先入観や思い込み，固定観念などをさす。

○表3-15　倫理の原則

自律の原則	人は自立し，自律している存在として自分を管理する能力をもっており，自分自身で判断し選択した計画に基づいて，自分の行為を決定し，実行する個人的な自由が許されている。
善行の原則	善あるいは益を創出することであるが，それは害を回避するという無害の原則を同時に考えなければ十分ではないともいわれる。
無害の原則	有害なことをしない，害を与えない，害あるいは害の危険性を回避することが含まれる。
正義の原則	対等な人々をいかに対等に扱うかということと，社会における負担と恩恵の分配を，いかに公平に平等に行うかということに関係する。
真実の原則	真実を告げるということである。これは自律の原則とも密接に関係しており，人が真に自律した意思決定を下すためには，真実の情報が提供されなければならない。
忠誠の原則	自律や真実の原則と同様，人を尊重することの一側面をあらわしている。約束をまもることや秘密をまもることである。
効用の原則	人がある行動をするために意思決定する場合に，その決定に基づいた行動がどのような結果をもたらすかということを，考慮しなければならないということである。

（1）人は自律している存在として自分を管理する能力をもっており，自分自身で判断し選択する能力を有し，実行する自由がある。

（2）人は自分の生き方について選択の自由をもっている。その選択は尊重されなければならない。

（3）なにが幸福でなにが大切か，望ましいかは，その人自身が最もよく判断できる。

　このような倫理上の基本原則に基づきながら，看護師としてどのような倫理的配慮が重要となるかについて考えてみよう。

● 知る権利と真実告知　人は誰しも自立・自律性を有している。自分自身に影響を与えるものについては，みずからの選択が尊重されるべきであり，その前提として真実を知る権利は欠くことができない。しかし，ときとして，真実の伝達 telling truth により患者の症状や状態が悪化する場合があることも見逃せない事実である。

　知る権利の尊重において，真実を語るということは複雑で，思慮深さを必要とする。その人にとって真実とはいったいなにか，それがその人にどのような意味があるのかを，慎重に考えなければならない。最善の臨床の情報と判断に基づいて，その人にとっての真実の意味を慎重に検討する過程のなかで真実が語られ，それを知るという，信頼関係に基づいたやりとりが大切である。

● 真実を語ること　真実を語るという原則は，ときに，危害を加えてはならない，無害でなければならないという倫理原則とのはざまで，表面下に隠されてしまうことがある。ある状況においては，真実を語ることが，真実を語らないことよりも当事者である患者や家族に大きな影響を与えると判断される場合があるからである。

表 3-16　看護職の倫理綱領

前文

　人々は，人間としての尊厳を保持し，健康で幸福であることを願っている。看護は，このような人間の普遍的なニーズに応え，人々の生涯にわたり健康な生活の実現に貢献することを使命としている。

　看護は，あらゆる年代の個人，家族，集団，地域社会を対象としている。さらに，健康の保持増進，疾病の予防，健康の回復，苦痛の緩和を行い，生涯を通して最期まで，その人らしく人生を全うできるようその人のもつ力に働きかけながら支援することを目的としている。

　看護職は，免許によって看護を実践する権限を与えられた者である。看護の実践にあたっては，人々の生きる権利，尊厳を保持される権利，敬意のこもった看護を受ける権利，平等な看護を受ける権利などの人権を尊重することが求められる。同時に，専門職としての誇りと自覚をもって看護を実践する。

　日本看護協会の『看護職の倫理綱領』は，あらゆる場で実践を行う看護職を対象とした行動指針であり，自己の実践を振り返る際の基盤を提供するものである。また，看護の実践について専門職として引き受ける責任の範囲を，社会に対して明示するものである。

本文

1．看護職は，人間の声明，人間としての尊厳及び権利を尊重する。
2．看護職は，対象となる人々に平等に看護を提供する。
3．看護職は，対象となる人々との間に信頼関係を築き，その信頼関係に基づいて看護を提供する。
4．看護職は，人々の権利を尊重し，人々が自らの意向や価値観にそった選択ができるよう支援する。
5．看護職は，対象となる人々の秘密を保持し，取得した個人情報は適正に取り扱う。
6．看護職は，対象となる人々に不利益や危害が生じているときは，人々を保護し安全を確保する。
7．看護職は，自己の責任と能力を的確に把握し，実施した看護について個人としての責任をもつ。
8．看護職は，常に，個人の責任としての継続学習による能力の開発・維持・向上に努める。
9．看護職は，多職種で協働し，よりよい保健・医療・福祉を実現する。
10．看護職は，より質の高い看護を行うために，自らの職務に関する行動基準を設定し，それに基づき行動する。
11．看護職は，研究や実践を通して，専門的知識・技術の創造と開発に努め，看護学の発展に寄与する。
12．看護職は，より質の高い看護を行うため，看護職自身のウェルビーイングの向上に努める。
13．看護職は，常に品位を保持し，看護職に対する社会の人々の信頼を高めるよう努める。
14．看護職は，人々の生命と健康をまもるため，さまざまな問題について，社会正義の考え方をもって社会と責任を共有する。
15．看護職は，専門職組織に所属し，看護の質を高めるための活動に参画し，よりよい社会づくりに貢献する。
16．看護職は，様々な災害支援の担い手と協働し，災害によって影響を受けたすべての人々の生命，健康，生活をまもることに最善を尽くす。

（公益社団法人日本看護協会：看護職の倫理綱領．2021-03＜https://www.nurse.or.jp/nursing/practice/rinri/rinri.html＞＜参照 2021-11-14＞による，本文より改変）

　たとえば，これまで大きな病気もなく忙しく仕事に従事していた働き盛りの男性が，腰痛で緊急入院し，検査の結果，末期がんで余命数週間と予測された状況を考えてみよう。このような場合，患者自身の衝撃があまりにも大きいと医療者・家族間で判断され，余命に関することがらが当事者に知らされない状況がおこるかもしれない。こうした状況は，真実を語ることで患者

が残された日々を自分の意思で過ごせるということより，真実を語らずに患者の心的衝撃を避けるほうが重要であると，当事者以外の者が懸命に判断した際におこりうることである。

　しかし，このように2つの選択肢がどちらも患者になんらかの善を与えうると考えられる場合でも，どちらの選択肢が本質的な意味でその人が尊厳のある存在として残された日々を生きていけるかという点から，慎重に検討しなければならない。

●**情報の適切性**　もう1つ重要なことは，真実が語られる場合に患者に与えられる情報の適切性である。アメリカ病院協会の「患者の権利章典」には，「患者は，自分の診断・治療・予後について完全な新しい情報を，自分に十分理解できる言葉で伝えられる権利がある」とある[1]。患者の意思決定能力は，患者に与えられる情報が大きな決定要因の1つとなるといわれており，不完全な，あるいはゆがめられた情報は，意思決定の過程において誤った解釈・判断につながる危険性がある。わが国の文化的特徴である，言葉の裏にある意味や意図をくみ，あいまいさのなかで他者と信頼関係を保とうとする傾向は，患者の意思決定の過程に微妙な影響をもたらすだろう。

　看護師は，患者が与えられた情報をよく理解し，その情報を咀嚼（そしゃく）しながら自分の納得のいく意味づけや選択ができるように支える役割を担っている。

●**拒否をする権利**　すでに述べてきたとおり，患者には，知る権利，自分に与えられた情報を用いて自律性のある大人として行動する権利，自分自身の決定を下す権利がある。これらと密接にかかわる権利として，**インフォームドリフューザル** informed refusal（情報提供されたうえでの拒否）の問題がある。患者は，自分自身の死が目の前に迫っているという現実を十分な知識や情報に基づいて理解し，そのうえで自分の判断に基づいて，さらなる治療を拒否するという**インフォームドディシジョン** informed decision（情報をもとにその決定を下すこと）ができる。欧米の国々では，多くの人がこの権利を，人間の基本的な権利として認めている。

　他方で，患者の権利には，その人の意思により死ぬにまかせるという権利は含まれないという解釈もある。その背景には，生か死かという状況におかれた患者が，実際に十分な選択を行い適切に判断できるほどに精神的・感情的に安定しているだろうかという議論がある。さらには，医師の善行，患者を死ぬにまかせるわけにはいかない，という倫理観に反するという考え方もある。すなわち，生命の原則である「生の尊厳を維持する道徳的な義務」が，今度は「判断力のある大人の拒否権を認めるという道徳的な義務」と対立することになる。具体的には，延命すべきか，あるいは患者が延命を拒否するその選択権を優先するのかというジレンマが生まれるのである。

　このような倫理的ジレンマについては，それぞれの臨床の場で，ケアにかかわるスタッフ個々人がそれぞれの立場からケアの価値観や倫理観を明確に

1）AHA：Patient's Bill of Rights. APRA, 1992（https://www.americanpatient.org/aha-patients-bill-of-rights/）（参照 2021-10-14）.

もち，それらが語られ，論議されるなかで解決の方向性が模索される。そして，医療倫理の原則・方法から導き出される方向性にそいながら，慎重に判断を行っていくことが重要である。

● **自己決定の過程における問題点**　病とともにどのような人生を送っていくのかは，当事者である患者自身の自己決定にかかっており，治療・処置，人生の過ごし方などに関する患者の選択や希望が尊重されているかどうかに十分に配慮しなければならない。しかしながら，実際の医療現場では，患者に自己決定が期待されていなかったり，あるいは無視されているという現状がないとはいえない。医師の信念・方針，家族の考え，情報の不足や誤解，医療システム上の問題などがその理由として考えられる。

　患者が適切な情報を得て，それを十分に咀嚼し，納得し，そして意思決定を表明していくという自己決定の過程は，瞬時に行われるものではない。この過程のなかでは，患者と医師，患者・家族と医師，医療チームメンバー間でのコミュニケーション不足，考え方の不一致がおこることがあり，それが引きがねになって，患者の考え・意向，希望，訴えなどが不問にされたり，無視されることもある。あるいは，患者自身の思いや考えが心身の状況によって揺れ動き，その結果として決定に揺らぎが生じることもある。

3　倫理的課題へのアプローチ

● **倫理的課題の認識**　看護師として，倫理的課題へアプローチするためには，まず，倫理上の基本原則および看護師の倫理規定についての十分な理解が重要となる。そして看護場面においてジレンマや価値の対立という倫理的課題を認識できなければならない。

　このような課題のなかには，誰かが認識しなければ，日常のルーティンワークのなかに埋没してしまうものもある。看護師はつねに，看護実践のなかでおこっている事態が患者にとってよいことであるのか，害ではないのかについて，意識的に批判的に評価しなければならない。

● **当事者の意思や考えをつかんでおくこと**　患者や家族に生じている事態について，倫理的課題を認識できるか否かは，当事者である患者や家族の意思や考えを十分に把握できているかどうかによるところが大きい。日常的に，患者や家族とよい関係性を保ち，信頼関係が形成できていれば，患者や家族が「なにを望んでいるのか，どうあってほしいか，どうしたいと思っているか」という患者の尊厳や権利を考える手がかりを得ることができる。患者・家族に苦悩がおこるような事態をとらえたときには，その訴えを受けとめ，訴えの本質を知るために話し合う機会をもつことが重要である。

● **倫理的判断の過程**　倫理的課題が浮かび上がってきたなら，それらの課題が適切に解決へと導かれるように，次のような倫理的判断の過程[1]をふんでいく必要がある。

1）Thompson, J. E. and Thompson, H. O.：*Bioethical Decision Making for Nurse.* Appleton-Century-Crofts, 1985.

◦表3-17　倫理的判断に必要な情報

医学的側面	診断，予後・経過の予測，治療・ケアの目標
患者による選択	患者はなにを望んでいるのか，患者の選択や承諾は強制的なものでなかったか，患者は説明を受けて十分に理解できたのだろうか，患者の能力は，もしも患者が主張や選択ができない状況にある場合誰が代理人になるのか，指示的なすすめはなかったか，など
QOL	介入の結果はなにか，または介入は不足していないだろうか，患者のおかれている状況のなかで容易に到達できることはないだろうか，患者の希望と結果は一致しているだろうか，など
文脈上の特徴	法律，倫理的道義，社会的な背景，宗教的な信念，情動そして経済上の考慮，家族やそのほかの人々との関係性など

（1）状況のふり返り

（2）情報収集：なにがおこっているのか，価値の対立の背景にある事情はなにか，誰がこの状況にかかわっているかなど（◦表3-17）

（3）倫理的問題の明確化：倫理原則や医療者が果たすべき義務・責任などに基づいて直面している状況を解釈，分析，総合的に検討する

（4）価値の対立の明確化：価値の対立の背景にある事情はなにか，状況に含まれている価値の重要性はなにか，関係する人それぞれにとって対立の意味するものはなにかなど

（5）さまざまな選択肢と予測される結果の明確化

（6）行為の決定とその実践

（7）結果の評価

　看護倫理の根底に流れているのは，人間の尊厳と権利の擁護である。看護師は自分自身の人間観・看護観をはぐくみ，専門職としての判断や行動のよりどころを確かなものにしていくことが望まれる。そして，看護実践における倫理的課題を認識し，それらの解決に向けてのアプローチを行うために，つねに患者や家族はもとより，その状況にかかわる人々との相互理解を進め，互いに思いやりや関心が寄せられるような関係性を生み出さなければならない。

H　意思決定支援

　近年の医学・医療の進歩により，患者が診断・検査・治療法を選択する機会や，その選択肢の数は格段に増加している。自分にとって最善の医療を選択する機会が増えたともいえるが，一方で，複雑な医療情報を理解し，判断する努力も必要となる。また，治療が自分の生活や人生に重大な影響をもたらすこともあり，それまでの生き方や将来への展望について悩みやとまどいを生じ，決断することに大きな葛藤を生じる場合もある。

　医療者は，患者がかかえるこうしたむずかしい決断について，患者が直面している状況をどのように理解し，受けとめ，どのような判断のもとにどの

ような行動をおこそうとしているか，的確に把握することが求められている。患者は，ときに医師の説明を曲解したり，あるいは自分にとってよいことばかりを見積もってしまうこともある。そのような場合，患者は最終的に自分では思ってもみなかった心身の状態に直面し，とまどいや後悔，医療者への疑念や不信をいだくことがある。また，その後のリハビリテーションなどに前向きに取り組んでいけない状態を生むかもしれない。

　ここでは，医療において患者がむずかしい決断を求められる状況の特徴，そのような事態に患者がどのように意思決定をしていくのか，そしてその過程を看護師はどのように支援すべきかについて述べる。

1 医療におけるむずかしい決断とは

　患者が検査や治療の選択に際して，不安や葛藤を生じる背景には，以下のような事態・状況が考えられる。

(1) できごとが自分の安寧を強く揺るがすこと：がん薬物療法に伴う副作用，手術療法に伴う機能や形態の変化や喪失など，治療に伴い苦痛や喪失が生じる場合。

(2) 将来への希望が途絶えるような事態：がんの再発や転移，治癒を目ざした治療が効を奏さず緩和ケアを主とした治療に移行することなど。

(3) 自分の価値観や生き方を問われる状況：移植医療，遺伝子検査など。

　直面している事態はさまざまな要因がからみ合っているため，患者にとっては複雑でとらえどころのない事態として映り，おこっている事実を明確に把握できなかったり，あるいはある一部の事実しかとらえることができない場合もある。また，多忙をきわめる医療現場では，一定の期間で，治療や検査を受けるか否かの決断を迫られることもある。そのため，患者はむずかしい決断を迫られる状況で，不安やあせりを感じたり，ストレスを生じていることが多い。

2 意思決定とは

　意思決定という言葉の定義は，複数の選択肢から解を求める行為ということができる。医療における意思決定は，各人が自己の意思と責任において「善い」と信じる生き方を追求する自由，すなわち自己決定の権利の尊重を基盤としてとらえられることが多い。たとえば，自分にとって気がかりな事態が生じ，それがいったい自分にとってどのようなものかを理解・解釈・判断し，事態の最大限の解決や目標達成に向けて自分の取り組むべき代替案のなかからどれを選択するかを総合的に判断すること，と定義できる。

● **意思決定能力**　意思決定能力とは，判断能力，意思能力，同意能力などともよばれ，疾病や障害などの課題に直面したとき，どのような行動をとるかを合理的に決定する能力をいう。医療現場では，患者の状態によって，意思決定能力を判断することがむずかしい状況がある。たとえば，意識障害，

認知障害などでは意思決定能力が低下することがあるため，まず，患者の意思決定能力が十分にあるか否かの的確な把握が重要となる。

3 意思決定の過程

意思決定は1つの過程といえる。①自分にとって気がかりとなる事態が生じ，それにかかわる情報が知覚される，②知覚された情報について，それが自分にとってどのようなものなのかを理解・解釈し，判断する，③その事態の最大限の解決や目標達成に向けて，自分が取り組むべき複数の選択肢のなかからどれを選択すればよいか，選択肢を比較したり，総合的に評価したりすることにより，最善の解を選ぶ。

これらの過程は，理解や判断という認知的なはたらきといえるが，同時に，直面している事態を受けとめる情動的な反応や，試行錯誤といった精神行動的なはたらきも含むものである。

4 意思決定支援

意思決定支援に関しては，エビデンスに基づいて開発された意思決定支援ガイドが紹介されている。アネット-オコーナー O'Connor, A. による，**オタワ意思決定ガイド**[1]は，広く世界で用いられているものである。

(1) 第1のステップ：意思決定の明確化。なにを，なぜ，いつまでに決定しなければならないのかを，自分の言葉で書きあらわす。また，患者本人がどの程度まで決定する準備ができているかについて確認をする。

(2) 第2のステップ：意思決定において自分はどのような役割を果たしているのかを把握する。誰かに決めてほしいと思っていることもあれば，誰かと一緒に決めたいという場合もある。

(3) 第3のステップ：患者自身の意思決定のニーズを見きわめる。この場合，質問を大きく4つに分けたスケールが役にたつ。まず最善の選択に確信がもてているかをたずねて，「いいえ」ならば，まだ最終決定をする心の準備が整っていないことになる。ついで，なぜ確信がもてないのか，

---

column 代理意思決定支援

医療を行うにあたって患者の意思決定は非常に重要であるが，患者が乳児であったり意識不明の状態であったりする場合は，患者本人が意思決定を行うことはむずかしいため他者がかわりに行う。これを**代理意思決定**という。

ときに決定が患者に重大な結果をもたらす場合もあり，家族などの代理意思決定者と医療者との間で，患者にとって最善の方針を適切なプロセスで慎重に判断する必要がある。

---

1) The Ottawa Hospital：Ottawa Personal Decision Guides. 2015（https://decisionaid.ohri.ca/decguide.html）（2021-10-20 参照）.

選択肢自体をわかっているか，あるいはそれぞれの選択肢の長所や短所について理解しているかを確認する。長所や短所は自分にとってどのように重要かを理解しているかを確認する。このことを通して，選択する理由・しない理由を患者自身が確認することになる。また，患者が選択に際して，周囲からの支援をどの程度受けているのか，逆に，決定に関する心理的プレッシャーを誰かにかけられていないかなどについても把握する。

（4）第4のステップ：具体的な選択肢の比較検討。選択肢それぞれについて，長所や短所を書き出し，検討することもよい。たとえば，「がん薬物療法」という選択肢の場合，それを選ぶ理由・避けたい理由・リスク・副作用・効果などを具体的にあげ，重要度や懸念している度合いなどについて話し合う。

　これらのステップを通して，患者が直面している事態をどのように理解し，なにを大切にしながら1つの決断をしようとしているかについて，患者とともに確認していく。

5 意思決定過程における看護師の役割

1 現実認知を促す

　むずかしい決断を迫られる状況で，不確かさや不安が生じた患者は，決断を先送りにしたり，権威をもつ誰かに決断をゆだねようとする場合がある。意思決定はけっして強要されるものではない。自身の判断や価値を大切にし，悩みながら見いだした方向性をたどることは，患者のこれからの行動や取り組みの大きな原動力となる。そのため，看護師は，正しい情報を知ることで状況を把握でき理解が深まること，医療者に遠慮せずに説明を聞くことで視野が広がること，自分の意見や判断が次の一歩をふみだすエネルギーにかわることなどを説明し，意思決定に対するプレッシャーや偏見などを少なくするようはたらきかける必要がある。

　決断を迫られる事態を医師から説明される場合，十分に聞きとれていない，または忘れてしまうこともある。その場合，看護師は医師の説明の範囲を逸脱しない程度に説明を繰り返す。また，説明に対する曲解や不信感，疑問点がある場合は，看護者の役割として処理するよりも，それを医師に伝え，医師と患者との問題として解決を考えるほうがよい。

2 関心と気づかい

　患者の生活の質に直接かかわり，日々の生活のなかで患者の心情の変化を身近に受けとめている看護師は，医師の説明を患者がどう理解し受けとめたかについて，最も深く多くのことを知りうる立場にある。説明の場では，過度の緊張や不安から，断片的に内容を理解するのが精いっぱいであったり，理解したと思った内容でさえも確かな記憶として残らないことも少なくない。

このような患者の心情に関心をはらい，状況を把握し見まもることが重要である。

3 擁護

看護師は患者の権利を擁護する立場にある。意思決定過程においては，患者─医療者の信頼関係のうえに，適正な説明がなされ，患者の意思が尊重されるよう理解や判断が導かれているかなどにつねに関心を向け，監視する役割を担っている。

具体的には，次のようなかかわりが必要とされる。

(1) 患者が直面している現状を適切に把握する。
(2) 患者が決断を迫られる状況に立ち会い，観察者・証人の立場から，医師の説明のすべての内容を聞き，説明に対する患者・家族の反応を観察する。
(3) 医師と患者あるいは家族との質疑応答の内容，患者がどのような決断を迫られているか，今後の方針などに関して，綿密な情報の収集が求められることがらを把握する。
(4) つねに患者の疑問や不安を受けとめ，必要な援助が求められるよう，医師やその他の医療者との調整を行う。

医療現場において，上記のような役割を果たすためには，まずその役割の重要性を看護師自身が認識し，また，役割が果たせるようにスタッフ間の業務の調整を行うことが必要となるであろう。

4 関係性の調整

治療の選択に際しては，患者と医師の意思疎通が円滑にいくよう，両者の関係性を中立的な立場で見まもり，調整する。

医師に説明を再度求めたり，自分の意向を伝えることは，患者にとってストレスの生じることである。医師にとっても，患者から再度説明を求められることは，患者が医療不信などをいだいているのではないかという心配につながることもある。

看護師は両者の間に立ち，必要時に患者の疑問や不安を医師に説明し，患者が医師に再度説明を求める機会の調整などを行う必要がある。そのことにより，患者の病状の理解や治療の選択肢に関する理解が促されるだろう。

5 葛藤への支援

決断の過程では，迷いや疑問がわきあがり，患者の気持ちは揺れ動く。看護師は患者に安心感や励ましを与え，患者にとって，本音を受けとめて支持する存在であることをわかってもらうことが重要である。また，患者が冷静に慎重に選択肢を吟味するために必要な情報や助言を，タイミングよく提供する。

6 危機への対応

悪性の疾患や手術により，著しい形態・機能の喪失が生じるといった衝撃的な事実を伝えられた場合は，喪失に対する脅威から危機に陥ることがある。このような場合は，統合的な思考が困難となり，混乱状態になるので，現実を把握したり対応を考えることができない。看護師は，むずかしい決断の前に，患者が危機的な状況に陥っていないかを注意深くアセスメントする。危機への対応については，第6章で詳しく解説する（▶213ページ）。

6 意思決定過程に関与する要因

意思決定の過程には，個人要因（年齢，職業，経済的状態，価値観や信念，意向など），環境要因（地域，文化的背景など），関係性の要因（家族関係，職場の人間関係など）が関与する。また意思決定過程では，直面する事態に対する患者やその家族の意向を十分把握することが重要である（▶表3-18）。

また，患者のQOLの状態，医学的状態なども意思決定の過程に関与する。たとえば，患者が大きな苦痛を体験している場合は，的確な判断がむずかしいこともある。これらの要因について考慮するためには，臨床倫理の四分割表などを用いて，患者の意思決定過程に関する要因を多角的に検討する（▶表3-19）。

7 意思決定支援の新しいアプローチ

インフォームドコンセントは，最善のエビデンスと経験に基づき，医療チームで協議し，治療選択肢と有効性・危険性を提示して，患者が最終的な治療法の選択・決断をするというプロセスである。その過程において，次のような課題が生じる場合がある。

患者の自己決定権は保証されるべきである。一方，患者に十分な理解がなく，思い込みにより自身の治療を選択した場合，患者にとって最善の治療か

▶**表3-18　患者（およびその家族）の意向に関するチェックリスト**

- 患者が自分の受ける医療の目的をどのように設定しているか。
- 患者の意向は自発的なものか。
- 患者は遠慮していないか。
- 患者の意向は安定しているか。
- 患者の意向は十分に強いか。
- 患者と家族の意向は基本的に一致しているか。
- 患者は治療効果を過大評価または過小評価していないか。
- 患者が特定の医療行為を希望するときは基本的に了解可能か。
- 患者はほかの情報源からの不十分でかたよった情報の影響下にないか。
- 患者は実現困難な目標を設定してないか。
- 患者は意思決定に参加したいか。
- 患者は家族の意思決定参加を希望するか。

◘**表3-19　臨床倫理の四分割表**

医学的適応	1. 診断と予後，病状と医学的問題 2. 治療目標の確認 3. 医学の効用とリスク 4. 治療が功を奏さない場合の計画
患者の意向	1. 治療に対する意向 2. 患者の判断能力と対応能力 3. インフォームドコンセント(コミュニケーションと信頼) 4. 治療の拒否 5. 事前の意思表示(リビングウィル) 6. 代理決定(代行判断と最善利益)
QOL	1. QOLの定義と評価(身体・心理・社会的側面から) 2. 誰がどのような基準で決めるか 　・偏見の危険 　・なにが患者にとって最善か 3. QOLに影響を及ぼす因子 4. 生命維持についての意思決定
周囲の状況	1. 家族や利害関係者 2. 守秘義務 3. 経済的側面，公共の利益 4. 施設の方針，診療形態，研究教育 5. 法律，慣習，宗教 6. その他(診療情報開示，医療事故)

(Jansen, L. A. Ed.: *Death in the Clinic, Practicing Bioethics*. p.164, Rowman & Littlefield, 2006, および白浜雅司：臨床倫理の討論．白浜雅司のホームページ<http://square.umin.ac.jp/masashi/> <参照 2017-09-01>を参考に作成)

どうかは保証されない。たとえば初期がんであるのに手術療法を避け，民間療法のみを選択するなどである。また，医療側と患者側の情報格差から，患者はただ単に医者の言うことだけを聞いて，十分な知識や理解を得ないまま承諾することもある。

　このような医療側と患者側の関係を改善する目的で，近年，**共同意思決定** shared decision making(**シェアード-ディシジョン-メイキング**〔**SDM**〕)という考え方が医療現場に浸透してきた。2001年から共同意思決定国際会議 International Shared Decision Making(ISDM)Conference が2年ごとに開催され，医療現場における共同意思決定に関する多様な論点，および共同意思決定を支援する方法論などについて検討が重ねられている。

　共同意思決定の定義は多様であるが，「健康に関連した決定にあたって，医療者と患者が共同に(jointly)行う選択過程」[1]ととらえられ，①医師と患者が積極的に情報を共有する，②医師は患者の価値観・意向を積極的に追究する，③医師は患者が最善の治療選択できるよう支援する，④医師と患者は最終的に治療選択のコンセンサスにいたる，といった特徴がある。

---

1) Légaré, F. et al.: Patients' perceptions of sharing in decisions: a systematic review of interventions to enhance shared decision making in routine clinical practice. *Patient*, 5(1): 1-19, 2012.

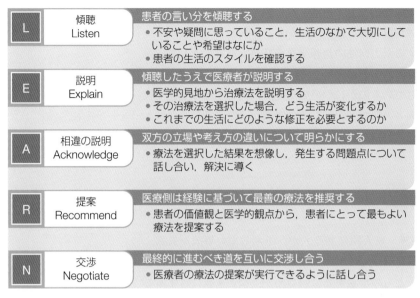

L	傾聴 Listen	患者の言い分を傾聴する • 不安や疑問に思っていること，生活のなかで大切にしていることや希望はなにか • 患者の生活のスタイルを確認する
E	説明 Explain	傾聴したうえで医療者が説明する • 医学的見地から治療法を説明する • その治療法を選択した場合，どう生活が変化するか • これまでの生活にどのような修正を必要とするのか
A	相違の説明 Acknowledge	双方の立場や考え方の違いについて明らかにする • 療法を選択した結果を想像し，発生する問題点について話し合い，解決に導く
R	提案 Recommend	医療側は経験に基づいて最善の療法を推奨する • 患者の価値観と医学的観点から，患者にとって最もよい療法を提案する
N	交渉 Negotiate	最終的に進むべき道を互いに交渉し合う • 医療者の療法の提案が実行できるように話し合う

○**図3-10　SDM実行のためのアプローチ方法（LEARNのアプローチ）**

○**表3-20　SDMを促す質問の例**

- 治療に期待するものはなんですか。
- 治療法を選択するのを決めるうえで必要な情報は十分ですか。
- 治療選択を考えるうえで，あなたにとって最も大切な点はなんですか。
- 手術に対して最も心配なことはなんですか。
- 治療選択を比較し，あなたにとってのそれぞれの長所，短所はなんですか。
- 決定にあたってほかに相談したい人はいますか。

（Stiggelbout A. M. et al.: Shared Decision making: really putting patients at the centre of healthcare. *British Medical Journal*, 344(7842): 28-31, 2012 より作成）

　次に，共同意思決定のプロセスを述べる（○図3-10）。SDMを進めるための手法には，米国医療研究品質庁が提唱するSHAREモデル[1]や，エルウィン Elwyn, G.らの3段階会話モデル[2]などいくつかあるが，ここではベルリン Berlin, E. A.らが提唱するLEARNのアプローチ[3]に基づいて解説する。LEARNのアプローチとは，患者に行動変容を促すための行動科学に基づいた方法論であり，SDMにおける患者との面談時に効果的なアプローチ方法である。まず，意思決定にかかわる事態について患者がどのように理解し，なにに疑問や不安をいだいているかを明らかにすることが重要である。また，患者や家族がおかれている現状（生活スタイルや信念・価値観など）を把握することも忘れてはならない。○表3-20のような質問は患者を理解するうえで効果的だろう。そして，医療者は患者の疑問や不安にこたえつつ，医療者

1 ）AHRQ：The SHARE Approach：a model for shared decision making. 2016-04（https://www.ahrq.gov/sites/default/files/publications/files/share-approach_factsheet.pdf）（参照 2021-11-01）.
2 ）Elwyn, G. et al.：A three-talk model for shared decision making: multistage consultation process. *The British Medical Journal*, 359：j4891, 2017.
3 ）Berlin, E. A. and Fowkes, W. C. Jr.：A Teaching Framework for Cross-cultural Health Care Application in Family Practice. *The Western Journal of Medicine*, 139(6)：934-938, 1983.

として患者にとって最善の医療法やケアの内容を根拠に基づいて説明する。この場合，一方的に医療者が説明するのみでかかわりが終わってはならない。医学情報・患者情報に関する双方向性の情報交換が必須である。そして，患者が医療者の説明についてどのように理解しているのか，理解に基づいてどのような選択をしようとしているのかについて，両者の間で十分な意見交換がなされる必要がある。両者の間で選択肢とその予後が十分に話し合われ，患者と医療者がコンセンサス（合意）にいたることが重要である。

I 家族支援

●**成人期にある患者と家族**　成人期にある人が，予期しない事故や災害，病にみまわれたとき，自分についての心配よりも，自分が働けなくなることで家計はどうなるのか，子どもの世話を誰に頼むのか，など家族に対する心配や不安をつのらせる状況をよく目にする。他方で，まったく家族と連絡をとることもなく，孤高に最期のときを過ごす決意をした終末期患者に出会うこともある。いずれの場合も，患者だけに目を向けてケアを行っても，決して患者の心配や不安，そして孤独を癒すことにはならないだろう。

　家族の定義は，第1章で述べたように一様ではない（●38ページ）。ここでは，家族というもののとらえ方を理解し，それに基づいて家族を1つの単位や総体として考えることで，患者と家族にとって最善の健康や安寧をもたらす看護援助について述べる。

1 システムとしてとらえる家族

●**単位・総体としての家族**　家族をとらえるには，まず家族を1つのダイナミックな総体として考えることが重要である。なぜなら，個々の家族を，ある一定の役割や機能をもつ典型的な例で示すことがむずかしいからである。

　たとえば，同じ地域に住む，40代の両親と中学生の男児という同じ家族構成の2つの家族に，父親のがん発症がわかったとき，2つの家族が直面する課題やたすけ合いの様相は異なるだろう。それは，直面する課題に対しての家族成員間のきずなや情緒的な反応，たすけ合い方，一致団結して目ざす目標が異なるからである。

●**システムとしての家族**　家族は，家族内に生じた課題に対し，家族成員が互いの気持ちや考えを共有し，助力や資源を出し合って支え合うなど，互いの力が発揮し合えるよう力動的にはたらく。そして，時間経過のなかで，家族におこったさまざまな課題を家族にとって最善の方向に導くよう団結力やきずなを深めていく。

　しかし残念なことに，家族内には負の力がおこることもある。たとえば，夫が不治の病になったとき，家族全員でその事実を受けとめられず，介護や経済的課題が妻の肩にだけかかったままでいると，いつのまにか気持ちのす

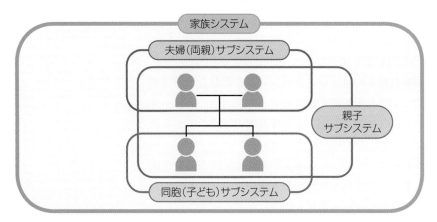

● 図 3-11 家族システム

れ違いが生じ，家族成員間に孤立やみぞが生じることもあるだろう。

このような家族成員間の相互作用に着目し，1つのシステムとして家族全体の機能がどのようにはたらくかをアセスメントすることが重要である。家族をシステムとしてとらえる際に，基本となる考え方は次のとおりである。

(1) 家族成員は互いに独立した存在であり，夫や妻，親と子のようにそれぞれに期待される役割を有する。また，それぞれの役割の間には，互いに期待する機能を果たし合うことにより形成される関係，たとえば，夫婦や親子，兄弟などの関係性を有するサブシステムをもつ（● 図 3-11）。

(2) 家族成員は相互に依存し，全体がかかわり合っている。たとえば，夫婦は互いに支え合いながら子どもを養育する役割をもっており，どちらかに負担がかかってしまうと，親子のきずなや関係性にも影響をもたらす。

(3) 家族成員に生じた課題について，家族成員はそれぞれの役割や機能により相互に力動的に影響し合い家族全体のシステムとしての機能を維持・安定しようとする。

(4) 家族成員1人ひとりの変化は1人にとどまらず家族全体に影響を与える。すなわち，ある家族成員の変化はほかの家族成員の変化を引きおこす。

2 家族機能

システムとしての家族の機能には，どのようなものがあるのだろうか。フリードマン Friedman, M. M. は，次の5つの**家族機能**をあげている[1]。家族成員が健康課題をもつことにより，これら5つの家族機能にも変化が生じる。

1 情緒機能 家族成員の心理・社会的ニードを満たす。

2 社会化と地位付与機能 生産的な社会人を輩出するために，子どもへの初期の社会化をおもに担い，同時に家族成員としての地位を子どもに与える。

3 ヘルスケア機能 食物，衣類，住居，ヘルスケアなど，人間が生きていくうえで最低限必要なものを供給する。

1）Friedman, M. M. 著，野嶋佐由美監訳：家族看護学. へるす出版，1993.

[4] **生殖機能**　家族の連続性を世代から世代へと保証し，人間社会を存続させる。

[5] **経済的機能**　十分な経済的資源を提供し，有効に配分する。

　家族機能の変化は，家族成員間でのコミュニケーションをとおして調整がなされる。家族成員が感じている心配や不安が言語的・非言語的に家族システム全体の課題として分かち合われることで，家族成員間の緊張やストレスが緩和される。

　また，家族成員で交わされるコミュニケーションや行動は，ほかの家族成員からの反応としてフィードバックされる。大切な家族成員に対する愛情や献身は，それを受けた家族成員の喜びや感謝としてフィードバックされ，家族成員の行動が互いの行動に影響し合うことになる。

3　家族アセスメント

　看護師は，システムとしての家族を全体的な視点からアセスメントしていく必要がある。カルガリー大学のライトにより開発されたカルガリー家族アセスメントモデルは，家族機能をアセスメントするうえで役だつ。

　このモデルでは，システムとしての家族について，①構造的局面 Structural dimension，②発達的局面 Developmental dimension，③機能的局面 Functional dimension の3局面から包括的にアセスメントする（○表3-21）。

　この項目に基づき，多面的に家族全体の機能をアセスメントし，家族成員の相互作用と健康問題の関係性をさぐることで，問題の明確化を行う。

○表3-21　家族アセスメントの項目概要

構造的局面のアセスメント	内的	誰が家族成員に含まれるか，家族成員はどのように結びついているか（例：家族構成，ジェンダーに基づく役割，家族のサブシステムなど）
	外的	家系や婚姻など，あるいは仕事や学校など社会的関係性において家族成員に関連する人々との結びつき
	文脈	民族，社会階級，宗教，環境など家族に関連する背景要因
発達的局面のアセスメント		ほとんどの家族が経過する典型的なファミリーライフサイクル 例：• 子どもの独立，婚姻による家族の拡大，子どもの養育，人生の後期における家族など，家族としてのライフサイクルの段階 • 家族のライフサイクルの段階におけるタスクと取り組み
機能的局面のアセスメント		• 手段的，日常的な生活活動の状態 • 情緒的コミュニケーション • 言語的，非言語的コミュニケーション • 問題解決 • 役割 • 影響度や力関係 • 信条 • 連携や協働

＊ 筆者がカルガリー家族アセスメントモデルを理解した内容をまとめたものである。

4 家族支援の実際

　直面している課題への家族成員全体での生産的な相互作用（支え合い，励まし合い，協力，連携，協働など）により，解決の方略を見いだし，きずなを強め，家族機能を健全に維持・促進し，家族の発達をとげていけるようにはたらきかける。そのために，次のような家族支援が必要となる。

1 家族成員とともに家族アセスメントを行う機会の設定

　家族支援の第一歩は，家族全体の問題に家族成員の誰かが気づき，気にとめることから始まる。家族が来院している際には声をかけ，患者が病にかかったことで家族内になにか気がかりなことは生じていないかなどについて話し合う機会をもつ。

　多くの場合，家族は自分たちのことは二の次で，患者のことで頭がいっぱいかもしれない。しかし医療者から，患者をサポートするために家族成員にも不安や負担が生じていないか，またそれに対処していく努力をしているかについてあらためて問われることで，自分達の状況を客観的にみることができるだろう。

　たとえば，一家の大黒柱である働き盛りの夫が進行がんと診断された家族では，妻が夫の看病のほか，家事，養育，医療費の算段，義母の在宅介護など，一度にすべてを1人の力で切り抜けようとして，心身の疲労とストレスのためにうつ状態に陥り，子どもたちの面倒をみることができない状況になっているかもしれない。そして子どもたちは，父親の病気がわるいものだとうすうす気づきながらも母親に相談できず不安をつのらせているかもしれない。

　こうした場合には，母親が自分の背負いすぎている課題に気づき，家族内・外のサポートを得る必要性を理解・納得できるよう，ねぎらいと励ましのなかで家族におこっている事態について一緒に整理する機会をもつ必要がある。そして，医療者は患者だけに目を向けているわけではなく，家族に対する調整や情報提供などの助力を行うことができる立場にあることを伝える。

2 家族の対処・解決能力促進への支援

　家族にとって重大な脅威をもたらす事態（親の進行がんの診断，青年期の子どもの多発外傷など）に対し，家族成員それぞれがその事態をどのように受けとめ，どのように対処しようとしているかについて，前述のように把握する。そしてその課題に対し，家族内・外における役割を遂行しながらどのように対応しようとしているか，そのためには，どのような情報や助力を必要としているか，課題の解決のために家族が協力できることや，互いに調整したり，ゆずり合ったりできることはなにか，などについて具体的に話し合うことの重要性を提案する。

　家族内での話し合いに，医療者が直接立ち入ることはできない。家族や家

族成員が課題をのりこえて発展できる力をもっていることを尊重し，その力を発揮していけるよう支える立場をとる。医療者が，家族を見まもり，家族が重要な決断をする過程において必要に応じ情報提供や助力を行っていく立場にあることを，できるだけ多くの家族成員に伝えておく。

　家族は，患者に対してどのようにかかわり，どのようなことを支援できるのか，はっきりとつかめずとまどっていることが多い。このような不安やとまどいを受けとめ，ときに，家族が看護師とともにケアに参加できる機会をつくるなどして，具体的に患者にどのような支援をしたいと思っているかについて話し合う。また，家族内で話し合ってほしいことを具体的に示し，家族成員が共有する時間をつくるよう促す。家族外の資源に気がついていなかったり，わかっていてもうまく活用することができていない場合は，情報提供を行ったり，必要に応じソーシャルワーカーなど専門職者を紹介することもよい。

3　家族間のサポートの促進

　看護師は家族の存在を気にかけ，言動のみならず表情や態度から不安や心配を察していく必要がある。ときには，家族に対しねぎらいや励ましの言葉をかけることも大切である。家族は医療者にどのようにかかわればよいのかとまどったり，遠慮を感じていることもある。

　たとえば，見舞いに訪れた家族に患者の病院での様子を話したりするなかで，家族の患者に対する思いやりや心配を把握できることもある。ともに患者のことを気にかけることで，家族の間での心配ごとや困っていることが話題となるかもしれない。そのような機会を通して，家族が相互に支え合い，励まし合うことの重要性を伝える。

　ときには，家族間で気持ちの離齬が生じていることや，ほかの家族成員に対する不満をぶつけられることがあるかもしれない。その際には，まず，否定的な感情を受けとめることが大切である。家族と一緒になって，ほかの家族への不満や怒りを増幅するような短絡的な言動はつつしまなければならない。

✐ work　復習と課題

❶ 大人の健康行動をはぐくむ看護のアプローチについて，禁煙を例にどんな方法が考えられるか話し合ってみよう。

❷ 効果的な症状マネジメントを導く看護アプローチにはどのようなものがあるか説明しなさい。

❸ 患者と看護師の人間関係はどのように構築されるのか，考えてみよう。

❹ グループダイナミクスとはなにか説明しなさい。

❺ 集団へのアプローチにおいて，看護師はどのようなかかわり方をするのが望ましいか，述べなさい。

❻ クリニカルパスとはなにか，説明しなさい。

❼ リスクマネジメントとはなにか，説明しなさい。

❽ 倫理の原則には，どのような事項があるかまとめてみよう。

❾ 医療場面における倫理的課題にはどのようなものがあるか，またそれに対し看護師はどのように向き合っていくべきか考えてみよう。

❿ 患者の意思決定を支援するうえで，看護師の役割はなにかまとめてみよう。

⓫ 家族機能にはどのようなものがあるか説明しなさい。

参考文献

1. 阿部俊子：質保証のためのさまざまな概念とその手法．インターナショナルナーシングレビュー 18（3）：50-56，1995．
2. 石川ひろのほか：人間関係論（系統看護学講座），第 3 版．医学書院，2018．
3. 大段智亮：続・わたしの助力論——人間関係の条件．医学書院，1977．
4. 岡堂哲雄：集団力学入門．医学書院，1974．
5. 厚生省編：厚生白書（平成 9 年版）．1997．
6. 小島操子：喪失と悲嘆——危機のプロセスと看護の働きかけ．看護学雑誌 50（10）：1107-1113，1986．
7. 小島操子：危機理論発展の背景と危機モデル．看護研究 21（5）：2-9，1988．
8. 小松浩子：尿失禁をもつ人への行動科学的アプローチ——行動療法に焦点をあてて．看護研究 29（5）：355-365，1996．
9. 高﨑絹子ほか編：看護職が行う在宅ケアマネジメント．日本看護協会出版会，1996．
10. 鷹野和美編著：チーム医療論．医歯薬出版，2002．
11. 武井勲：病院とヘルスケア機関のリスクマネジメント——医療事故防止対策に成功する 10 大理由．看護管理 9（11）：852-853，1999．
12. 田中夏貴ほか：家庭医療学におけるチームアプローチの重要性と日本における可能性ミシガン大学家庭医療学科における実例．家庭医療 13（1）：22-27，2007．
13. 森山美知子編著：ファミリーナーシングプラクティス——家族看護の理論と実践．医学書院，2001．
14. 森山美知子：カルガリー家族看護モデルアセスメントと援助の手引き．医学書院，1996．
15. 山上敏子：行動療法のもとにある思想（現代のエスプリ 279）．1990．
16. 山口隆ほか編著：やさしい集団精神療法入門．星和書店，1987．
17. 山口隆ほか：集団精神療法的アプローチ（集団精神療法叢書）．星和書店，1994．
18. Aguilera, D. C. 著，小松源助・荒川義子訳：危機介入の理論と実際．川島書店，1997．
19. Bandman, E. L. and Bandman. B.: *Nursing Ethics through the Life Span. 3rd. ed.* Appleton & Lange, 1995.
20. Benjamin, M. and Curtis, J.: *Ethics in Nursing, 3rd ed.* Oxford University Press, 1992.
21. Brammer, L. M. 著，対馬忠・対馬ユキ子訳：人間援助の心理学．サイマル出版会，1978．
22. Byrne, M. L.・Thompson, L. F. 著，小島操子ほか訳：看護の研究・実践のための基本概念．医学書院，1984．
23. Caplan, G. 著，新福尚武監訳：予防精神医学．朝倉書店，1970．
24. Comb, A. W. ほか著，大沢博・菅原由美子訳：援助関係——援助専門職のための基本概念．ブレーン出版，1985．
25. Fink, S. L.: Crisis and motivation: A theoretical model. *Archives of Physical Medicine & Rehabilitation,* 48（11）：592-597, 1967.
26. Hersey, P. and Blanchard, K. H. 著，山本成二ほか訳：行動科学の展開——人的資源の活用入門から応用へ．日本生産性本部，1979．
27. Knutson, J. F.(Ed.): *The Contorol of Aggression, Implications from Basic Research.* Aldine, 1973.
28. Moos, R. H.(Ed.): *Coping with Physical Illness, 2nd ed.* Plenum Med. Book Co., 1979.
29. Nelson, D. P. and Polst, G.: An Interdisciplinary Team Approach to Evidence-Based Improvement in Family-Centered Care. *Critical Care Nursing Quarterly,* 31（2）：110-118, 2008.
30. O'Connor, Annette：聖路加看護大学 COE 国際駅伝シンポジウム　第 3 回 自分で決めた生き方を実現するために．ナーシング・トゥデイ 20（3）：62-66，2005．
31. Peplau, H. E. 著，稲田八重子ほか訳：ペプロウ人間関係の看護論．医学書院，1973．
32. Phipps, W. J. et al.(eds)，高橋シュン監訳：臨床看護学Ⅰ（新臨床看護学大系）．医学書院，1983．
33. Wilson, G. T.: On the much discussed nature of the term "behavior therapy". *Behavior Therapy,* 9（1）：89-98, 1978.
34. Zander, K.: Nursing care management: Strategic management of cost and quality outcomes. *Journal of Nursing Administration,* 18（5）：23-30, 1988.

第 **3** 部

成人の健康レベルや状態
に対応した看護

Introduction

　第 1 部では大人の生活と健康についての理解を深めた。続く第 2 部では大人の健康生活のためにどのような看護が必要か、その基本的アプローチについて学習した。第 3 部ではそれらをふまえ、成人のさまざまな健康レベルや状態に対応した看護について学ぶ。すなわち、第 4 章：健康を増進するヘルスプロモーションについて、第 5 章：生活のなかの健康阻害要因と看護について、第 6 章：おもに急性疾患など健康の急激な破綻と回復を支援する看護について、第 7 章：慢性病とともに生きる人を支える看護について、第 8 章：障害がある人の生活とリハビリテーションについて、第 9 章：終末期ケアについて、第 10 章：療養の場を移行する患者の看護について、第 11 章：先端医療と看護支援のあり方について学ぶように構成されている。健康とはどのようなもので、それらはどのような要因で危険にさらされ、破綻し、再生・回復していくのかを知り、その過程で看護はなにができるのか、なにをすべきかについて追究していく。

対象理解	成人看護の基本	成人看護の実践
第 1 部 成人の生活と健康	**第 2 部** 成人への看護 アプローチの基本	**第 3 部** 成人の健康レベルや状態に対応した看護

第 1 章 成人と生活	
第 2 章 生活と健康	

第 3 章 成人への看護 アプローチの基本	

第 4 章 ヘルスプロモーションと看護	第 8 章 障害がある人の生活とリハビリテーション
第 5 章 健康をおびやかす要因と看護	第 9 章 人生の最期のときを支える看護
第 6 章 健康生活の急激な破綻とその回復を支援する看護	第 10 章 さまざまな健康レベルにある人の継続的な移行支援
第 7 章 慢性病とともに生きる人を支える看護	第 11 章 新たな治療法、先端医療と看護

第 4 章

ヘルスプロモーションと看護

本章の目標	□ ヘルスプロモーションと看護について学ぶ。
	□ 地域社会および職場における大人のヘルスプロモーションを促進する看護について，①個人の主体的な健康づくり，②健康増進のための環境づくり，という2つの視点から学ぶ。

A　ヘルスプロモーションと看護

　健康な生活を送っている人々が，さらに健康を増進できるように支援することは，大切な看護の役割である。ここでは世界保健機関（WHO）のヘルスプロモーションの考え方を示し，それに基づくヘルスプロモーションを促進する方法について，①個人の主体的な健康づくり，②健康増進のための環境づくり，の2つの視点から述べる。

1　ヘルスプロモーション

● ヘルスプロモーションとは　1986年，WHOの健康に関する国際会議でオタワ憲章が採択された。それによると，ヘルスプロモーションとは，「人々がみずからの健康をコントロールし，改善することができるようにするプロセス」であり，「身体的，精神的，社会的に well-being❶に到達するためには，個人や集団が（中略）環境を改善し，あるいはかえられない環境に対処することができなければならない」とされる[1]。つまり，ヘルスプロモーション促進のために，個人の主体的な健康づくりと，健康増進のための環境づくりという2つの方向性が示されている。

　また，2005年に開催されたWHOヘルスプロモーション会議で示されたバンコク憲章では，ヘルスプロモーションの定義を「人々がみずからの健康とその決定要因をコントロールし，改善できるようにするプロセスである」とし[2]，オタワ憲章におけるヘルスプロモーションの定義に「健康の決定要因」という用語が加えられた。健康の決定要因とは，人々の健康状態に大きく関連する社会・経済・環境的な要因であり，健康の社会的決定要因 social determinants of health（SDH）とよばれる（●表4-1）。人々の健康増進のために，このような社会的決定要因に対応することの必要性が示されており，とくに政府の責任が強調されている。

● ヘルスプロモーション活動の原則　バンコク憲章では，ヘルスプロモーションに不可欠な活動として以下があげられている。

❶well-being
　良好・快適な状態，安寧な状態，もしくは健やかな状態を意味する。

1）WHO：The 1st International Conference on Health Promotion, Ottawa, 1986（https://www.who.int/teams/health-promotion/enhanced-wellbeing/first-global-conference）（参照 2021-11-15）.
2）WHO：The Bangkok Charter for Health Promotion in a Globalized World（https://www.who.int/healthpromotion/conferences/6gchp/hpr_050829_%20BCHP.pdf?ua=1）（参照 2021-11-15）.

●**表 4-1　健康の社会的決定要因（明確な根拠を示すもの）**

社会格差	どの社会においても社会的地位が低いと寿命が短く，疾病にかかりやすい。保健政策は社会や経済的な健康の決定要因に取り組むべきである。
ストレス	ストレスのある環境にいる人々は，心配や不安を感じ，ストレスに対処することができなくなる。そのことで，健康を害し，早すぎる死にいたることがある。
乳幼児期	人生のスタートには，母親や子どもの支援が重要である。乳幼児期の発達と教育の健康への影響は生涯続く。
社会的排除	生活の質が低いと人生が短くなる。苦難や怒り，貧困，社会的排除，差別は命をけずることになる。
仕事	職場でのストレスは疾病にかかるリスクを高める。自分の仕事を管理できる人の方が健康状態がよい。
失業	仕事が確保されていることは，健康や安寧，そして仕事満足度を高める。失業の割合が高いと，病気になったり早すぎる死の原因になる。
ソーシャルサポート	家庭や職場，地域において友情や良好な関係，そして強力な支援ネットワークがあることは健康を増進する。
薬物依存	酒や薬物，タバコに走る人はそのことで被害を受ける。それは社会環境に影響を受けている。
食物	食物の供給を管理しているのは世界市場であるため，健康な食物の供給は政治的な課題である。
交通	健康的な交通環境は，公共交通機関が充実していて，自動車による移動が少なく，歩行や自転車による移動が多い環境である。

(Wilkinson, R. and Marmot, M.: *The solid facts；social determinants of health, 2nd ed.* WHO regional office for Europe, 2003 より作成)

1 **アドボケイト advocate**　人権と連帯に基づいて健康を積極的に支援すること。

2 **投資 invest**　健康の決定要因に焦点をあてた持続的な政策，活動，そしてインフラストラクチャーに投資すること。

3 **能力形成 build capacity**　政策形成，リーダーシップ，ヘルスプロモーションの実践，知識の移転や研究，そしてヘルスリテラシーのための能力を形成すること。

4 **規制と法制定 regulate and legislate**　すべての人々の健康と well-being を達成するために，有害なものから高度に保護し，平等な機会を保障するための規制と法律を制定すること。

5 **パートナーと提携すること partner and build alliances**　持続的な活動をつくりだすために，公的組織，民間組織，非政府組織や国際組織，そして市民社会とパートナーになり提携すること。

● **ヘルスプロモーション活動の方法**　オタワ憲章では，ヘルスプロモーション活動の方法として，①個人技術の開発，②健康的な公共政策づくり，③健康を支援する環境づくり，④地域活動の強化，⑤保健サービスの刷新の5つを提示している（●表 4-2）。これらは，前述の，個人の主体的な健康づくりと，健康増進のための環境づくりという2つの方向性に対応する。すなわち，対象別にみると，①は個人を対象として，②〜⑤は人々の生活を取り巻く物理的環境の整備や保健サービスの提供，制度の制定など，地域に居住する人々や職場で働く人々といった集団を対象としておもに行われる。

◉表4-2　ヘルスプロモーションの活動方法（オタワ憲章より）

（1）個人へのはたらきかけ
　①個人技術の開発
　　健康教育や情報提供を通して，個人がみずからの健康をコントロールできる能力
　　を向上させる。
（2）個人を取り巻く環境へのはたらきかけ
　②健康的な公共政策づくり
　　保健分野に限らず，公共政策のすべての分野で健康を重要な課題として位置づけ
　　る。
　③健康を支援する環境づくり
　　自然環境，労働環境，生活環境を健康に役だつように改善する。
　④地域活動の強化
　　住民みずからが健康に関する活動に参加し，主体的に行動できることを促進する。
　⑤保健サービスの刷新
　　健康に関する諸機関・団体の連携を推進し保健サービスの提供形態・内容の刷新
　　をはかる。

（宮﨑美砂子ほか編：最新公衆衛生看護学総論，第3版．p.20，日本看護協会出版会，2021による，
　一部改変）

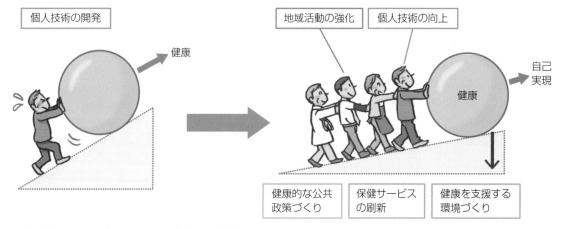

◉図4-1　ヘルスプロモーションと5つの活動
（島内憲夫・鈴木美奈子：ヘルスプロモーション──WHO：バンコク憲章（21世紀の健康戦略シリーズ6）．pp.83-85，垣内出版，
　2012，および藤内修二：オタワ宣言とヘルスプロモーション．公衆衛生61（9）：636-641，1997より作成）

　ヘルスプロモーションと5つの活動の関係を見てみよう（◉図4-1）。これ
までは，健康を高めるのは本人の責任であり，本人の力（個人技術の開発）で
努力すべきものであるとされてきた（◉図4-1-左）。しかし，ヘルスプロモー
ションでは，健康は自己実現のためにあるとしたうえで，個人の努力だけで
はなく，5つのヘルスプロモーション活動によって健康を増進することが示
されている（◉図4-1-右）。地域活動の強化によって本人をあと押しし，健康
を支援する環境や健康的な公共政策づくりによって坂道をゆるやかにし，保
健サービスの刷新によってこれらの活動が効果的に機能する背景をつくる。
　たとえば，喫煙しているAさんが，禁煙して市民マラソンに挑戦したい
と考えているとしよう（健康と自己実現）。ガムをかむなどで気をまぎらわし
たり，禁煙外来の情報をネットで検索したりした（個人技術の開発）ほか，同
じように禁煙を考えている職場の仲間どうしで禁煙を宣言し，禁煙方法の情
報を交換したり禁煙継続の気持ちを高め合ったりした（地域活動の強化）。

　一方，会社はタバコの自販機を撤去し，建物内を禁煙にした（健康を支援する環境づくり）。また，最近，Aさんの住む市では，市民ホールや図書館などが室内禁煙になり（健康的な公共政策づくり），いままでは医療費の高騰に頭を痛めていた市が市民の禁煙外来治療費の助成を始めたり，市内の飲食店の禁煙や分煙の協力を依頼することにした（保健サービスの刷新）。

● **WHO の予防のレベル**　以上のように，ヘルスプロモーションとは，「病気にならなければよい」というだけでなく，いまある健康状態をより高めるため，個人と集団・環境にはたらきかけることである。

　近年は予防にもその考え方が反映され，ゼロ次予防という概念が生まれている。

　WHO の予防のレベルは 4 段階あり，それぞれに疾病の出現あるいは悪化を最小限にするための対策が示されている（●表 4-3）。その対策には，個人の主体的な健康づくりと，健康増進のための環境づくりという，ヘルスプロモーションを促進する 2 つの方向性が含まれている。おもにゼロ次予防や一次予防は集団全体が対象となり，二次予防や三次予防はすでに疾病の徴候や症状をもつ人々が対象となる。各レベルは共通するところもあり相補的にかかわっている。

　1 ゼロ次予防　疾病になるリスクを高めることが知られている社会的，経済的，文化的要因などの発生とその定着を防ぐこと。大気汚染（温室効果ガス，スモッグなど）の予防のため工業地域と居住地域を分ける対策，公共交通機関や徒歩・自転車などの推奨などの対策，タバコの税金や価格を上げる対策など。

　2 一次予防　原因やリスクファクターをコントロールすることによって疾病の発生を予防すること。公共施設内の禁煙や分煙を促進するための対策，禁煙プログラム，予防接種など。

●**表 4-3　予防のレベル**

レベル	疾病の段階	目的	行動	対象集団と手段
ゼロ次予防	原因につながる社会経済的，環境的条件	健康影響を最小限にとどめるための条件を確立し維持する。	原因となる社会経済的，環境的，行動的条件の発生を防ぐための対策をとる。	・全人口集団，あるいは特定の集団 ・保健政策とヘルスプロモーション
一次予防	固有のリスクファクター	疾病の発生率を減少させる。	栄養改善，予防接種，環境改善のための個人的・社会的努力を行う。	・全人口集団，あるいは特定の集団 ・保健政策
二次予防	疾病の初期	罹患期間を短縮することにより疾病の存在率（有病率）を減少させる。	疾病の早期発見と迅速な治療を可能とする社会的プログラムを整備する（例：スクリーニングプログラム）。	・ハイリスクの人々や，患者 ・予防医学
三次予防	疾病の後期	合併症の数や影響を減少させる。	罹患期間の長い疾病や長期の障害の影響を緩和し，苦しみを減らし，患者が最大限有意義に過ごせるように支援する。	・患者 ・リハビリテーション

（WHO 著，木原雅子・木原正博監訳：WHO の標準疫学，第 2 版．三煌社，2008 による，一部改変）

　③二次予防　早期発見・治療によって疾患が重篤な状態に進行するのを防ぐこと。健康診査，がん検診など。

　④三次予防　疾病の進行を遅らせたり合併症を減少させたりすること。損傷や障害を少なくし，心の苦しみをやわらげ，疾病と共存し生活できるよう支援することが含まれる。治療やリハビリテーション，福祉施策の整備など。

2 個人の主体的な健康づくり

　ここでは，WHO のヘルスプロモーションを促進するための 2 つの方向性のうち，個人の主体的な健康づくりに焦点をあてる。

1 主体的な健康づくり

　主体的な健康づくりとは，人々が健康の回復や増進のためになると信じ，みずから行う行動であり実践である。みずから健康に関心を向け，自身の健康に責任をもつことである。主体的な健康づくりには，体重が増加ぎみであれば減量することや，喫煙者であれば禁煙することなど，健康にマイナスにはたらくものを除外するという防衛的な行動と，健康を現状よりもさらに高めるために，通勤時に一駅手前で電車を降りて歩くようにすることや，社員食堂での昼食に必ず野菜の小鉢を一品つけることなど，健康にプラスにはたらくものを増やすという積極的，付加的な行動がある。

2 主体的な健康づくりのための支援

　健康のための行動や実践は，その人がはぐくんできた健康観や人生観に基づくものであり，容易にかわるものではない。人々が自身の生活上の改善点を認識し，健康増進へ強く動機づけられない限り，その人の行動やライフスタイルをかえることは望めない。また動機づけられたとしても，その人自身が健康増進のための方法や力を獲得していなければ，主体的な健康づくりは継続されない。

　人は本来，自分の問題を解決することのできる能力をもっている。健康づくりのための行動や実践をするかどうかは個人の主体性に基づくものである。看護師の行う支援は，その人がもっている力や強みを引き出し，その人自身が健康づくりの行動や実践を増進することを支援するものである。その支援方法については，「第3章 A. 生活のなかで健康行動を生み，はぐくむ援助」(◐92 ページ)と，「第7章 B. 慢性病とともに生きる人を支える」(◐248 ページ)に記載されているので参照されたい。

　ここでは，とくに主体的な健康行動の増進に必要な**ヘルスリテラシー**と，小集団(グループ)の活用について述べる。

●**ヘルスリテラシー**　WHO によると，「ヘルスリテラシーは，認知面や社会生活上のスキル(あることを行うための技術的な能力)であり，健康を維持・増進するために必要な情報にアクセスし，理解し，活用することができ

る個人の能力や意欲を示すものである」と定義されている[1]。これは，健康に関するパンフレットを読んだり，病院の予約を行ったりできることだけを示しているのではなく，みずから健康に関する情報に接する機会を増やしたり，それを効果的に利用できる能力をも示している。このことは，インターネットで情報を検索し，各情報を比較分析して検討し，買い物や娯楽など日々の生活にいかしている読者には容易に理解できるだろう。

　すなわちヘルスリテラシーとは，どこに必要な情報があるかを知り，それを得て理解し，自分に合った方法で利用する，という主体的に認識して行動できる力のことである。

　さらに個人の健康増進だけでなく，地域社会の健康増進を目ざして主体的に行動するためのスキルや自信の程度も示しており，個人の健康にとどまらない，自身を取り巻く環境や社会にはたらきかける能力も示している[2]。

　医療者は人々に対して，単なる情報の提供だけではなく，その人のヘルスリテラシーを高めるようなはたらきかけが必要である。また，後述する集団に対する予防戦略と個人へのヘルスリテラシーを高めるようなはたらきかけを同時に行うことで，疾病予防のためのより効果のある活動ができるだろう。

● **小集団（グループ）の力を活用する**　主体的な健康づくりのための実践を行う際に，集団の力を活用することは効果的である。仲間と一緒にウォーキングをすることを考えてみよう。仲間と一緒にすることで楽しく継続して健康づくりを行うことができるだろう。それは，「仕事が忙しくて思うように時間がとれない」とか「集合場所に来るまでがおっくうだ」など，健康づくりにかかわる現実の問題について仲間から受けとめられる思いをし，「俺もそうだ」と共感され，励まし合うことができるからである。また，たとえばウォーキングを通して，いきいきと生活を楽しんでいる仲間を自分の行動モデルとしたり，自分も仲間を支える体験をすることによって，自己効力感，有能感，意欲などが高められる。

　看護職は，対象となる人々の主体的な健康づくりのために，このようなグループ活動を組織・育成することができる。また，このようなグループは，人々が参加することができる特定の地域や職場の社会資源にもなるのである。

3　健康増進のための環境づくり

　ここでは，WHO のヘルスプロモーションを促進するための 2 つの方向性のうち，健康増進のための環境づくりに焦点をあてる。ここでいう環境には，自然・物理環境だけでなく，制度や人間関係といった社会的環境および文化的環境が含まれる。

　健康増進のための環境づくりは，特定の人に対してではなく，その人を取り巻く環境やその人が所属する地域や職場などの集団を対象として行われる

---

　1 ）WHO：*Health Promotion Glossary*. p.10, 1998.
　2 ）中山和弘：ヘルスリテラシーとヘルスプロモーション．病院 67（5）：394-400，2008.

ことが多い。たとえばウォーキングができる道路の整備や施設内分煙のための制度づくり，メタボリックシンドローム予防キャンペーンや肥満予防教室の開催などがこれにあたる。集団全体の健康を増進することは，個別支援より多くの人々への効果が期待でき，効率的であるという側面もある。

1　集団の健康を増進するための方法

● ポピュレーションアプローチとハイリスクアプローチ　集団全体の健康を増進するために，その対象と方法を考えるにあたっては，集団特有のメカニズムを理解する必要がある[1]。

　高血圧の人が脳血管疾患に罹患しやすいハイリスクな人々であることはよく知られている。では，脳血管疾患に罹患する人の数を減少させるためには，高血圧の人々にはたらきかけることが最も有効なのだろうか。◎図4-2は，架空の集団の血圧値の分布のイメージ図である。一般にこのような分布は集団の平均値にあたる人々の人数が最も多く，そこを頂点とした山型を描く。右の山の裾野にあたるところが高血圧の人々であり，この人々は脳血管疾患にかかる率（罹患率）も高くなる（右肩上がりの赤い線）。しかし高血圧の人だけが脳血管疾患に罹患するわけではない。高血圧ではないが平均値より血圧の値が高い人も罹患率は高く，その人数は高血圧の人よりも多いのである。

　たとえばこの集団において，高血圧の人が100人，正常値だが平均より血圧高値の人が500人いたとしよう。高血圧の人で脳血管疾患に罹患するのは10人に5人，血圧の値が高い人は10人に2人であるとすると，この集団で脳血管疾患に罹患するのは，高血圧の人で50人，正常値だが平均より血圧高値の人々は100人ということになる。このように，集団全体でみると，正常範囲だが平均より血圧高値の人のほうが，高血圧の人よりも脳血管疾患に罹患する人数が多いのである。つまり脳血管疾患を減らすには，高血圧の人だけを治療するのみならず，血圧の高めの人にもはたらきかける必要があることがわかる。

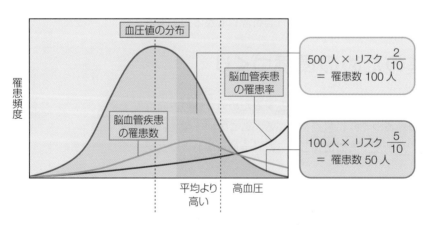

◎図4-2　血圧値と脳血管疾患罹患率および罹患数の関係のイメージ図

1）水嶋春朔：地域診断のすすめ方，第2版——根拠に基づく生活習慣病対策と評価. pp.62-101, 医学書院，2006.

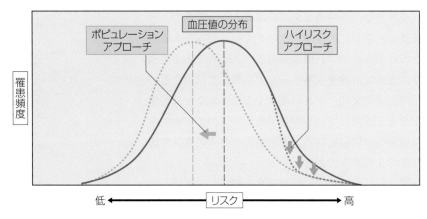

●図4-3　ハイリスクアプローチとポピュレーションアプローチ

●表4-4　ポピュレーションアプローチの例

類型	メディアや媒体を利用したPR型	教室活動型	地域づくり型	施策開発型
対象	不特定多数の集団の人々	同じ健康課題あるいは属性を共有する人々	集団の健康にかかわる人々，集団全体	集団全体
方法	メディア，SNS，リーフレットなどを活用したPR	ヘルスアップ教室，肥満予防教室，転倒予防教室などの開催	集団の人々と関係者で組織をつくり，協働で健康課題を解決する	法や制度を制定する

　また，この地域の人々の血圧がかりに5 mmHgずつ下がれば，集団全体の血圧の平均値も下がり，ハイリスクの人々も大幅に減少する（●図4-3）。このように集団全体にはたらきかけて，多くの効果をもたらす方法を**ポピュレーションアプローチ**といい，高血圧の人々といったリスクの高い人々にはたらきかけることを**ハイリスクアプローチ**という。

　ポピュレーションアプローチによってよい結果が得られた場合，その効果は非常に大きいが，たとえば血圧を5 mmHgずつ下げた場合のように，1人ひとりの効果は目に見えにくい。一方，ハイリスクアプローチでは，治療や保健指導によって血圧を正常値に減少するなど，個人の効果が見えやすいという特徴がある。ハイリスクアプローチとポピュレーションアプローチの併用は，集団の健康を増進するために有効な方法とされている。

　ポピュレーションアプローチの例としては次のようなものがある（●表4-4）。

(1) PR型：メディアや媒体を利用したPR型では，テレビなどのメディアやリーフレットなどの媒体を利用して集団の人々に広くPRするものである。メタボリックシンドロームが人々に広く周知されたのもこのタイプの方法によるものである。

(2) 教室活動型：教室活動型では，肥満傾向をもつ人々，子育て中の母親など，同じ健康課題や属性あるいは境遇を共有する人々を募集して，肥満予防教室や育児教室などを行うものであり，複数回で終了する複数回完結型と継続して実施するタイプがある。

（3）地域づくり型：地域づくり型は，当事者である集団の人々と協働で，その集団の健康課題を解決し，さらに健康増進を目ざす取り組みである。集団の人々にどのようにはたらきかければよいのか，当事者である集団の人々と話し合ったり，ともに計画を立案するなど協働して活動を進めていく。それは，生活の実態や文化，それに基づく支援方法などは当事者である集団の人々が最もよく知っているからであり，このプロセスを通して，人々が集団の健康への関心を高め，課題解決のための意欲や能力をはぐくむことが期待できるからである。

（4）施策開発型：施策開発型は，特定の集団に法や制度を制定し，継続して安定的に健康増進のための環境をつくるものである。たとえば，自動車のシートベルト着用という規制によって，事故による死亡や傷害を大幅に減少することができる。

2　社会のしくみにはたらきかける

　ヘルスプロモーションの，バンコク憲章で示された健康の決定要因への対応は，国による社会のしくみへのはたらきかけが不可欠となる。健康の決定要因である所得と教育背景が健康に関連することはよく知られており，わが国においても，所得の格差が健康の格差を生じているといわれている[1]。

　失業し，住居を追い出され，その日の食事代さえ事欠くような人に，栄養バランスのよい食事を指導してなんの意味があるだろう。高血圧や高コレステロールなどの生物学的要因だけでなく，集団の健康を考えるには，仕事と収入，住居が確保されるといった社会の構造的なしくみをつくる必要がある。

---

column　感染症に対する社会的な取り組み

　社会のしくみにはたらきかける取り組みは，とくに感染症において重要である。とりわけ感染力が強く国境をまたぐような世界的な流行（パンデミック）になった場合は，国や政府の迅速かつ強力な介入（取り組み）が不可欠になる。

　新型コロナウイルス感染症（COVID-19）を例にあげてみよう。COVID-19の感染経路は，飛沫感染と接触感染であり，マスクを着用する，人との間隔を空ける，手洗い・手指消毒を徹底する，3密（密集・密接・密閉）を回避するなど個人レベルでの感染予防が必須である。さらにわが国では，より効果的・集中的な感染防止のために，感染者数の状況に応じて飲食店の営業時間の短縮，テレワークの促進，外出・移動規制，イベントの人数制限など，政府や都道府県による社会的な取り組みが行われた。加えて，新規入国者の

停止，出国前72時間以内の検査証明の提出と入国時の検査，入国後の14日間のフォローアップなどの出入国における防疫措置も行われた。

　また，急激な感染拡大に伴い，重症者が増加して医療体制が逼迫することを防ぐため，国や自治体単位で何度か非常事態制限が発出された。このように，経済活動の抑制が要請された場合には，その期間の金銭的な補償もあわせて行われる必要がある。人々が生活している以上，経済活動と感染拡大防止の両側面からの判断が必要となる。

　このような状況であっても看護の基本はかわらない。感染者への対応や人々の不安への対応において，看護職は人々の思いを尊重した看護を意識して行う必要がある。

1）近藤克則：健康格差社会──何が心と健康を蝕むのか. 医学書院，2005.

　ヘルスプロモーションを促進する社会とするための手段としては，政治の力が大きい。看護師には，保健医療の専門職として，社会のしくみの網から抜け落ち，健康を障害している社会的弱者の人々の実態を知り，それを行政や社会に提示する責任がある。

　一方，近年では，大気中の粒子状物質，放射線などの物理・化学的な環境や，またごみ問題や食品添加物などが，人の健康へ及ぼす影響に関心が高まっている。このような問題には人々の健康をまもるための公共政策が必要である。わが国では，「環境基本法」によって大気や水質，土壌の有害物質濃度の基準など，環境政策の基本となる事項が定められ施行されている。

B　ヘルスプロモーションを促進する看護の場と活動

　ここでは，大人の主たる生活の場である地域社会と職場において行われるヘルスプロモーション促進のための活動を，個人の主体的な健康づくりと，健康増進のための環境づくりという2つの方向性をもとに述べる。

1　地域社会におけるヘルスプロモーションを促進する看護

　大人の生活の場である地域社会では，ヘルスプロモーションを促進するために，市区町村を中心として，看護師や保健師によりさまざまな保健活動が行われている。

1　個人の主体的な健康づくりのための支援

　個人の主体的な健康づくりのための支援として，健康相談，健康教育，健康診査時の保健指導，家庭訪問などを通して，個人の健康行動を増進する活動を行っている。また，同様の健康課題に関心がある人々を対象とした教室活動において，小集団（グループ）を活用した健康づくりのための支援を行っている。

2　健康増進のための環境づくり

● **健康増進のための施策**　2000年（平成12）年，壮年期死亡の減少，健康寿命（◗56ページ）の延伸，生活の質の向上を目的とし，「21世紀における国民健康づくり運動」（健康日本21）が策定された。また，2003（平成15）年には，「健康日本21」の法的基盤として「健康増進法」が施行され，健康づくり対策の促進がはかられた。2013（平成25）年度からは，健康日本21（第二次）が実施され，その評価を踏まえ，2024（令和6）～2035（令和17）年度まで「健康日本21（第三次）」が実施される（◗68ページ）。「健康日本21（第三次）」の基

表 4-5　健康日本 21(第 3 次)における目標例

目標	指標	目標値
喫煙率の減少	20 歳以上の者の喫煙率	12%
糖尿病有病者の増加の抑制	糖尿病有病者数の推計値	1,350 万人
健康経営の推進	保険者と共に健康経営に取り組む企業数	10 万社
若年女性のやせの減少	BMI18.5 未満の 20 歳～30 歳代女性の割合	15%

(「健康日本 21(第三次)」を推進する上での基本方針〈https://www.mhlw.go.jp/content/10904750/001102267.pdf〉による)

本的な方向は,「健康寿命の延伸と健康格差の縮小」であり,「誰ひとり取り残さない健康づくり」と「より実効性を持つ取り組み」を通じて行う。そのために,①個人の行動と健康状態の改善(健康の生活習慣の改善と生活習慣病の発症予防・重症化予防,生活機能の維持・向上),②社会環境の質の向上(自然に健康になれる健康づくり,社会とのつながり・心の健康の維持・向上,誰もがアクセスできる健康増進のための基盤整備),③ライフコースアプローチを踏まえた健康づくり(各ライフステージに特有の健康づくり),を行う。アクションプランの提示や ICT の利活用,企業の健康経営や女性の健康に関する目標設定などの特徴が含まれる(表 4-5)。

● **健康増進のための地域づくり**　ある人が運動不足を自覚し,毎日 1 万歩を歩くよう動機づけられても,ウォーキングコースがなかったり,ウォーキングを「遊んでいる」とみられるような土地がらでは,健康づくりを継続できない。このように,個人の主体的な健康づくりを支援する地域づくりも不可欠である。

市区町村では保健師が,健康に関する住民グループを組織して育成したり,健康推進員など健康に関する知識をもった住民リーダーを育成したり,住民とともに地域の保健福祉計画を策定するなど,住民が自分の住む地域の健康に関心をもち,個人の健康づくりを促進できるような地域づくりを目ざして活動している。

● **地域包括ケアシステム**　国は高齢者に焦点をあて,団塊の世代が 75 歳以上となる 2025 年をめどに,重度の要介護状態となっても可能な限り住み慣れた地域で自分らしい暮らしを人生の最期まで続けることができるよう,地域の包括的な支援・サービス提供体制(**地域包括ケアシステム**)を構築することを推進している。

地域の包括的な支援・サービス提供体制とは,住まい(生活の基盤として必要な住まいの整備)・医療(在宅医療など)・介護(介護保険サービスなど)・予防(介護予防や健康づくりなど)・生活支援(見まもりやサロン活動,配食サービス,権利擁護など)が一体的に切れ目なく提供される体制のことであり,その主体となるのは市町村であるとされている(図 4-4)。この地域包括ケアシステムは高齢者に限ったものではなく,子どもや障害者など,すべての地域の人々のためのしくみとしてとらえることができる。

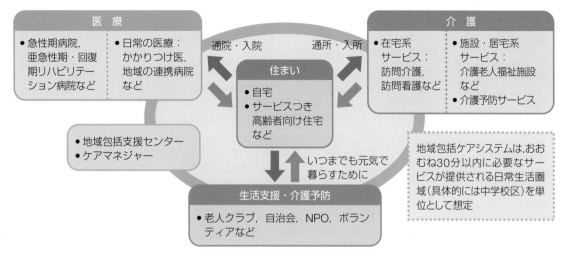

◉図 4-4　地域包括ケアシステム
(厚生労働省：地域包括ケアシステム＜https://www.mhlw.go.jp/stf/seisakunitsuite/bunya/hukushi_kaigo/kaigo_koureisha/chiiki-hou
katsu/＞＜参照 2021-05-04＞による，一部改変)

② 職場におけるヘルスプロモーションを促進する看護

1 個人の主体的な健康づくりのための支援

　労働者が 1 日の活動時間において最も長い時間を過ごす職場でも，健康増進および疾病予防のための保健活動が行われている。看護職は，健康相談や，健康診断の事後指導，安全衛生教育(従事する業務に関する安全または衛生のための教育)，健康教育などにおいて，労働者の健康づくりの支援を行っている。

2 健康増進のための環境づくり

　職場においては，労働者が快適に働けるよう，仕事と人の調和をはかっていかなければならない。

● **職場における健康障害**　職場における健康問題として，**職業性疾病**がある。職業性疾病とは，特定の業務に従事することによって発生する健康障害をいう。物理的要因による疾病(高気圧障害，職業性難聴，電離放射線障害，塵肺_{じんぱい}など)，化学的要因による疾病(有毒ガス中毒，有機溶剤中毒，重金属中毒など)，作業態様による疾病(VDT 症候群，振動障害，職業性腰痛など)がある(◉表 4-6)。

　近年は，仕事に関する強い不安，悩み，ストレスを訴える労働者の割合が増加し，職場における**メンタルヘルス**が重要な課題になっている。

　このような労働に起因する健康障害の予防は不可欠であり，健康を増進する労働環境や作業条件をつくりだし，改善する取り組みが必要となる。

⦿表4-6　代表的な職業性疾病

職業性難聴	騒音の出る職場で長時間騒音にさらされることにより生じる難聴で，ほとんどの場合，耳鳴を伴う。
振動障害	削岩機やチェーンソーなどの振動機具からの激しい振動を長時間受けることによって，手指の血管運動神経が影響され血行障害が生じる。手指血管の痙攣発作がおこる，発作的に手指が白くなる，しびれ感，感覚鈍麻や不快感などの症状を伴う。
電離放射線障害	電離放射線は医療，原子力発電所，研究の場などでよく用いられる。電離放射線の人体への有害な影響としては発がん，遺伝的影響，造血器障害，白内障，皮膚障害などが知られている。
塵肺	主として小さな土ぼこりや金属の粒（珪酸，石綿など）などの無機物または鉱物性の粉塵の発生する環境で仕事に従事することによって，粉塵を長い年月にわたって多量に肺に吸い込み，この粉塵を核にして肺が反応し，変化をおこした疾患である。塵肺にかかると，肺に線維性の組織が増え，肺胞，細気管支，血管などの組織がこわされ呼吸困難を引きおこす。肺結核，続発性気管支炎，その他の合併症を引きおこす。
有機溶剤中毒	水にとけにくい物質を有する有機化合物を一般に有機溶剤といい，塗料の製造，塗装，洗浄，印刷，物の接着などに広く用いられている。有機溶剤による健康障害には，中枢神経抑制作用（麻酔作用）と個々の有機溶剤に特有な臓器特異性健康障害（肝障害，末梢神経障害，貧血，視神経障害，網膜障害）があり，使用頻度の高いトルエン，キシレン，トリクロルエチレン，ノルマルヘキサンをはじめとする54種類が有機溶剤中毒予防規則の適用を受ける。
職業性腰痛	職業上発生する疾患として最も多い。過重な作業負荷により腰・背部の骨・筋・腱・靱帯などが損傷を受けて疼痛をきたすもので，重量物の取り扱い，中腰姿勢など不自然な姿勢での作業，同一姿勢を長時間保持する作業を含む職場で多発する。急激な一時的負荷によるもの（急性腰痛症）と，繰り返し負荷の累積によるもの（慢性腰痛症）とがある。
VDT（visual display terminals）症候群	パソコンの普及などにより情報端末を用いるVDT作業が増加した。VDT作業による眼精疲労，連続キー操作や長時間同一姿勢による肩こり，腰痛，精神神経疲労などの症状をきたす。

● **健康増進のための施策**　労働者の健康をまもる法律には，「労働基準法」や「労働安全衛生法」がある。

　「労働基準法」では，過重労働による健康障害を防ぐため，労働時間や休日といった労働条件のほか，定期健康診断の実施などについて定められている。

　一方，「労働安全衛生法」は，健康障害の防止と，より快適な職場環境づくりを目的とした法律である。常時50人以上の労働者を雇用する事業所には産業医をおくこと，衛生に関する技術的事項を管理する衛生管理者の選任，および衛生管理委員会の設置を義務づけている。

　さらに国は，健康診断の結果に基づく運動指導，メンタルヘルスケア，栄養指導，保健指導などの実施により，労働者の心と身体の総合的な健康づくりを目ざした**トータルヘルスプロモーションプラン** total health promotion plan

(THP)を推進するとともに，ストレスチェック制度(◐33ページ)などの職場のメンタルヘルス対策の強化をはかっている。

● **健康増進のための産業保健活動**　職場における労働者の健康増進のための産業保健活動として，①作業環境管理，②作業管理，③健康管理の3つがあり，これらを円滑および効果的に推進するために，④労働衛生管理体制の確立や，⑤労働衛生教育が行われている。

　1 **作業環境管理**　作業環境中の物理的・化学的有害要因を排除することにより，健康障害の発現を防止し，良好な作業環境をつくりだし，それを維持することをねらいとする。局所排気装置，全体換気装置の設置，有害物質発生源の密閉設備の設置などの環境改善，施設・設備のメンテナンス，作業環境測定などを行うものであり，喫煙対策も含まれる。

　2 **作業管理**　作業方法の改善や労働時間・作業内容の適正化をはかり，労働負担を軽減し，労働者に対する労働の悪影響を少なくし，働きやすい条件をつくりだすことを目的とする。作業方法の改善，労働時間および作業時間の規制や休止時間の設定，保護具(耳栓，遮光用保護眼鏡，防塵マスク，保護手袋など)の使用などである。職場で活動する看護職(保健師，看護師など)は，労働者の働いている職場を巡視し，作業環境の実態や作業方法の変更などを把握し，作業手順がまもられているか，保護具の使用状況などを観察する。

　3 **健康管理**　労働者の健康と職場環境および作業との関連を把握することにより健康障害を未然に防ぎ，快適な状態で仕事ができるようにすること，また生活全般にわたる健康支援活動を通じて健康の保持・増進をはかることをねらいとする。保健計画策定，健康診断(従業員に対する一般健康診断や有害労働に従事する労働者に対する特殊健康診断など)，健康相談，メンタルヘルス対策，中高年齢者対策，身体障害者対策，救急処置などが含まれる。

　4 **労働衛生管理体制の確立**　作業環境管理，作業管理，健康管理を効果的に進めていくために行われるものであり，安全衛生管理体制の整備，安全衛生に関する計画立案および総合評価などが行われる。

　5 **労働衛生教育**　労働が健康に与える影響や健康障害を防ぐ方法を労働者が理解し，実行できることをねらいとする。労働安全衛生法では，雇い入れおよび作業内容変更時に行う教育，特定の有害業務就業時に行う教育，新たに職務につくことになった職長に行う教育が義務づけられている。

● **職場における健康づくり活動**　職場における健康づくり活動として，喫煙を例にとれば，職場内にタバコの自動販売機を設置しない，分煙の徹底を衛生委員会に提案する，社内公報誌に喫煙の健康障害に関する記事を掲載する，禁煙のための教室活動や禁煙マラソンを企画・実施する，禁煙への関心を高めるため社員と職場管理者への健康教育を実施する，などを総合的に行う。また，社員や職場の管理者の喫煙・禁煙に関する意見を聞いたり，イベントや教室活動の企画に参加してもらうことで，タバコを吸うことを容認していた組織文化をかえる機会にできる可能性がある。

📝 **work** 復習と課題

❶ ヘルスプロモーションとはなにか述べてみよう。

❷ 個人の主体的な健康づくりとはなにか，支援する方法にはなにがあるか述べてみよう。

❸ 健康増進のための環境づくりとはなにか，支援する方法にはなにがあるか述べてみよう。

❹ 地域社会におけるヘルスプロモーションを促進する看護について，①個人の主体的な健康づくり，②健康増進のための環境づくりの視点から説明してみよう。

❺ 職場におけるヘルスプロモーションを促進する看護について，①個人の主体的な健康づくり，②健康増進のための環境づくりの視点から説明してみよう。

参考文献
1. 木下由美子ほか編：エッセンシャル地域看護学，第2版．医歯薬出版，2017.
2. 近藤克則：健康格差社会——何が心と健康を蝕むのか．医学書院，2005.
3. 島内憲夫・鈴木美奈子訳：ヘルスプロモーション——WHO：オタワ憲章（21世紀の健康戦略シリーズ1・2）．垣内出版，2013.
4. 島内憲夫・鈴木美奈子：ヘルスプロモーション——WHO：バンコク憲章（21世紀の健康戦略シリーズ6）．垣内出版，2012.
5. 水嶋春朔：地域診断のすすめ方，第2版——生活習慣病対策と評価．医学書院，2006.
6. WHO著，木原雅子・木原正博監訳：WHOの標準疫学，第2版．三煌社，2008.

第 5 章

健康をおびやかす要因と看護

本章の目標	□ 健康とはなにかを，環境・人間・病因の3方向から検討し，看護にとっての健康の考え方を学ぶ。
	□ 健康バランスに影響を及ぼす要因にはどのようなものがあるかを学ぶ。
	□ ストレスが健康に及ぼす影響と，その対処について理解する。
	□ 健康生活をおびやかすさまざまな要因についてその実態を知り，生活行動にひそむ危険性と，それを予防，修正することの重要性を学ぶ。

　本章では，健康に影響を与える顕在的・潜在的な要因（危険性）について理解し，なかでも健康生活をおびやかす危険性を未然に防ぐため，日常生活行動を修正できるよう支援する看護の重要性について学ぶ。

A 健康バランスの構成要素

● **健康バランス**　人間の健康は，環境から受ける外的刺激因子と，人間の側の主体的条件との相互作用のバランスの上になりたっている。この考え方はアメリカの予防医学者であるレヴェル Leavell, H. R. とクラーク Clark, E. G. により提唱された（◐図 5-1）。

　さらに，環境と主体に病因が加わることで示されるものが，その人のその時点での健康状態である。

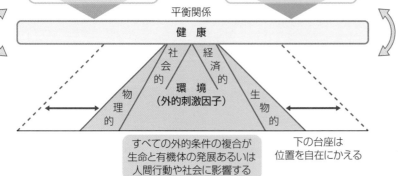

◐**図 5-1　健康成立のモデル**
(Leavell, H. R. and Clark, E. G.: *Textbook of Preventive Medicine.* MacMillan, 1953 より作成)

● **環境**　環境要因とは，その人が暮らす場所（緯度・経度，高度，地形・気象条件など），文化・経済的発展状況ならびに社会インフラ❶の普及状況や，その人を取り巻く動植物生態系など，さまざまな外的条件の複合状態といえる。

　これらには，健康状態に好ましい影響を与えるものもあればそうでないものもある。気象条件の厳しさや外敵としての動植物の存在はもとより，経済や社会の発展も，産業構造や人口の移動などを通じて人々の健康に影響を及ぼす。また，感染症の発生や伝播経路，上下水道や廃棄物処理などの環境衛生，受けることのできる医療サービスの水準や有効な薬剤の開発などもおおいに影響する。過度な都市化や人口増大，競争社会の出現は，特有の精神疾患をもたらすことがあり，大気汚染や環境破壊あるいは自然災害などは，広範囲，多数の人々の健康にかかわる問題となる。

● **人間**　人間の側の条件には，人種や年齢，身体的特徴としての生物学的な性別に加え，ジェンダーレス，トランスジェンダーなど多様な性のあり方についても注目されている。さらに，個人や個体の資質（免疫機能や自然治癒力），遺伝的要因や成育状態や栄養状態，生活習慣など多くの要因が関与する。

　いずれの場合も人間には生体の内部環境を一定に保とうとする**恒常性（ホメオスタシス）**維持の機能が備わっている。そのほか，ストレスへの対処機制なども，外部の変化や攻撃因子に反応して健康バランスの乱れが生じた際に，内的構造の乱れを修正するが，この機能にも個人差がある。そのため，日常のストレスをどのように受けとめ対処しているのか，また，その人が過去に出会ったストレスフルなできごとや，それらにどのように対処してきたかなどの情報を，看護に役だてるために収集しておくとよい。

● **病因**　病因とは，人体に直接作用して，健康状態を低下させたり疾病に罹患させたりするはたらきをもつものをいう。多くは細菌・ウイルスなどの生物因子であるが，発がん作用を有する化学的刺激や食品添加物などもこれにあたる。

　また，以前は人体に作用しなかったウイルスの新型が発生したり，世代交代を繰り返すうちに強力な力をもつにいたったり，薬剤耐性菌（◯195ページ）が出現したりすることもある。さらに，疾病のなかには，明確な病因が明らかでないものもある。

（◯195ページ）

B　健康バランスに影響を及ぼす要因

　前述した健康バランスの構成要素は，人の認知・行動によって影響を受け，その結果，健康バランスが変化する。なかでもとくに重要なものがライフスタイルと，ストレスへの対処である。

NOTE

❶社会インフラ

　人間の活動を支える基盤（インフラストラクチャー infrastructure）のなかでも，とくに生活や福祉に関するものを意味している。「インフラ」は「インフラストラクチャー」の略である。社会インフラには水道設備や医療・福祉制度などが含まれるとされるのが一般的である。

1 ライフスタイルと健康問題

　ライフスタイルとは，ウェーバー❶が提唱した概念である。ウェーバーは，人々が社会的な生産階級や生活レベルなどの背景に応じて特徴的な生活様式をもつことを発見し，それをライフスタイルと名づけた。現在では，個々人の具体的な生活習慣や健康意識・価値観など，人生においてその個人が選択した生き方に通じるものをあらわすようになった。

　つまりライフスタイルとは，健康にかかわる１つひとつの生活習慣というよりは，その人の生き方のあらわれといえる。日々のストレスをアルコールと暴食で発散する，ほとんど運動をせず座ったままの生活を送る，社会との交流を絶ち引きこもるなどは，誰もが不健康とみとめるライフスタイルであろう。

　ブレスロウ Breslow, L. らは，７千人を対象とした調査研究を実施した結果，身体的健康度と強く関連する７つの**健康習慣**を明らかにした[1]。さらにこの研究をもとにした，７つの健康習慣の実行度と不健康との関連についての調査では，一般に加齢とともに健康レベルは低下するといわれるが，同年代であれば健康習慣を数多く実施している人は，そうでない人に比べ明らかに不健康度が低かった（◯図5-2）。

　７つの習慣はどれも基本的な生活態度であり，ライフスタイルは人々の健康に強い影響を与えているといえる。

■NOTE

❶マックス＝ウェーバー
　Weber, M.
　ウェーバー（1864-1920）は，ドイツの社会学者・経済学者である。『プロテスタンティズムの倫理と資本主義の精神』などを著し，20世紀の人文社会科学に大きな影響を及ぼした。

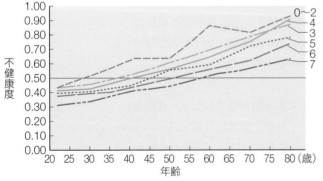

不健康度 0.5 が平均的な健康度であり，0.5 以下の場合には健康度がよく，0.5 以上の場合には健康度が低下（不健康度の増加）するものと考える。

◯**図 5-2　７つの健康習慣と，それをいくつ実行しているかによる不健康度への影響**
（Belloc, N. B. and Breslow, L.：Relationship of physical health status and health practices. *Preventive Medicine*, 1(3)：409-421, 1972 より作成）

１）Belloc, N. B. and Breslow, L.：Relationship of physical health status and health practices. *Preventive Medicine*, 1(3)：409-421, 1972.

② ストレスと健康生活

1 ストレスと疾病

　現代において，**ストレス**はもはや生活と切り離せないものになった。とくに社会的役割の大きい成人期にある人は，日常生活のなかで出会うストレスが多様で，仕事や人間関係の問題など簡単には解消できないものが多いため，ストレスがたまりやすい。ストレスはさまざまな疾病の原因とみなされ，**ストレス関連疾患**として，胃・十二指腸潰瘍，高血圧，心臓病や，一部のがんとの関連も明らかになりつつある。また，災害や事件などの強いストレスに遭遇した場合には**心的外傷後ストレス障害（PTSD）**などの精神障害を生じることもある。

　ストレスとは，身体の内外から加えられたさまざまな要求や刺激に対する非特異的な反応であり，ストレスは有機体としての人間に加わる負荷と考えてよい。その結果，恒常性を乱すような生体反応がおこる。さらに交感神経系の活動亢進によって，おそれや不安，怒りなどの情動的反応も引きおこされる。

　ストレス反応は，元来，物理学用語であり，物体への刺激（**ストレッサー**）が加わった結果生じるゆがみ（**ストレス反応**）をさす（ゴムボールに圧力をかけた際に生じる変形や反発力などを想像するとよい）言葉であったが，1935年に生理学者のセリエ❶が人体に有害な刺激（心理的刺激も含む）に対する身体的防御の総称の意味で用いた。すなわち，セリエは生体への有害刺激に対して，①副腎の肥大，②胸腺・リンパ腺の退縮，③上部消化管の潰瘍などが生じることを発見した。加えて，生体機能の調節としての自律神経系，内分泌系，免疫系のはたらきや関連性が解明され，このような生理学的見地からのストレス研究によって，ストレスが人間の健康に大きな影響を及ぼしていることが明らかになった。

　その後，2度の世界大戦での軍事精神医学の成果などから，ストレスと個人差，ストレスとライフスタイル，ストレスと環境要因などに関心が向けられていった。

　同じような刺激にさらされても，ストレス性疾患に罹患する人とそうでない人の差異，また，心の問題が身体症状をまねくこと，あるいはその逆などのストレスと心身相関への関心，さらには生活習慣や人生での価値観の相違などに注目が集まり，さまざまな研究がなされていった。

　つまりストレス研究に関しては，生理学的側面のみならず心理・社会的側面まで広くとらえ，ストレスの質と量に関する研究や，人がストレスをどのようにとらえ，どのように対処するかについての関心が高まっていったのである。

NOTE
❶**ハンス＝セリエ** Selye, H.
　セリエ（1907-1982）は，オーストリア系カナダ人の生化学・内分泌学者で，ストレス学説の提唱者。

2　ストレスとその対処

● **ストレスコーピング**　心理学領域におけるストレス研究の成果として著名なものに，ラザルス Lazarus, R. S. らが提唱する**ストレスコーピング**（ストレスへの対処）のプロセス（◐図 5-3）がある[1]。ラザルスは，ストレスに対する反応は個人差が大きく，また健康を害するような刺激（ストレス）は事故や災害のような深刻なものだけでなく，通勤ラッシュや集合住宅での生活音などといった日常のいらだちごと daily hassles や，人間関係，老後の不安などのささいだが持続する不快な感情などが関与していると説明している。

　ラザルスらの理論では，まずはストレスを生じさせうる**刺激源**が存在するが，刺激源はストレッサーとイコールではない。なぜなら，その刺激源をストレスと感じるか否かは，その人の**認知評価**に基づくからである。たとえば定期試験を前にして，耐えがたいほどの苦痛を感じる学生もいれば，日ごろの学習の成果を試す絶好のチャンス，と待ち構えている人がいるかもしれない。同一の刺激に対して，それがストレッサーとなるかどうかはその人しだいなのである。

　認知評価には，刺激は自分になにをもたらすかを見きわめる**一次評価**と，刺激に対して自分にできる対処はなにかを判断する**二次評価**の大きく2つの機能がある。一次評価では，その刺激が自分にとって害か，好ましいものか，それとも無関係かを判断する。好ましい，あるいは無関係と判断されれば，二次評価にはいたらずにプロセスはここで終了する。害と判断された場合は対処（**コーピング**）が行われることになる。

　対処とは，「個人の能力や資源をおびやかすと判断されるほどの内外からの要求に対して，適切に処理してコントロールしていこうとする，たえず変化して行く認知的そして行動的な努力」と定義される[2]。すなわち日常生活

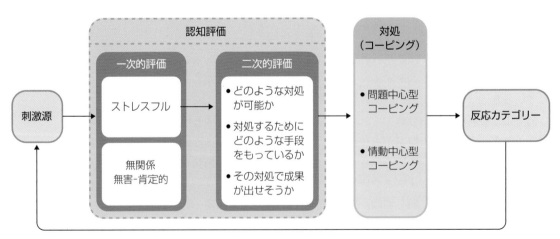

◐図 5-3　ラザルスらによるストレスコーピングのプロセス

1）Lazarus, R. S. and Folkman, S. 著，本明寛ほか監訳：ストレスの心理学——認知的評価と対処の研究．実務教育出版，1991.
2）Lazarus, R. S. and Folkman, S. 著，本明寛ほか監訳：上掲書．p.143

で生じるさまざまな問題，心配ごとに，あの手この手で対応し，やりくり算段するプロセスといえる。

　また対処には大きく分けて，**問題中心型**と**情動中心型**の2種類がある。問題中心型の対処とは，その人に苦痛をもたらすやっかいな問題を巧みに処理し変化させていくことであり，問題や課題解決に専心することである。具体的には解決策を提案し実行する，人間関係を修復する，配置がえや転職，転居なども視野に入れるなど，問題そのものを解決することを目ざす。

　一方，情動中心型の対処とは，やっかいな問題に向き合わなくてはならない心理的負担を軽減するために，自身の情動を調節していくことである。具体的には，問題から距離をおく，注意をそらす，愚痴をこぼす，たいしたことではないと思おうとするなど，問題そのものには手をつけずに，問題の意味を変容させていくものである。当然，問題自体に手をつけてはいないので現実の状況はかわらないが，ストレスフルな事態に対処しつづけていくための1つの方略といえる。

　この2つの対処方法は，どちらがよりすぐれているというものではなく，互いに促進したり抑制したりしながら影響を及ぼし合う。また，ある人がどちらか1つの対処法のみを用いるということはまれで，通常は両者を使い分けるが，人によってどちらが優勢かということはある。すなわち問題に直面すると，正面から問題解決に取り組もうとする人と，問題から目をそらし，気分転換や問題のすりかえばかりをやりがちな人に分かれるのも事実である。

　反応カテゴリーとは対処の結果であり，従来であれば適応，不適応などと表現されてきた。ラザルス理論では，反応カテゴリーはあくまでも対処の結果と位置づけ，それは対処の有効性に左右されるとしている。

　ストレスコーピングの原動力には，その人の人的要因（信念，コミットメント，習熟度，統制力など）と，環境要因（社会的資源，物質資源など）が関与している。それらを十分に活用することで，ストレスにうまく対処することが可能となるのである。

3　ストレス-マネジメントと健康生活

　日常生活を取り巻く多くのストレスに対しては，そのときどきの対処のみならず，予防的に管理することが健康生活では重要となる。これが**ストレス-マネジメント**である。これは特別なものではなく，家族の存在，余暇の活用，趣味など，その人にとってストレスの存在を忘れさせ，みずからを解放し，生き方のバランスを整えてくれるものであればどのようなものでもよい。ストレスマネジメントもストレスと同様，ある人にとっての気晴らしがほかの人には通用しないこともある。つまり，個人に適したストレスマネジメントの方法を見つけ出すことが大切である。

　ストレスは生きている限り生じるもので，なくすことはできない。適度なストレスは成長を促すこともあるが，過度なストレスが持続すれば，上記で学んだように健康に悪影響を及ぼしかねない。看護師は，ストレスの強い状況におかれた患者に対し適切に支援する必要がある。

4 ライフイベントとストレス

● **ライフイベント**　人の一生には，さまざまなできごとがおこる。入学や卒業，就職や結婚，出産，子育てなど，多くの人が経験する人生の転機もあれば，職場での昇進や思わぬ解雇，転居や法律上のトラブルなど個人的なできごともある。このなかで人生や生活に影響を及ぼすものを，**ライフイベント** life event（生活上のできごと）とよぶ。ライフイベントには，配偶者とのトラブルや借金など誰がみても明らかなストレスとなるものもあれば，新たな家族メンバーの獲得や特別な成功など，一見，生活への負担とは思われないものまでさまざまである。

● **ライフイベントと生活ストレス**　ライフイベントと生活ストレスに関するこれまでの研究として，ホームズ Holmes, T. H. とレイ Rahe, R. H. のライフイベントと疾病の発症との関連をみたものがある（●表5-1）。これは人々の生活を変化させるようなできごとが生じた場合，生活の再適応に必要とする努力の大きさの主観的な受けとめを調査したものである。ある種の生活上のできごとが，疾病の発生と有意に時期を同じくするため，部分的には発病の時期を説明する理由となる，という考え方である。

● **表5-1　社会的再適応評価尺度**

できごと	ストレス値	できごと	ストレス値
配偶者の死	100	息子や娘が家を離れる	29
離婚	73	姻戚とのトラブル	29
配偶者との離別	65	自分の特別な成功	28
拘禁（期間）	63	妻が働き始める，仕事をやめる	26
親密な家族メンバーの死	63	学校に行き始める，終了する	26
自分のけがや病気	53	生活条件の変化	25
結婚	50	個人的な習慣の変更	24
失業（解雇）	47	上役（ボス）とのトラブル	23
婚姻上の和解	45	労働時間や労働条件の変化	20
（定年）退職	45	住居の変化	20
家族メンバーの健康上の変化	44	学校の変化	20
妊娠	40	気晴らしの変化	19
性的な障害	39	宗教活動の変化	19
新しい家族メンバーの獲得	39	社会活動の変化	18
ビジネスの再調整	39	1万ドル以下の抵当やローン	17
経済状態の変化	38	睡眠習慣の変化	16
親密な友人の死	37	同居家族数の変化	15
ほかの仕事への変更	36	食習慣の変化	15
配偶者との口論の数の変化	35	休暇	13
1万ドル以上の借金（抵当）	31	クリスマス	12
借金やローンでの抵当流れ	30	軽微な法律違反	11
職場での責任の変化	29		

＊ 再適応に最も努力を有するできごとのストレス値を100とし，0〜100のスケールでストレス値を示した。

（Holmes, T. H. and Rahe, R. H.: The social readjustment rating scale. *Journal of Psychosomatic Research*, 11（2）: 213-218, 1967 より作成）

C 生活行動がもたらす健康問題とその予防

わが国の成人にとって，健康に影響を与えるかたよった生活習慣や不適切なライフスタイル，ストレスなどには，具体的にどのようなものがあるだろうか。ここでは生活行動を中心として，どのようなことがらがどのような健康問題をもたらすか，またどのような対策が必要かを説明していく。

1 就業・労働形態の変化がもたらす健康問題

● **就業形態・労働観の変化**　戦後の著しい経済発展と医療水準の向上で，われわれはかつてない長寿を手に入れ，もはや人生100年時代といわれるようになった。それに伴い人生における労働の意味も異なってきており，労働はかつてのように「生きる・食べる」ためだけのものではなくなってきているといえる。

そうした変化はあるが，高度経済成長時代には出世競争に勝ち抜くため，そして現在では，社会へ貢献するため，自己実現のためと，人々は働きつづけてきた。現在では従来の生産至上主義や経済性一辺倒の時代は去り，生活者主体，個の尊重など，自己犠牲的価値観から自己充足的価値観が重視されるようになってきている。また成熟した社会においては，余暇を楽しむこと，私生活を充実させることがきわめて重要であり，それが文化や芸術の発展の素地ともなる。そのため，国際基準に合致した勤務体制・休暇制度が導入されるようになった。

さらに今日では，これまでの終身雇用や年功序列制度が崩壊し，業績や実績による評価が労働の社会的評価となりつつある。

● **就業形態・労働観の変化による問題**　国際基準に合致した勤務体制・休暇制度の導入の結果，それまで家庭や私生活を投げうって働きつづけてきた人々は，与えられた休日の過ごし方がわからなかったり，休日も仕事のことが頭から離れなかったりと，余暇を得たことでかえってとまどう事態が生じてきた。また，仕事中心の生活を送ってきたことにより，家庭内の役割分担や夫婦・親子関係にゆがみが生じていることもある。

雇用形態にも変化がみられ，非正規雇用者の比率が増大しているほか，正規職員であっても出向や早期退職勧告などによる転職者などが増加している。また，2007年の世界金融危機や，2020年から世界的に広まった新型コロナウイルス感染症（COVID-19）の蔓延によって，業績が悪化する企業もあった。不況による突然の解雇や派遣契約の打ち切りなどの問題は，あらゆる年代の雇用に影響を及ぼしているが，とくに中高年者の転職や，定年後の再就職の状況は一層厳しい事態となっている。

一方，若者世代は中高年とは異なった様相を呈している。幼いころからあふれるほどの情報にふれ，価値観の転換や多様化をまのあたりにして，働くことの絶対的な意味や長期目標をもちにくくなっている。その影響もあり，

就業・勤務形態は，従来からの正規雇用とパートタイム就業に加え，派遣労働や臨時雇用，在宅勤務，アルバイト（フリーター）などますます多様化し，非正規雇用者が増加している。そのため就業がもたらす悩みや健康障害は，従来に比べ複雑化する傾向にある。

●**就業・労働形態の変化がもたらす健康問題**　職場や労働がもたらす健康問題としては，従来からみられる労働環境によるものや，労働形態によるもの，職場での人間関係などに加え，近年では非正規雇用による低賃金，雇用の不安定さ（長期の就業が保証されない），将来設計のたてにくさなどが注目されている。

突然の希望しない配置転換や解雇は，強い不安，怒りや抑うつ症状をまねき，それまでにつちかってきた人間関係や信頼関係を崩壊させる。自尊心を傷つけられたまま新たな環境で働きはじめることは，職場不適応やアルコール依存への逃避につながることもある。若者世代では，職業人としての第一歩がふみ出せず，あるいはさまざまな職業を短期間で転々とするなど，青年期の自我形成に影響を及ぼすような事態も生じている。

劣悪な労働環境，長時間労働，無理な勤務形態での労働によるさまざまな心身の健康障害，労働災害などもあり，問題は多岐にわたる。

●**健康問題予防のための対策**　就業に伴う健康障害防止対策としては，労働衛生の3管理，すなわち，①作業環境管理，②作業管理，③健康管理がある（◯177ページ）。

しかし，非正規雇用者にはこれらの管理が行き届かないことや，職場における健康診断などの対象外となるなど不利な要因が多い。非正規雇用者の健康問題予防のための法整備や職場状況改善とともに，非正規雇用者自身も自分の健康管理に対する関心を高くする必要がある。また近年，高齢労働者の割合が増加している。高齢労働者は生活習慣病や既往症を有していることが多く，これらに身体能力の低下や能力給などの圧迫が加わると，労働負担が新たな疾病や傷害の引きがねになる。

こうした状況のなかでは，適切な労働環境の確保，さらには適切な生活習慣，労働と休息のバランス，適度な運動などを心がけることが，就業者にとっては一層重要となる。

●**定年後の人生**　平均余命ののびは，定年退職後に20〜30年の人生をもたらしている。30年の長きにわたって，仕事を生活の中心としない充実した人生を送ることは案外容易ではない。さらに，高齢者の増加は，わが国の年金システムを中心とした社会保障財政の逼迫（ひっぱく）をまねいている。現在，高年齢者雇用確保措置として，事業主は「65歳までの定年の引上げ」「65歳までの継続雇用制度の導入」「定年の廃止」のいずれかの措置をとることが定められている（「高年齢者等の雇用の安定等に関する法律」第9条）。さらに2025年には，定年を65歳以上とすることが義務づけられる予定である。経済的基盤の確保と家族（とりわけ配偶者）との良好な関係，そしてなによりも人生に生きがいをもつことが不可欠となる。

2　飲酒がもたらす健康問題

● **アルコール関連疾患，アルコール依存症**　「国民健康・栄養調査（令和元年）」によると，生活習慣病のリスクを高める量を飲酒している人の割合は男性では増減はみられず，女性では増加している（◯54 ページ）。依然としてアルコール依存症者は約 4 万 6 千人にのぼり（「患者調査」平成 29 年），さらに，アルコール摂取に関連した疾患で入院・加療している多くの潜在的患者の存在も指摘されている。このように，飲酒に起因する健康問題は，依存症のほかにも，アルコール性肝炎・肝硬変，膵疾患，高血圧，糖尿病，胃炎，食道がんなどさまざまな疾患に及び，引きつづき対策を充実させる努力が必要である。

● **アルコール関連問題**　また，問題は身体疾患だけではない。飲酒に関連して，生産性の低下，労働災害，交通事故，犯罪，家庭崩壊など，多くの問題があげられる。また，未成年者の飲酒も大きな社会問題である。世界保健機関（WHO）は，アルコール依存症などの疾患のみならず，飲酒に関連して生じるさまざまな社会問題を含めた広い概念を**アルコール関連問題**と総称して，抜本的な対策を講じることの必要性を指摘している。

● **アルコール関連問題対策**　わが国のアルコール関連問題対策としては，1985（昭和 60）年に公衆衛生審議会が「アルコール関連問題対策に関する意見」を示し，適正飲酒に関する知識の普及，未成年者の飲酒防止のための社会環境整備，専門医療機関の整備と精神保健福祉センター・保健所との連携確保，回復途上にあるアルコール依存症者の支援体制の整備などの必要性を述べている。1993（平成 5）年には，「未成年者飲酒禁止法」の趣旨の徹底とあわせ，アルコール飲料の対面販売，酒類の自動販売機の撤廃を提言している。また，2013（平成 25）年には「アルコール健康障害対策基本法」が制定され，それを受けて内閣府は 2016（平成 28）年に「アルコール健康障害対策推進基本計画」を策定した。

　アルコール関連問題は，予防がきわめて重要である。社会全般でアルコール問題に取り組み，対策を講じていかなくてはならない。2021（令和 3）年には第 2 期アルコール健康障害対策推進基本計画が取りまとめられ，アルコール健康障害の発生・進行および再発を防止する対策が継続的に取り組まれている。

3　喫煙と健康問題

　1950 年代の疫学研究結果により指摘されはじめた喫煙の害の実態は，現在では広告規制，タバコ包装への警告表示の義務づけ，「健康増進法」による公的な場所での喫煙制限に結びついた。さらに嫌煙権意識の向上や，受動喫煙に関する訴訟など，人々の意識は高まってきている。わが国は先進諸国のなかでは男女とも喫煙率が高く，路上や公共の場所での喫煙規制の遅れ，

自動販売機の設置形態など，数多くの問題が指摘されつづけている（◐53 ページ）。

● **喫煙による健康問題**　タバコ・喫煙が健康に及ぼす影響には，肺がんを はじめとするさまざまながん，虚血性心疾患，慢性閉塞性肺疾患（COPD），胃・十二指腸潰瘍，あるいは循環器系への急性影響，さらに受動喫煙による 肺がん，呼吸器疾患，妊婦の喫煙による乳幼児突然死症候群，低出生体重児，早産の危険性の増大などがある。

● **禁煙・受動喫煙対策**　WHO は 1970 年より保健分野のみならず，健康教育，非喫煙者の保護，葉タバコからほかの作物への転換奨励など，総合的な タバコ対策推進の必要性を打ち出している。また 1988 年には「世界禁煙 デー」を定め，国際的な禁煙推進運動を進めている。わが国でも 1995（平成 7）年の公衆衛生審議会の「タバコ行動計画検討報告書」や 2013（平成 25）年 からの「健康日本 21（第二次）」を受け，未成年者の喫煙防止，受動喫煙の 害の排除など非喫煙者の保護，禁煙希望者に対する禁煙サポートなどの取り 組みを進めている。また，2018（平成 30）年に「健康増進法」の一部が改正 され，屋内の原則禁煙化や，20 歳未満の者が喫煙エリアに立ち入ることを 禁じるなど，望まない受動喫煙を防止するための取り組みが定められた。

● **禁煙支援**　喫煙を個人のレベルでの健康問題としてとらえると，喫煙の 害については広く普及したが，喫煙には強い依存性があるため，やめたいの にやめられないという困難さがある。いわゆる嗜癖の問題である。ニコチン は喫煙を開始して約 7 秒で脳に達してさまざまな影響を及ぼすほど作用が強 い。したがって，喫煙習慣は当人が思っているよりもはるかに頑固にその人 を拘束し，依存性を形成する。また，喫煙の効用をうたい喫煙習慣を積極的 に選択していると公言する人たちのなかにも，やめられればやめたいと思っ ている人たちが多い。このように，喫煙は予防的な活動だけでなく，喫煙者 の禁煙支援が重要である。

　さらに，2006（平成 18）年より禁煙支援の一環として，一定の基準を満た す患者が健康保険で禁煙治療が受けられるようになり，いわゆる禁煙外来が 普及してきた。また，厚生労働省では，禁煙希望者に対して最新の科学的知 見をふまえた禁煙支援マニュアルを策定している。これは保健医療の専門職 だけでなく，職場の衛生管理者や地域の保健事業担当者も対象とし，喫煙と 健康に関する健康教育を行うための必要な基礎知識や，実施方法，具体的な 学習方法も提示したものである。

4 身体活動量の低下と運動不足

● **身体活動・運動**　身体活動とは，骨格筋による身体の動きのすべてであ り，仕事，家事，日常生活活動，余暇，レジャーなどで生じる。運動は，身 体活動の一部であり，体力や持久力の維持・向上を目ざして行う意図的・反 復的な目的のある身体活動をいう。健康の維持・増進のためには運動も含め た身体活動量の維持・増加が重要となる。

● **身体活動・運動が健康にもたらす効果**　身体活動が，特定の疾病を予防したり，罹患しても軽度にとどめたりするなどの実証的な証拠はない。しかし，継続的な運動習慣を身につけることや身体活動量の低下を意識して身体を動かすよう努力することが，健康の維持・増進に好ましい影響があることに異論はないであろう。

　身体活動・運動の身体各部への影響はすでに明らかにされており，呼吸機能では最大換気量の増加，呼吸数の減少，最大酸素摂取量の増加がみられ，循環機能に対しては，1回心拍出量の増加や高血圧・低血圧の是正がみられる。代謝機能に対しては，グルコース利用の促進と，自給的な有酸素運動下ではエネルギー源として中性脂肪が分解して生じる遊離脂肪酸を用いるため，肥満の解消や予防に役だつ。さらに，身体を動かすことによる気分転換やストレス発散，副腎皮質への刺激による免疫機能や抵抗力の強化などが知られている。

● **身体不活動が健康に及ぼす影響**　安静や養生が心身の回復とともに疾病の治癒をもたらすことは広く知られている。しかし，寝たきり高齢者や廃用症候群（◯272ページ）に代表されるように，身体を動かさないことが人間の生命力や自然治癒力の低下，さらにはさまざまな疾病の発症に関連していることも事実である。

　現代人はますます身体を動かさなくなっている。家庭や職場の機械化や交通網の発達に加え，昨今のテレワーク（在宅勤務）の推進もあり，身体を動かす機会は減る一方である。近年，身体の不活動が健康に及ぼす影響についての研究が進んでいる。ここで扱う身体の活動性，あるいは不活動とは一時的な運動や安静をさすものではなく，文化的・社会的・経済的に特徴づけられた個人の健康に関する習慣をあらわしている。健常人による4～6週間の床上安静による身体不活動の研究では，健康に及ぼすさまざまな悪影響が観察されている（◯表5-2）。

　高齢社会の先進国であるデンマークでは，身体不活動の研究が積み重ねられ，寝たきり高齢者を少なくする成果があらわれている。たとえば，60歳になると男性の21％，女性の35％が屋内でのテレビ観賞などで運動をしない生活者となり，男性の72％と，女性の63％がせいぜい週2～4回の散歩をする程度で，男性の93％と，女性の98％は余暇時間に積極的な運動をしていなかった。50歳時点で身体活動をしていた人も60歳時点ではほとんどの

◯**表 5-2　身体不活動が健康に及ぼす影響**

増加または上昇	減少または低下
• 安静時心拍数	• 血漿量
• 負荷時の最大心拍数	• 総血液量
• 心電図の変化（ST-T）	• 安静時収縮期血圧
• 深部静脈血栓症	• 最大酸素摂取量
• 安静時・運動時呼吸商	• 最大心拍出量
• 安静時拡張期血圧	• 基礎代謝量
など	• 冠血流量　　　　　など

（鈴木洋児：心肺機能の廃用性症候群の発現——ベッドレスト研究を中心として．総合リハビリテーション25（4）：333-339，1997より作成）

人が身体活動をしなくなり，体力の著しい低下は加齢のみならず身体不活動の増加によるものであった。具体的には，肺活量の減少，血中中性脂肪の増加，糖耐性の低下，尿中タンパク質の増加などがおこり，これらはすべて生活習慣病のリスクを増大させるものであった。

このようにデンマークの研究は，身体不活動が心身機能の低下に直結し，また椅座生活はさらに高齢になってからの寝たきり生活の素地となることを明らかにした。これらの結果はデンマーク国内に強力にアピールされ，人々はそうならないようなライフスタイルを心がけた。これらが結果的に寝たきり予防へとつながった[1]。

このように，中年からの身体不活動のライフスタイルが徐々に健康を阻害し，高齢期に介護を必要とする高齢者になることが明らかになっている。

● **生活に身体活動・運動を取り入れる**　毎日の生活のなかに運動を取り入れている人の割合は依然として低い（●51ページ）。「健康日本21（第二次）」では，健康に関する重要課題の1つとして身体活動・運動を取り上げている。成人では，エレベータを使わない，通勤は一駅前で降りて歩くなど「日常生活のなかで，意識的に身体を動かす」こと，高齢者では「外出に積極的になる」「1日あたりの目標歩数を設定する」など，毎日の生活のなかに身体活動・運動を取り入れる工夫や，身近な目標を設定することで効果をあげることが多い。

また厚生労働省は，2013年に「健康づくりのための身体活動基準2013」「健康づくりのための身体活動指針（アクティブガイド）」を策定し，身体活動・運動に関する普及・啓発に取り組んでいる。

5 肥満

● **肥満の影響**　肥満とは，身体を構成する成分のうち脂肪組織が過剰に蓄積した状態と定義される。肥満には，単純性肥満（原発性肥満）と，肥満をもたらす基礎疾患がある二次性肥満（症候性肥満）とがある。肥満の95％は単純性肥満であり，摂取エネルギーに対して消費エネルギーが下まわる状態が長く続くことによってもたらされる。

肥満者が糖尿病・心疾患・痛風などを有する割合は，正常体重者の2〜3倍といわれている。肥満は高血圧や糖尿病などと異なり，当人が明らかに自覚できるものであるが，肥満者は間食の習慣を継続し運動の習慣をもたないことが多い。

また，肥満は身体面のみならず，ボディイメージ（●231ページ）や自己概念（●242ページ）などの心理面にも大きな影響を及ぼす。肥満者の多くは，年代や性別を問わず肥満による日常生活での不都合や肥満に由来する身体症状（息切れ，心悸亢進，膝の痛みなど）を経験しており，体重を減らしたいと思っている。しかし，過去に食事制限や運動療法などによる減量の失敗体験

1）郡司篤晃ほか編著：身体活動と不活動の健康影響．pp.95-111，第一出版，1998.

を有していることが多く，そのことがさらに心理面への負担となる悪循環を生む。また，肥満や肥満傾向は小児期からあらわれることが多く，性格形成にも大きくかかわっている。

　このように肥満は，健康問題をはじめとしてその人の生活，人生にさまざまな影響を及ぼす。

● **肥満予防と体重コントロール**　ほかの生活習慣や身体状況と同様に，好ましくない状態を改善するにはなによりも予防が重要である。すなわち，適正な体重の維持と肥満予防には，食生活の改善と運動習慣が不可欠であるが，肥満予防のためには，カロリーの過剰摂取を避けることが最も重要である。とくに余分な炭水化物や脂質は脂肪細胞へ蓄積されてしまうので，注意する必要がある。特定健康診査（◯69ページ）でも，メタボリックシンドロームに着目し，肥満予防のための健診・保健指導が実施されている。

　一方で，巷ではさまざまなダイエット（痩身）法が喧伝され，体重コントロールはグルメ・飽食・過食の時代に生きる現代人の大きな関心事となっている。しかし，そのことが無理な体重減少やかたよった食事につながり，かえって健康を害することがある。体重コントロールに関する正しい知識の普及も，今日の保健医療の重要な課題である。

　栄養・食生活改善の取り組みとして，2000（平成12）年に，厚生労働省・農林水産省・文部科学省の連携により「食生活指針」が策定された。これは2016（平成28）年に改定され，普及・啓発が進んでいる。また，2021（令和3）年には「食育基本法」に基づく「第4次食育推進基本計画」が始まり，食をめぐる諸課題の解決に取り組んでいる。

6 生活環境衛生と健康

　わが国の生活環境は，関連行政による指導・監督のもと，さまざまな施策や対策がとられている。ここでは，日々の生活と密着にかかわり人々の健康をおびやかす可能性のあるものとして，食品の安全性確保と居住環境，大気・紫外線・放射性物質の問題，廃棄物処理対策を取り上げる。

1 食品の安全性確保

　食品は，人間にとって1日たりとも欠かすことができないものであり，人間の生命，健康を維持・増進するのに役だつ。

　食品の安全性を確保するためには，食品の製造・加工・保存・販売などの各過程での適切な取り扱いと，消費者の側の適切な選択と購入後の保存・調理・摂取方法についての知識を必要とする。

　添加物や食品に残留している有害汚染物質の問題，食中毒，輸入食品や遺伝子組換え食品の安全性への対策のほか，近年は，食生活の多様化や健康への関心の高まりを受けて，多種多様な健康食品が流通しており，その安全性の確保も進められている。

2 居住環境

　居住環境に関する近年の問題は，都市部に比べ農村部での上下水道の普及の遅れ，コンクリート住宅の増加や屋内の気密性向上によるアレルギー疾患の増加，家屋内の段差や高層住宅の増加による高齢者の移動困難やけが，高層住宅で生まれ育った子どもの心理面への影響など，多方面にわたる。

　また，建築資材に含まれる有害物質によるシックハウス問題やアスベスト（石綿）❶なども，深刻な疾病につながるため，早急な対策が必要とされている。

　家庭で使う多種の家庭用品に含まれる化学物質の安全性についても，有害物質の含有量などに関して基準が定められ，製造段階での規制が行われている。とくに，子どもの玩具や食器など成長・発達にかかわるものに関しては，一段と厳しく定められている。

3 大気・紫外線・放射性物質の問題

　化学物質の焼却などで生じるダイオキシンは，人体へもたらす毒性が問題となっている。また，電気製品などに含まれるフロンガスによりオゾン層が破壊され，それにより増加した紫外線が，皮膚がんの直接原因であることも明らかとなっているため，わが国ではフロンの生産が全廃され，過去に生産されたフロンの回収・破壊も行われた。日本人の多くが悩まされている花粉症の発症は，春先以外にもおこりはじめ，また大気中の微小粒子状物質（PM2.5）などの影響についても関心が高まっている（▶48ページ）。また，2011年に発生した福島第一原子力発電所事故のように，災害や事故などによって大量の放射性物質が放出された際には，その周辺の住人の健康や環境に対する影響が大きな問題となる。

4 廃棄物処理対策

　生活環境衛生において廃棄物処理は重要な問題である。人は，1人1日あたり1,000gをこえるごみを排出する。これらは焼却，埋め立て，堆肥・飼料化，リサイクルなどの最終処理が行われるが，最終処分場の逼迫や，焼却による有害物質の発生による環境汚染が問題化している。

　家庭，地域からの一般ごみに加え，産業廃棄物の問題も深刻である。さらに今後の課題として，廃棄物の減量化，リサイクルの推進，産業廃棄物管理制度の充実などが求められている。

7 感染症

● **わが国の感染症対策**　わが国の感染症対策の歩みは，そのまま保健衛生・保健医療サービスの発展の歴史でもある。かつては結核や腸チフス，赤痢などが人々の生命を奪う疾病であり，「はやり病」「疫病」などとよばれ恐れられていた疾病の大半は感染症であった。その後，生活環境の整備，医

NOTE

❶アスベスト（石綿）
　珪酸塩鉱物が繊維状に変形したものをさす。きわめて細い形状のため吸入されやすく，肺線維症（塵肺），肺がん，悪性中皮腫などの健康障害の原因となることが知られている。以前は建材などに使用されていたが，現在では原則として製造・使用が禁止されている。

療サービスの発達，抗生物質の発見などにより，これらの疾病は克服された
かにみえた。しかし，海外旅行や物流システムの発展などにより人・物が急
速に移動するようになり，これまでわが国では見られなかった感染症がもち
こまれたり，新型コロナウイルス感染症(COVID-19)のような新興感染症が
パンデミックをおこすこともある。また，根絶されたかにみえた感染症が再
び流行する再興感染症への対策などさまざまな課題が山積している。

　厚生労働省は，「感染症の予防及び感染症の患者に対する医療に関する法
律」(感染症法)(●72ページ)を，5年をめどとして，人々の生活状況や社会
情勢に対応するよう見直すことを掲げている。その基本的な考え方は，今日
多くの感染症の予防・治療が可能になってきており，集団の感染予防に重点
をおいた従来の考え方から，個々の人々への良質かつ適切な医療の積み重ね
による社会全体の感染症予防という考え方に転換してきている。

　さらに近年は，抗菌薬の頻用・濫用によるメチシリン耐性黄色ブドウ球菌
(MRSA)，バンコマイシン耐性腸球菌(VRE)など，さまざまな薬剤耐性菌❶
の出現が問題となっている。増加する薬剤耐性菌の問題への対策として，
2015年のWHO総会で「薬剤耐性菌に関するグローバルアクションプラン」
が採択され，加盟国には2年以内に薬剤耐性菌に関する国家行動計画を策定
することが求められた。これを受けて，わが国では厚生労働省が「薬剤耐性
(AMR)対策アクションプラン」を策定し，2017(平成29)年に「抗微生物薬
適正使用の手引き」を公表した。

● **性感染症**　**性感染症**とは，主として性行為によって伝播する疾患であり，
代表的なものとして，梅毒，性器クラミジア感染症，性器へのヘルペスウイ
ルス感染，尖圭コンジローマ，淋菌感染症がある。わが国の性感染症は第二
次世界大戦後増大していたが，1958(昭和33)年に「売春防止法」が施行さ
れ激減した。近年もやや減少傾向にあるといえるが，依然その報告数は多い
(●表5-3)。なかでもクラミジア属菌などのいわゆる無症候感染は，受診や
治療の遅れ，コンドームの未使用などが，感染に拍車をかけている。性感染
症の罹患による不妊，ヒトパピローマウイルス(HPV)による子宮頸がんの
発症など，その影響はきわめて大きい。

⬛ NOTE
❶ 薬剤耐性菌
　抗菌薬に対して耐性(薬剤耐性)を獲得した細菌のこと。抗菌薬がきかなくなるため，感染対策上，大きな問題となる。近年は，複数の抗菌薬に対して耐性をもつ多剤耐性菌が出現している。

◖表5-3　性感染症の動向

年	性器クラミジア感染症			性器ヘルペスウイルス感染症			尖圭コンジローマ			淋菌感染症		
	報告数	男	女	報告数	男	女	報告数	男	女	報告数	男	女
2014	24,960	11,936	13,024	8,653	3,293	5,360	5,687	3,345	2,342	9,805	7,710	2,095
2015	24,450	11,670	12,780	8,947	3,540	5,934	5,806	3,589	2,217	8,698	6,905	1,793
2016	24,397	11,724	12,673	9,175	3,620	5,555	5,734	3,666	2,068	8,298	6,654	1,644
2017	24,825	12,072	12,753	9,308	3,694	5,614	5,437	3,382	2,055	8,107	6,459	1,648
2018	25,467	12,346	13,121	9,129	3,585	5,544	5,609	3,584	2,025	8,125	6,378	1,747
2019	27,221	13,947	13,274	9,413	3,520	5,893	6,263	4,113	2,150	8,205	6,467	1,738
2020	28,381	14,712	13,669	9,000	3,324	5,676	5,685	3,587	2,098	8,474	6,718	1,756
2021	30,003	15,458	14,545	8,981	3,387	5,594	5,602	3,524	2,078	10,399	8,097	2,302

(国立感染症研究所感染情報センター「感染症発生動向調査」による)

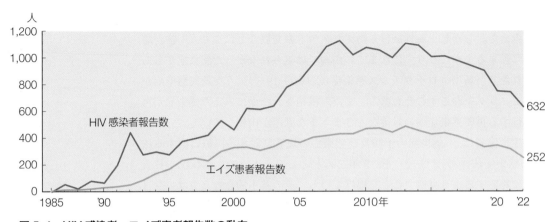

◉図5-4　HIV感染者・エイズ患者報告数の動向
報告数は凝固因子製剤によるHIV患者を含まない。
(「令和4年エイズ発生動向年報」による)

　近年わが国では，**ヒト免疫不全ウイルス(HIV)**感染者や**後天性免疫不全症候群(エイズ)**患者数の増加が，大きな問題となっている(◉図5-4)。HIVは，性行為だけでなくHIVで汚染された血液もしくは血液製剤の使用や母から子への垂直感染によっても伝播するが，感染経路の7割以上は性行為による。わが国のエイズ対策は，1989(平成元)年に施行された「後天性免疫不全症候群の予防に関する法律」(現在は廃止)によって推進され，現在は「感染症法」によって総合的な対策が進められている。

　性行為に伴うHIVの感染を予防するには，個人の正確な知識とそれに基づく性感染症予防行動が最も重要である。なかでも感染に関する正しい知識，とくに学校教育と社会教育の連携が重要である。また，感染予防とともに患者・感染者への差別や偏見を撤廃することも，啓発教育の重要な役割である。また，感染が疑われる場合は，その人の保健行動を促進するために，保健所・医療機関・行政が個人情報の保護を前提とした検査，スクリーニング体制を提供することが，感染者の早期発見と蔓延の予防に必要である。

8　引きこもり，うつ病，ネット依存などの新たな健康問題

　近年，就労も外出もしない，いわゆる引きこもりや，うつ病や適応障害による休職などのメンタルヘルスの問題が急激に浮上してきた。その背景には，経済の低迷による非正規雇用や過重労働の増加，リストラ，学校や職場でのさまざまな職場のハラスメントなど，現代社会がかかえる問題が存在している。

　一方，インターネットやスマートフォンなどの急速な普及に伴い，対人関係のあり方も変化している。直接会ったり電話で会話したりするより，メールや通信アプリ経由のソーシャルネットワークサービス(SNS)によるコミュニケーションが主流となることで，人付き合いの仕方がわからない，あるい

は食事中も入浴中も端末を手放せず，つねにネットにアクセスしていないと落ち着かないネット依存など，従来にはなかった健康問題が生じている。

　また，インターネット上に流出した不適切な事象は半永久的に存在しつづけるため，個人の生活や学業，職業にどれほどの不都合をもたらすかはかり知れない。そのため，早期から情報に関する教育が不可欠であり，危険性を熟知したうえでの適切な使用が不可欠となる。

✐ work　復習と課題

❶ 健康と病気の違いはなにか述べなさい。

❷ 健康バランスは，なぜくずれるか述べなさい。

❸ 健康生活をおびやかす要因を 5 つ以上あげ，それらが生活行動として定着した場合どのような疾病につながるか述べなさい。

参考文献

1. 河野友信編：医学と医療の行動科学. 朝倉書店，1991.
2. 郡司篤晃ほか編著：身体活動と不活動の健康影響. 第一出版，1998.
3. 近藤房恵：ウエルネスムーブメントと心の健康. こころの看護学 2(3)：327-331，1998.
4. 園田恭一・川田智恵子編：健康観の転換——新しい健康理論の展開. 東京大学出版会，1995.
5. 田中恒男・岡田晃：健康管理論. 南江堂，1972.
6. 中西睦子ほか：対処(coping)に関する研究：文献概観. 看護研究 21(3)：2-16，1988.
7. 宮田洋監修，柿木昇治ほか編：新生理心理学 3——新しい生理心理学の展望. 北大路書房，1998.
8. 森本兼曩編：ライフスタイルと健康——健康理論と実証研究. 医学書院，1991.
9. 柳川博・箕輪眞澄編：社会・環境と健康 公衆衛生学 2016 年版. 医歯薬出版，2016.
10. Davis, A. J. 著，神郡博・正田美智子監訳：患者の訴え——その聴き方と応え方. 医学書院，1988.
11. Lazarus, R. S. and Folkman, S. 著，本明寛ほか監訳：ストレスの心理学——認知的評価と対処の研究. 実務教育出版，1991.

第 6 章

健康生活の急激な破綻と
その回復を支援する看護

本章の目標	□ 急激な健康破綻に陥った人の状況と体験している心身の苦痛について理解し，問題を明確化できる。
	□ 急激な健康破綻に陥り侵襲的な治療を受ける人々の看護として，どのようなことが不可欠かを知り，それぞれの状況に応じてそれをいかせるよう学習する。
	□ 急激な健康破綻に陥った人の家族の苦悩，その特徴を理解する。
	□ 治療を受けた患者の早期回復のためにはどのような看護が必要か学ぶ。
	□ 患者が安全に治療を受けられるよう看護師が果たす役割を学ぶ。
	□ 治療を受ける患者の苦痛緩和のための支援について学ぶ。
	□ 治療を受ける患者のボディイメージの変化，心理的反応について理解する。

A 健康の急激な破綻

　人間のからだは，つねに安定状態を保つための内的・外的努力を続けている。しかし，さまざまな要因によってそのバランスがくずれると，心身に変化がおこり，症状となってあらわれる。さまざまな要因とは，突然の事故や発病，持病の急激な悪化，手術などである。また，がんを告知されたときなどは，たとえそのとき身体的には自覚症状がなくても，自分の健康が急激に破綻し取り巻く世界が一変していくのを感じる。こうした健康の急激な破綻とは，外的侵襲に対する生体の防御反応や修復反応のプロセスでもあるが，通常は激烈な症状や激しい苦痛・不安を呈し，生命の危険を伴うことが多い。また，病気の進行や容態の変化が速く，多くが迅速な対処を必要とする。

　このような，生命の危機状態にある時期を**急性期**という。看護師は，急性期にある患者や家族に対し，生命の危機回避と QOL の向上のため，専門性の高いケアを行う必要がある。

1 生命の危機状態

　現代社会において，生命の危機状態を感じる状況にはさまざまなものがある。ここでは，外傷・中毒などによる健康障害，急性疾患への罹患・発症，がんへの罹患とがん告知，慢性病の急性増悪に分類して解説する。

1 外傷・中毒などによる健康障害

　人が生きていくなかでは，思わぬけがや体調の不調にみまわれることがある。事故や災害などによる外傷・損傷は，身体に加えられた外部からの物理的刺激（交通事故，転落，打撲など），化学的刺激（酸・アルカリ，金属化合物，毒ガスなど），温熱刺激，寒冷刺激，放射線被曝などの結果生じる。

　中毒は，有害物質が体内に取り込まれることで生じ，薬物，アルコール，自然毒（フグ，キノコなど），一酸化炭素などがその原因となる。

このほか，真夏日や熱帯夜などで生じる熱中症，運動時の水分補給不足による脱水症，インスリンや血糖降下薬服用者の低血糖症状，入れ歯やもちの誤嚥（ごえん）による気道閉塞などのさまざまな健康障害があり，早急に治療しなければ，生命の危険をもたらす。

　これらはいずれも突然のできごとであり，即時の対処を必要とする。たとえば，交通事故や災害などで病院へ運ばれた患者は，その後の何日かは生命の危機に直面し，患者も家族も不安な日々を過ごす。一命をとりとめたあとも，後遺症や機能障害，リハビリテーションの必要性など多くの課題が待ち受けていることが多い。

2　急性疾患への罹患・発症

　急性心筋梗塞や大動脈解離，脳梗塞，脳出血などの血管障害や，肺炎や髄膜炎，ウイルス肝炎，敗血症などの感染症，アレルギー疾患などは，急激に発症し重篤な症状を伴うことがある。**急性疾患**という総称に明確な定義はないが，通常短期間のうちに健康状態が悪化し，その多くが重症で早急な治療や手当てを必要とする状態をさす。これらは強力な感染源の存在や，個体の加齢や，身体機能・免疫機能の低下が発症への引きがねとなる。また，既往症・合併症などの要因も複雑にからみ合っている。とくに壮年期・中年期では，脳血管障害や心臓病などへの罹患で健康が破綻し，重症化，死にいたるというケースも少なくない。

　急性疾患への罹患は，激しい痛みや苦痛，発熱や意識消失などの症状を伴うことが多いため，本人も周囲も激しく動揺する。

3　がんへの罹患とがん告知

● **がん**　消化管・呼吸器・生殖器などに生じる上皮性の悪性新生物をがん腫，骨・筋肉などの非上皮性に生じるものを肉腫と区別するが，両者を合わせて「がん」とよぶことが多い。がんは，遺伝子の異変や傷に由来する自立的に増殖する細胞集団で，転移と再発をその特徴とする。1981（昭和56）年以来，がんはわが国の死亡原因第1位であり，2020（令和2）年のがんによる死亡は，総死亡の約30％を占めている。

● **がん告知とその衝撃**　がんを告げられたとき，ほとんどの人は「なぜいま，なぜこの私に」と自分に問う。ショックを受け，危機状況（●213ページ）に陥ることも少なくない。わが国では長きにわたってがんの正確な病名告知が行われなかった歴史があり，病名告知の是非も議論されてきた。患者にがんが告げられなかった理由として，がんへの罹患が死をイメージさせること，当時は効果的な治療法が確立されていなかったこと，がんの発生原因の解明が進んでいなかったことなど，がんの疾患としての特異性があげられる。さらにがんは，なんらかの症状が出現してからの医療機関の受診では，進行がんとなっている場合が多く，治療効果の乏しさや予後の厳しさも，病名告知を遅らせた一因となった。

　その後，がんの早期発見・早期治療への人々の認識の高まりやがん検診制

度の普及，治療法の進歩により長期生存が可能となり，がんの病名告知は
徐々に広まっていった。そこには人々の認識の変化だけではなく，がんは一
度きりの手術や薬物療法で治癒の確証が得られる疾患ではなく，つねに再発
や転移の可能性を残した不確かさをもつ疾患であることもかかわっている。
がんに罹患した人々は長期にわたり，がんに向き合い，がんとともに生きる
ことを余儀なくされるため，自身の疾患や治療法についての正確な情報は不
可欠であり，告知が闘病の前提となったのである。

　しかし，がんが慢性疾患に分類されはじめている現在でも，「そう言って
いるのは医療関係者や行政の役人にすぎず，患者や一般市民には，やはりが
んは死の不安をあおるこわい病気であることにかわりはない」と述べるがん
患者，その家族，元患者は多い。

● **家族の苦悩**　自分ががんに罹患した場合は病名を告げてほしいと思って
いる人でも，家族の場合は知らせたくないと考える人が多い。家族への思い，
わが国の文化・風習，家族のあり方など，背景は複雑であるが，家族を思う
気持ちは皆一様である。しかし，知らせたくないと気づかう相手である患者
も，立場がかわれば同じように気づかうことも考えられる。

　家族として大事なことは，特定の誰かが負担や責任を背負うことではなく，
患者も含めて家族成員の1人ひとりが主体性をもった人間として悔いのない
人生を送れることである。家族間のコミュニケーション，家族の力，家族の
存在が最もよいかたちで発揮できるよう，家族への援助も重要な看護の課題
である。

4　慢性病の急性増悪

● **慢性病と急性増悪**　慢性病（●240ページ）は，基本的に変化に乏しいが，
長期にわたって進行する疾患であり，ときに急激な病状の悪化をきたすこと
がある。そのような安定状態からの急激な悪化を**急性増悪**という。急性増悪
は，原疾患である慢性病そのものの悪化やコントロール不足，あるいは合併
症の併発や感染，生活上の不摂生，極度のストレスなどが加わったときに生
じることが多く，迅速に適切な処置が講じられないと生命の危機につながる
こともある。頻繁に急性増悪を繰り返すと，原疾患である慢性病自体も不可
逆的に進行し，ほかの合併症の誘発や複数臓器の機能低下などを引きおこす
事態ともなる。

● **急性増悪への対処**　慢性病の多くは決定的な治療法に欠けることが多く，
原因が不明なものも多い。安定期にあっても身体の予備能力は限られている
ことが多く，つねに微妙なバランスのうえに日々の生活がなりたっている。

　急性増悪に陥った場合の当面の目標は，悪化前の安定状態を取り戻すこと
である。心身の安寧と回復を第一の目標におき，安定状態を取り戻したのち
に，急性増悪にいたった原因や自己管理への教訓などを得るためのふり返り
を行う。したがって，急性増悪に陥らないためには日ごろのコントロールと
悪化の予防を心がけ，異常の徴候は患者自身が早期に気づけるよう，自己管
理ならびに自身のからだの状態や変化につねに気を配るセルフモニタリング

の方法を習得しておく必要がある。

　急性増悪がきっかけとなり，そのまま機能不全や終末期にいたることもある。病状の進行とともに，日常生活に他者の支援を必要とするようになり，苦痛も増加する。患者は長年にわたって病と付き合ってきた体験から，自身の病気の急性増悪に対し敗北感や闘病意欲の低下を表出する場合もある。病状の進行ぐあいや予後は，病名によって，あるいはそれまでの疾病経過によって異なるが，その人らしさを尊重し，苦痛緩和と QOL を重視した支援が最も重要となる。

2　急性期にある人が受ける医療

　急性期にある人々は治療を必要とすることが多い。また健康破綻の度合いが大きいと，その多くが侵襲的治療となる。**侵襲**とは，生体の安定状態にある程度以上の変化をもたらす内的・外的刺激を意味する。言葉の本来の意味は，医療機器や器具を身体の開口部や切開部から挿入・装着することであり，外傷や感染などもあてはまる。

● **侵襲的治療**　侵襲的治療とは，救命や回復目的ではあっても，患者の心身に多大な負担のかかる治療法をいう。おもなものとしては，手術療法，薬物療法(とくにがん薬物療法など)，放射線療法などがある。通常の服薬治療であっても，激しい副作用や症状を伴う場合は侵襲的治療ということが多い。

　以下に，おもな侵襲的治療の概要とそれを受ける人々について解説する。

1　手術療法

　手術を受けることは，その人にとってどのような経験なのであろうか。

● **手術療法の特徴**　手術は診断された疾患に対する治療法の 1 つである。早期のがんなどには治療効果が高いことが明らかとなっており，手術によってでしか救命・治療できない病態や疾患も存在する。しかし，手術は正常な皮膚組織にメスを入れ，組織や臓器を切除する治療法であるため，出血や損傷，手術操作による障害も生じる。また，手術に伴う痛みや苦痛は，患者が手術を決意する際の大きなためらいになることは容易に想像できる。手術療法は，医療の進歩により近年その安全性が飛躍的に高まった(◐表6-1)。しかし，やはり人々にとって手術は人生の一大事であることにかわりはない。

　また，患者および家族は，手術に対して期待と不安の両方をもつ。期待は疾患の治癒，病状の改善，苦痛の除去，外見の改善などであり，不安は手術自体の可否(生命に直結する場合もある)，手術に伴う苦痛(主として痛み)，外見の変化，術後生活の制約，入院中の家庭や仕事の問題など多岐にわたる。

● **手術の適応・目的**　人は不安や恐怖心をのりこえて，手術を受けることを決心する。そこには，現在の自分の健康問題に対して，生命の危機を回避するためには手術が最もよい治療法だと納得できる，手術によって一刻も早くこの苦痛を取り除いてほしい，などの理由が存在する。これらは**手術の絶対的適応**といわれるものである。

◖表6-1　手術療法の進歩

術式の安全性の追求	・術前診断の精度の向上 ・拡大手術の功罪の検証 ・低侵襲性手術(鏡視下手術，血管内手術など)の開発
手術に伴うリスクの軽減	・インフォームドコンセントの概念による患者の意識の高まり，主体性の向上 ・術前アセスメントによる問題点の是正 ・手術機器，機材の開発・改良
周手術期の管理と看護の進歩	・術前練習・早期離床など，術後の問題を予測し，予防的に対処する看護の開発 ・患者監視装置および非侵襲的測定器具の進歩 ・高エネルギー輸液ならびに成分輸血などの進歩
患者の苦痛への対処	・硬膜外麻酔の併用 ・緩和ケアの理念の普及

　また，ほかの治療法も可能であるが，手術によってその症状や生活上の支障を改善・解消したいという場合もあり，これは**手術の相対的適応**とされる。

　このように考えると，手術療法の目的は以下のように大別され，手術に対する患者の期待や不安の内容・程度も，これらの目的によって異なってくる。

（1）現在あるいは将来の生命の危機の回避

（2）外傷や欠損の補修

（3）苦痛や症状の除去

（4）生活上の支障や外見の改善

　また，手術を必要とする病態・疾患としては，以下のものなどがある。

（1）閉塞：腸閉塞，結石嵌頓，脳梗塞など

（2）穿孔：消化管穿孔，動脈瘤破裂，外傷など

（3）腫瘍(固形がん❶のある病期まで)

（4）移植(臓器・組織の機能不全)

（5）先天性奇形

（6）外傷

● **手術による生体の変化**　体内にメスを入れる手術療法では，以下のような影響が生じることが避けられない。

（1）ストレス反応が引き出される(◖図6-1)：視床下部を中心とした神経・内分泌系への影響，サイトカインによる細胞性反応，組織の損傷，失血

（2）脈管系・神経系が侵襲される。

（3）臓器の機能が低下，もしくは喪失する。

（4）形態が変化する。

（5）痛み・不快感・不安・抑うつ状態が引きおこされる。

（6）手術に伴う合併症を引きおこす危険性がある。

　つまり，治療法としての手術がその効果をもたらすためには，これらのマイナス要因を克服したうえで，手術を行う所期の目的を達成できるよう看護を行わなくてはならない。

□NOTE

❶**固形がん**

　白血病などの血液がん以外のがんの総称である。胃がんや肺がんなど，臓器や組織などで腫瘍細胞が塊を形成する。

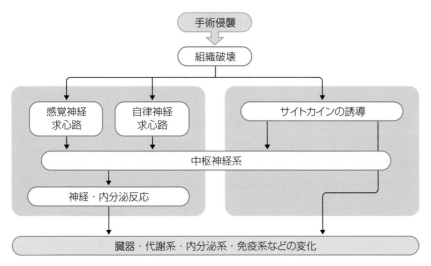

● **図6-1　侵襲に対する生体反応の発動機序**

● **手術に伴う不安や問題**　手術を受ける患者は，術前・中・後を通して多くのストレスにさらされる。手術そのものや麻酔に関する不安はもちろんのこと，さまざまな検査や処置，さらに入院生活という非日常的な体験に伴う人間関係や医療者とのかかわりも含まれる。また，術後は手術による生体侵襲の苦痛に加え，体動や排泄，食事，ときには呼吸や循環さえ他者や医療機器に頼らざるをえなくなる。場合によっては，永久的な器械の装着を必要とすることもあり，人工肛門造設や乳房切除術では，自己概念（●242ページ）やボディイメージ（●231ページ）の変化を余儀なくされる。退院後，家庭や職場への復帰で新たな問題に直面することも多い。

　このように，手術を受けるということは，手術前後はもちろんのこと，術後長期にわたって，不安や問題への対処を求められることでもある。しかし，同時にその人のもてる力や生命力が試される機会でもある。手術をきっかけに，これまでの人生や生活の優先度を見直したり，家族の重要性に気づいたりする人は多い。

　手術に伴う一連のできごとを体験することは，困難で苛酷な道のりではあるが，それをのりこえた体験がその人に成長をもたらし，生きる意味を考える機会を提供する。

　このような特徴をもつ手術療法の実施にあたっては，インフォームドコンセント（●151ページ）による十分な説明と，患者自身が納得したうえでの選択が不可欠となるが，そのためには患者自身が自分の疾患と治療法としての手術療法について，理解を深める必要がある。そのときの支援は看護の重要な役割である。

　手術療法を受ける患者の看護については，220ページ以降で解説している。

2 薬物療法

● **急性期における薬物療法の特徴**　薬物療法は有効かつ代表的な治療法で

あり，さまざまな疾患や病態に対し病期を問わず行われる。急性期において用いられる薬剤の種類，使用方法は多岐にわたり，おもには感染症の予防・コントロール，症状・病態の急激な悪化や再燃などへの対処を目的としている。また，悪性腫瘍（がん）の薬物療法も，急性期を代表する薬物療法の1つである。ここでは，がん薬物療法について概説する。

● **がん薬物療法の特徴**　がん薬物療法は，薬剤を用いてがん細胞の増殖と浸潤，転移・再発を阻止することを目的としている。がん薬物療法は単独で行われるほか，手術の補助療法や，放射線療法との併用でも用いられる。

　がん薬物療法は，対象とするがんの種類，病期，さらには個人差により効果が異なる（◉図6-2）。抗がん薬の特徴として，その作用をがん細胞のみに限定できず，正常細胞も傷害を受けてしまうため副作用の出現が避けられないことがあげられる。

　抗がん薬の効果をがん細胞のみにとどめるための試みとして，カテーテルによる局所注入法がある。また，副作用を分散させ，薬剤の効果を高める目的で，多剤併用療法が用いられることが多い。また近年は，腫瘍選択性が比較的高い分子標的薬❶が用いられている。しかし，分子標的薬も，副作用がおこらないわけではなく，正常細胞にも少なからず影響がある。

　がん薬物療法は繰り返し行われることが多いため，副作用の問題には身体的・心理的・社会的見地からの多角的な取り組みを必要としている。さらに個人によって，あるいはがんの種類によって出現する効果や副作用に著しい差があるため，がん薬物療法を受ける人の苦痛や不安は複雑で，一様ではない。

● **がん薬物療法の副作用**　がん薬物療法の副作用❷として特徴的なものは，

NOTE

❶分子標的薬
　疾患にかかわる特定の分子を標的として開発された薬物である。がん治療に用いられることが多い。低分子化合物とモノクローナル抗体に大きく分けられる。

❷副作用と有害事象
　医薬品の使用により患者に生じる有害な反応を副作用という。また，医薬品に限らず，治療を行うことで発生する好ましくない医療上のできごとをすべてまとめて有害事象ということもある。副作用も有害事象の一種であるし，病気の進行による合併症や手術後の創感染なども有害事象といえる。

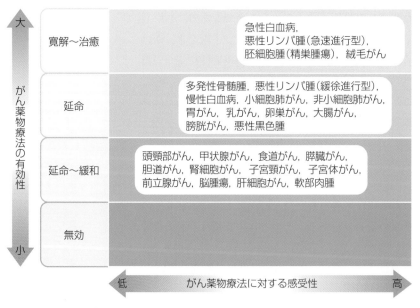

◉**図6-2　がん薬物療法の効果**
医療の進歩に伴い，上位の区分に移行してきているがんもある。

吐きけ・嘔吐，消化管粘膜障害，脱毛，骨髄機能抑制などである。

　消化管粘膜や毛根，骨髄などは，がん細胞と同様に新陳代謝が活発で血流が豊富な部分であるため，副作用が発現しやすい。

　このようにさまざまな副作用や苦痛を伴うがん薬物療法では，治療に対する患者や家族の理解，受けとめ方，生活に及ぼす影響を知り，予測される問題を考慮して，問題への対処方法を考えていく必要がある。

　がん薬物療法を受ける患者の看護については，232ページ以降で解説している。

3　放射線療法

● **放射線療法の特徴**　放射線療法は，X線や電子線，粒子線などがもつ高いエネルギーを使ってがん細胞の成長・増殖を阻止する治療法である。放射線療法の効果は，がん細胞の種類，分化速度，細胞への酸素供給の程度などいくつかの要因に左右されるが，細胞分裂が盛んで細胞周期の短いものほど効果が高いといわれている。放射線療法が単独で用いられる場合と，ほかの療法と組み合わせて集学的治療の一環として用いられる場合がある。

　放射線治療は，処方量を少線量に分けて長期間(通常数週間)かけて照射するため，線量に応じた副作用や皮膚の変化が出現してくる。また放射線治療はそれを受ける患者のみならず，家族にも不安や恐怖を引きおこすことがある。その理由として，放射線に対して人々がいだくイメージや漠然とした不安感，薬剤や手術などと違って目に見えるものではないこと，治療法のなかでも情報量が少ないことなどがあげられる。したがって，患者・家族の疑問や不安に十分にこたえるためには，看護師が最新の知識・情報を得ておく必要がある。

● **照射の方法**　放射線療法は，照射の方法によって，外部照射法，密封小線源療法，非密封放射線療法に分けられる。

　①**外部照射法**　最も一般的な照射方法で，身体の外側から皮膚を通して目的とする部位に照射する。これまでのコバルト60にかわり，最近ではリニアック❶など高エネルギー放射線発生装置が中心となっている。

　②**密封小線源療法**　組織内照射と腔内照射とがある。どちらも放射性同位元素を直接病巣へ刺入・埋没させるため，患者自身が線源体となる。そのため患者は管理区域に指定された特殊な病室に入室し，家族や医療者の入室も規制を受ける。

　③**非密封放射線療法**　放射性同位元素をカプセルあるいは液状にして患者に投与するため，患者の排泄物(尿・便・汗・血液など)はすべて一度貯蔵され，放射線の減衰を待ち，許容濃度以下に希釈したあと廃棄する。呼気は排気フィルターで濾過し，使用物品や食べ残した食物の取り扱いにも厳重な管理が必要となるため，実施は大がかりな設備をもつ施設に限られる。

● **放射線療法の副作用**　放射線療法に伴う有害事象は，治療中あるいは治療終了後3か月ごろに出現する**急性期有害事象**と，治療終了後6か月以降から出現する**晩期有害事象**とがあり，それぞれに，全身に出現する症状と局所

◨ NOTE

❶リニアック

　直線加速器 linear accelerator ともよび，マイクロ波を用いて電子を直線的に加速させる装置である。加速した電子を直接取り出して電子線として利用するか，加速管の出口付近に置かれたターゲット金属に衝突させてX線を発生させる。

○表6-2 放射線療法に伴うおもな有害事象

臓器・組織	急性期有害事象	晩期有害事象
全身	放射線宿酔，骨髄機能抑制	放射線誘発がん
皮膚	脱毛，紅斑，水疱形成，びらん	色素沈着，萎縮，瘢痕形成，潰瘍形成
頭頸部・食道	口内炎，嚥下障害，味覚障害，食道炎	齲蝕，甲状腺機能低下，食道狭窄
肺	放射線肺炎	放射線肺線維症，胸水貯留
脳・脊髄	浮腫	放射線壊死，放射線脊髄炎，認知症
眼	結膜炎，角膜炎	白内障，角膜潰瘍

症状とがある（○表6-2）。

　全身症状は，一般に**放射線宿酔❶**（しゅくすい）とよばれるものであるが，その出現には個人差が大きく，心因性のものもあると考えられている。骨髄機能抑制も全身症状の1つであり，治療開始早期から白血球と血小板の減少が出現する。とくに照射範囲が広い体幹部への照射では骨髄機能の抑制が生じやすく，定期的な血液検査による白血球数・血小板数の確認が必要である。

　局所症状は，発赤，脱毛，乾燥や色素沈着などの皮膚反応が最も著明である。リニアックでは皮膚の変化は小さいが，線量の多い電子線治療では強い変化がおこりやすく，重度の場合は潰瘍（かいよう）を形成することもある。

　放射線療法を受ける患者の大半はがん患者であるため，治療開始にあたっては病名の告知が問題となる。放射線に対する漠然とした不安や恐怖がつきまとい，わずかな身体的変化や不快症状などにも過敏に反応することがある。放射線療法に対する患者や家族の心理を理解し，治療に対していだく不安や疑問を緩和することが重要である。

　放射線療法を受ける患者の看護については，236ページ以降で解説している。

4 侵襲的治療を受ける患者を対象とした集中治療の場（ユニット）

● **集中治療の場**　わが国では1970年代より，重篤な状態に陥った人々のすみやかな回復を目ざして**ICU**や**CCU❷**などの病棟（ユニット）が登場してきた。これらは，施設内の重症患者を1か所に集め，専門的知識・技術をもち合わせた医療スタッフ（医師，看護師，臨床工学技士など）を配属し，効果的で効率的な医療提供を行うという意図のもとに誕生したもので，現在では全国に普及している。術後回復室，救急救命センター，ハイケアユニット，熱傷ユニット，未熟児ユニットなどがあり，それぞれの目的や，対象患者の状態，病態の特殊性に応じた特別の構造と機能を備えている。

● **非日常的環境**　集中治療の「場」では，おもに重症患者を対象に集中的で濃厚な治療が行われる。外傷などによる侵襲や生体内で生じた内的変化に

NOTE

❶放射線宿酔
　おもに治療開始後数日間に出現する，倦怠感，二日酔いに似た吐きけ・嘔吐，気分不快，食欲低下，眩暈などの症状である。発生機序は不明で，一般に数日で治癒するが，症状の出現やその程度は個人差が大きい。

NOTE

❷ICUとCCU
　ICUは集中治療室 intensive care unit の略で，CCUは冠動脈疾患の集中治療施設 coronary care unit の略である。

対して，恒常性を維持・回復させるために，治療経路の確保や，生体機能の補助，あるいは時々刻々と変化する生体機能を測定・監視する目的で多くの医療機器やチューブ類が患者の身体に装着される。そのため，集中治療室入室後2〜3日目に，不安や苦痛などのストレスから心理的障害，とくにせん妄（◉225ページ）を発症することが多い。

近年では，面会制限の撤廃や，病棟環境の改善などの取り組みもなされているが，持続的な照明や，昼夜を問わない医療処置および人の出入り，機械音や医療者の話し声，感染予防のための私物の持ち込み禁止，効率を優先しカーテンのみで仕切るオープンフロア方式，家族との分離などは，救命や生命維持，治療を優先した非日常的環境ともいえる。

集中治療を受けている患者の心理やおかれている環境，患者の状況理解の程度などを十分に推しはかり，集中治療を受けることが患者にとってさらなる心身の負担とならないよう，安心や安全を保証する「場」における看護が必要とされる。

突然の発症や事故によって重篤状態に陥り，ICUなどに入室して集中治療を受けることは，患者や家族にとって高度医療の保証や安全感の増大につながることもあれば，周囲の物々しさに圧倒されて重症感を強めたり，よくない徴候ととらえたりしてしまうこともある。患者や家族の反応や受けとめ，理解についてアセスメントし，苦痛・不安を緩和するためのケアに努めることが重要である。

5 救急医療を必要とする人々

◆ 救急医療

● **救急医療とは**　　**救急医療**とは，疾病や事故，災害などによって急に心身の不具合や損傷が生じた場合や，痛みや呼吸困難などの急激かつ重篤な症状の出現した場合などを対象とする医療分野である。

救急医療では，「緊急」性と「重症」性ということがキーワードとなる。たとえば異物で角膜が傷ついた場合は，そのことがただちに生命に別状はきたさなくても，放置しておけば炎症から潰瘍などの重大な障害につながるため，「緊急」になんらかの処置を施す必要がある。また交通事故で頭部に重度の外傷を負った人は，「重症」であり「緊急」に救急救命センターに搬送する必要がある。一方，在宅で人工呼吸器装着による終末期の療養を続けている患者は，重篤ではあっても「緊急」医療を必要としているわけではない。

● **わが国の救急医療施設**　　わが国の救急医療施設は，救急患者の重症度に応じて，初期，第二次，第三次と多層的な整備がなされている。

初期救急医療施設としては，休日夜間急患センターや在宅当番医制度などがあげられる。ここでは発熱，腹痛，軽い外傷など，入院や手術を必要としない外来患者に対する初期医療が行われる。数としては最も多い。

第二次救急医療施設は，救急告示病院（国，公立），市立病院，労災病院などにより，病院群輪番方式および共同利用型方式によって運営されている。

入院治療や緊急手術を必要とする患者への24時間対応を原則としている。

　第三次救急医療施設には，救命救急センターや大学病院救急部，高度救命救急センターなどがあり，生命の危機に瀕した重症救急患者に対応している。救命救急センターは，各都道府県に最低1か所，人口100万人に1か所の割合で設置されている。医療スタッフは救急専門医や脳神経外科，循環器科医師，救急看護師などの専門家が，また救命のための専用設備や医療機器を備え，ICUやCCUなどの専用病棟も有している。

◆ 救急看護の特徴と実際

● **救急看護とは**　救急看護とは，救急医療の場で行われる看護と位置づけられ，救命救急処置，救急診断や治療の補助，救急患者の日常生活援助ケアや心身の苦痛へのケアなどを行う。とくに救急看護では，患者は突然の受傷や発症でショックを受けており，また重症であるときは死の恐怖をいだいているため，救命とともに精神的サポートが重要な課題である。

　救急看護の実施は，原則的にはすべての医療施設のあらゆる所(すなわち外来・一般病棟・手術室・検査室，ときにロビーや通路においてさえ)のみならず，地域・職場・学校・家庭など，あらゆる場面で展開される。すなわち救急患者が生じた場所，搬送の途上，搬送先なども含め，救急患者が存在する場所が救急看護の場となる。

　救急看護の対象は，年齢，性別，疾患の種類，重症度は問わない。必要な救急処置とその優先度を判断することを**トリアージ**とよぶが，このトリアージ自体が重要な救急看護活動である。

　救急看護の実施者は，すべての看護職者である。あらゆる場，あらゆる人々を対象として救急看護実践は行われ，すべて看護職者は**一次救命処置** basic life support(**BLS**)の実施と，**二次救命処置** advanced cardiovascular life support(**ACLS**)への取り組み(講習会参加やライセンス獲得)などが望まれる。また救急看護の役割には，救命救急処置・ケアの実践と市民への救命救急処置の指導の2つがある。近年では，駅や学校，空港などといった人が集まる場所への自動体外式除細動器(AED)の設置が進んでいる。緊急時の人工呼吸や心マッサージなどの心肺蘇生法とともに，AED使用に関する市民への教育は，看護職の重要な役割である。

　さらに救急看護を専門とする救急看護師は，救急看護に関する看護職全体へのアドバイス，教育，救急看護政策への提言などの役割も担っている。救急看護の専門的知識，技術，態度を用いて活動する救急看護師は，救急救命センター，救急初療室 emergency room(**ER**)などへの所属のほか，ドクターカーやドクターヘリへの同乗，災害救助チームへの参加など幅広い活躍を行っている。

3　急性期にある人の特徴

　急性疾患や外傷などによって急性期にある人は，救命救急センターや

ICUなどで医療処置・看護を受けることが多い。身体的には健康レベルの極端な低下と生命の危機に直面した激しい苦痛を有し，心理的にはパニックや危機状況にある。

　急性期にある人はどのような特徴を有し，どのような体験，思いをいだいているか，また，急性期にある人の家族についても理解する必要がある。

1 侵襲刺激に対する生体反応

　生体に，外部から外傷，手術，感染症，心理的ショックなどなんらかの刺激が加わると，その刺激に対する生体反応が引きおこされる。この反応は，生体内部の機構を維持・回復するための生体のたえまない努力である。反応の大きさは，加えられた刺激と生体側の条件(性・年齢・栄養状態・免疫機能などの要因)とのバランスによって左右される。

　侵襲刺激は，呼吸・循環・内分泌など，生体のすべての機能に変化をもたらす。

　なかでも特徴的なものは，視床下部を中心とした神経・内分泌系のはたらきと，細胞間での情報伝達を行うサイトカインのはたらきという2つの発動機序である(▶205ページ，図6-1)。これらのはたらきによって，患者にはさまざまな症状が出現する。主として，交感神経を刺激することで最終的に生じるカテコールアミンの作用として，脈拍数の増加，血糖値上昇，筋・心臓・脳への血流増加などがみられる。

　生体が侵襲から回復するときは，ある一定の過程をたどることが明らかとなっている。この過程は，侵襲からの回復の程度を判定する際のアセスメント指標として用いることができる(▶表6-3)。

2 急性期の心理的反応

　急な発病や事故，予期せぬ疾病の悪化などをきたすと，当事者はもとより

▶表6-3　侵襲に対する生体の回復過程とアセスメント指標

期	患者の状態	臨床所見	神経・内分泌状態	創部・創痛
第Ⅰ期 (傷害期)	安静臥床 閉眼・苦痛様顔貌 周囲への関心欠如	体温・脈拍上昇 腸蠕動消失 分泌減弱	副腎刺激状態：アドレナリン，ノルアドレナリン，副腎皮質刺激ホルモン，尿中17-OHCS*上昇，抗利尿ホルモン分泌	安静時にも痛む 出血・滲出液持続 縫合糸を切れば，傷は哆開
第Ⅱ期 (転換期)	周囲への関心を示す，離床開始，会話が増える	体温・脈拍正常 腸蠕動微弱 喀痰喀出増加 尿量増加	副腎機能は正常化 抗利尿ホルモン，尿中17-OHCS正常化	創痛は体動時 創部は癒合
第Ⅲ期 (筋力回復期)	体動，歩行が増える，活字を読む，食欲が出る，便通も正常化	とくに異常や変化はない，体重が術前に戻る	神経・内分泌系の影響はなくなる	大部分の創痛は消失，創部は赤色瘢痕
第Ⅳ期 (脂肪蓄積期)	体力の回復，職場復帰	性機能回復	同上	創部は白色瘢痕

＊ 尿中17-OHCS：尿中17-ヒドロキシコルチコステロイド

家族や周囲の人間も事態に巻き込まれ心理的にも翻弄^{ほんろう}される。加えて，侵襲的治療を必要とする事態は推移が速く，患者や家族は短時間のうちに多くの行動や意思決定を求められることもある。

　しかし，混乱しているときに新たな項目を学習したり，重大な意思決定を行ったりすることは困難であるため，危機状況（●213ページ）に陥ることがある。

　さらに，意識レベルが低下したり，できごとの記憶の連続性がとぎれ，時間や場所が混乱する見当識障害を呈したりすると，混乱状態に拍車をかけてしまう。

　また，慢性病の急性増悪では，長い疾病経過や身体状況が悪化したことによる自己管理に対する無力感や焦燥感^{しょうそう}をいだくこともある。

3 急性期の治療を受ける患者とその家族

　家族の一員が健康障害をきたすと，その家族全体に衝撃をもたらし，急激な健康破綻の場合，その衝撃はさらに大きいものとなる。すなわち家族は，その成員の健康問題の発症，病状の変化，回復に大きなかかわりをもつことになるため，急性期にある患者の看護において，家族への支援はとりわけ重要となる。

●**患者の家族への配慮**　患者の病状が重篤であると，患者の救命や生命維持に関心が向きがちになるため，患者や家族の不安や悲しみが横に追いやられがちになる。救命処置や集中治療など治療や管理上の問題から，患者と家族が引き離されることも多い。

　家族も深刻な状態にある患者にひたすら注意を向け，その無事を祈ることに集中するあまり，自身の心やからだの問題に目を向ける余裕がない。また，家族は，自身が不安や悲しみに翻弄されていても，医療者に支援を求めることはまれであり，むしろ自分たちを気づかうより，患者の処置や看護に専念してほしいとさえ思う。しかし，突如襲ってきた事態に苦しみ打ちひしがれる患者も家族も，すべて等しく看護の対象なのである。

●**家族の看護の焦点**　急性期にある患者の家族の看護の焦点を，以下に要約する。

(1) 家族が患者とともにいられるように配慮する：患者と家族が物理的に近い距離にいることだけをさすものではない。離れていても心理的には身近に感じ，心のつながりやきずなを感じられる援助を目ざす。

(2) 家族に情報や知識を提供する：家族は患者の痛みや苦痛には人一倍敏感となり，情報が少ないと患者の様子や医療者の言動に一喜一憂してしまう。家族が，患者の状態はよい・上向き，と認識したときは，多くは直接目にした患者の様子からその手がかりを得ている。逆に，患者の状態が悪化していると感じるのは，医療者の行動からである[1]。

1) Schlump-Urquhart, S. R.：Families experiencing a traumatic accident：implications and nursing management. *AACN clinical issues in critical care nursing*, 1(3)：522-534, 1990.

B　急性期にある人の看護

　急性期にある人の身体内でおこっている，侵襲に対する激しい生体反応は，いわば生命をまもるための生体の緊急処置である。この時期が長引いたり適切な処置がなされずに放置されたりすると，やがて生命力は枯渇し死にいたる。

　したがって，急性期にある人の看護は，侵襲を受けた当初から，救命処置とともに患者の心身の安定をはかり，恒常性の機能が十分はたらくように支援し，順調な回復過程をたどって侵襲を受ける以前の状態に復帰することを目ざす。

1　健康破綻による危機状況と危機にある人々への支援

1　健康破綻がもたらす危機状況

　急激な体調不調は疾病に罹患していることを予感させ，ときには生命の危険性さえ感じさせる。

　そのようなとき人は不安をいだくが，それが高じると心理的にも徐々に追いつめられていく。

　あるいは突然のがん告知や，受傷による永久的障害を知らされた場合などでは，人はぼう然自失となり，できごとへの適切な対処はもとより，食事や睡眠さえも満足にとれなくなってしまう。このような状態は**危機状況**とよばれ，迅速で的確な支援を必要としている。

◆ 危機

　キャプラン Caplan, G. によると，**危機**とは，不安がだんだんふくらんでいく，複数の心配ごとが一度にふりかかる，または突然に大事なもの（生命，健康，家族など）や価値をおいていたもの（社会的地位，他者からの評価，希望や夢など）を剝奪されたり，喪失したりする際に生じる，その人がもつ通常の対処能力やそれまでの経験では処理しきれないと感じたときに陥る認知的・情緒的混乱である[1]。

　いままでに経験したことのないような衝撃的なできごとに直面したときに，当事者は「もう取り返しがつかない」「私にはどうすることもできない」などと思い，目の前のできごとを解決・処理できず，無力感や恐怖，絶望を感じる。

　適切な援助が受けられないと，病的な悲嘆状態を呈したり，精神症状が出現したり，場合によっては自傷・他害行為につながってしまうこともある。

1）Caplan, G.：*Approach to Community Mental Health*. Tavistock Publications, 1961.

▌ 危機状況にあるか否かの見きわめ

その人が過去の経験やさまざまな知恵をはたらかせながら，苦労しつつもその状況になんとか対処しようとしているうちは危機とはいえない。思考力がはたらかなくなり，「頭が真っ白になった」「どこをどう歩いて帰ったのか覚えていない」などの発言に示されるような，まとまった考えごとができない，脈絡のない行動となる，なによりも食べる，寝る，人と会話するなどの日常生活行動がとれなくなる，といった状態は，危機状況とみなされる。またショックのあまり意識を失う，嘔吐・下痢を繰り返す，うつ状態となり反応がない，などはいうまでもなく危機状況である。

危機状況と判断する基準としては，きわめてストレスフルな状態にあると当事者が気づいている，認知的・情緒的な混乱がある，少なくとも数日にわたってその状態が続くことが条件としてあげられる。

◆ 危機の種類

▌ 発達危機と状況危機

危機には，人の成長・発達過程のなかで遭遇する発達危機と，偶発的・限定的に生じる状況危機とがある。

1 発達危機　発達危機（●6ページ）とは，成長・発達するなかで出会うさまざまな困難や課題をうまくのりこえることができず，あるいは未達成課題を引きずることで精神的な混乱や人間関係での問題をかかえてしまうことである。熟年離婚や，青年期のモラトリアム，子育てを終えたあとで感じる空の巣症候群などの現象は，発達危機に含まれるものが多い。

2 状況危機　状況危機とは，重篤疾患への罹患，愛する人の死，事故や災害など，人生での予期せぬ，歓迎されざるできごとであることが多い。状況危機は発達危機と異なり誰もが経験するわけではない。そのため，おこったことの重大さもさることながら，「なぜ，いま，自分に」と，できごとが自分にふりかかってきたことに納得がいかず容易に受け入れることもできない。おこったことを否定したり自分やほかの誰かをせめたり，怒りや打ちのめされたりなど，急激に短期間にさまざまな感情に翻弄される。

▌ 消耗性危機とショック性危機

上記とは別の危機の分類として，じわじわと追いつめられていく消耗性危機と，突然に重要ななにかを失うことで陥るショック性危機とに分ける場合もある。

1 消耗性危機　消耗性危機は，懸命の闘病のなかでつぎつぎと合併症が生じたり，悪性疾患の転移や再発が明らかとなったり，家族や職場の問題などが重なったりなど，その人の対処能力が徐々に消耗し剝奪されていくなかで生じる。消耗状態にある人が危機に陥ると，治療・闘病の中断や放棄，親しい人との断絶，精神症状の発症，はなはだしい場合は，自殺などの自傷行為にいき着いてしまう危険性もある。この消耗性危機を示したモデルとして，アギュララ Aguilera, D. C. とメズイック Messick, J. M. のモデルがある（●図6-3）。

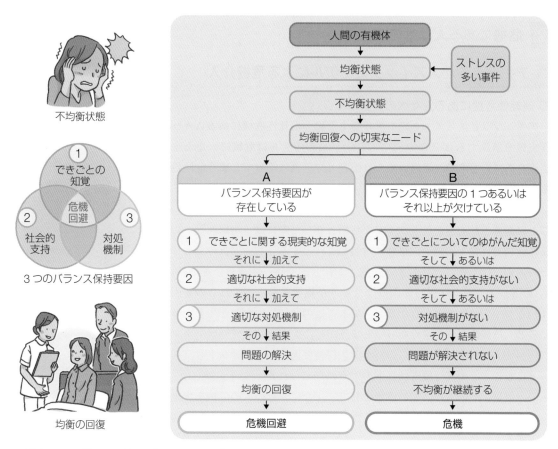

不均衡状態

３つのバランス保持要因

均衡の回復

⊙**図 6-3　アギュララとメズイックのモデル**
(Aguilera, D. C. 著, 小松源助・荒川義子訳：危機介入の理論と実際. p.25, 川島書店, 1997 による, 一部改変)

2 ショック性危機　ショック性危機は，文字どおりショックなできごとが突然襲いかかることで生じる❶。予期せぬがんの告知や，事故，災害への遭遇などで生じやすい。看護で広く普及しているフィンクのモデル（⊙218ページ，表6-4）は，これに相当する。1960 年代に精神科医のフィンク Fink, S. L. は，100 名をこす脊髄損傷患者の継続的な観察と愛する人を失った人々に関する文献検討より，突然絶望的な状況に陥った人々がそこから立ち直り，再び人生や生活に適応していくまでのプロセスを，4 局面からなるモデルであらわした。したがって，発達危機や，消耗性危機と思われる人々の経過をこのモデルで分析することは適切ではない。

● **アセスメントのためのモデルの活用**　危機モデルに限らず，さまざまな看護モデルは，ケアの対象となる人々の深い理解や，看護現場でおこる特徴的なできごとの理解をたすけるために開発されている。もちろん，誰もがモデルと同様の経過をたどるわけではなく，モデルを活用する際にも事例の個別性から目をそらすことのないよう注意したい。

◻NOTE
❶ここでいうショックは，予期しない事態に接したときに生じる心の動揺をさす。急性の循環機能障害については 220 ページで解説している。

2 危機にある人々への支援

◆ アギュララとメズイックのモデルによる危機介入

▌消耗性危機にある人々への支援

　アギュララとメズイックのモデルをもとに，消耗性危機にある人々への看護支援を解説する（●215ページ，図6-3）。このモデルは危機にいたる過程に焦点をあてたもので，追いつめられ消耗して危機に陥ってしまう危険性のある人々を見きわめ，危機回避を支援することを目的としている。

　人は安定し落ち着いた生活を送りたいと願っており，ストレスの多いできごとに翻弄され均衡が乱され不安な状態となった際には，均衡回復への切実なニーズを自覚し，懸命に事態に対処しようとする。均衡回復のためには，その人の，①できごとに対する知覚，②社会的支持，③適切な対処（対処機制）の3つのバランス保持要因のはたらきが重要となる。これらの要因のどれか1つでも欠けたり，なかでも，できごとの認知にゆがみが生じたりしてくると，危機に陥りやすくなってしまう。

　危機介入としては，これらのバランス保持要因をアセスメントし支援することになる。その実行段階は以下のように進められる。

- 第一段階：その人の問題の評価として，①なにがその人の危機を促進しているのか，②3つのバランス保持要因の有無と機能の可能性をアセスメントする。
- 第二段階：危機介入計画の立案として，危機による日常生活の妨げや，他者への影響などについて，少なくとも危機以前の均衡レベルにまで回復させることを目標に，具体的な活動計画を立てる。
- 第三段階：立案された計画に基づき危機介入活動を実践する。その際には，当事者はあくまでも患者・家族であり，援助者は個人の対処方法やその効果を明確にしながら有効な解決法をさぐりつつ実践していく。
- 第四段階：事後評価では，危機介入活動が予期した結果を生み出したか（危機は回避されたか），また患者・家族は危機以前のレベルに復帰しているかを中心に評価する。

　アギュララとメズイックのモデルは，問題解決法をベースとしている点で看護過程ときわめて類似している。

　すなわち，危機に陥る危険性が高いと思われる対象に対しての重点アセスメントと問題解決のプロセスといえる。

◆ フィンクのモデルによる危機介入

▌ショック性危機にある人々への支援

　フィンクの危機モデルをもとに，ショック性危機状態に陥った人への看護支援を解説する。

　まずは，ショック性危機状態にある患者の事例をみてみよう。

事例

　飲食店を営んでいる秋山さん（女性，50歳）は，2か月ほど前から胸のしこりが気になり総合病院を受診した。検査の結果，乳がんと診断され，医師からは乳房切除の手術を受けることをすすめられた。秋山さんは医師の説明を青ざめた顔で黙って聞いていた。自宅に帰った秋山さんは，その夜なかなか寝つけず，いてもたってもいられなくなり，気がつくとベッドから起き上がって泣いていた。

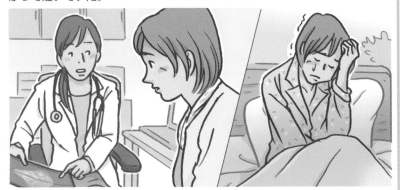

　その後，なにもする気がおきず，飲食店の仕事も放っておいて，自室に閉じこもるようになった。「たいしたことじゃない」「なにかの間違いなんじゃないか」と思い込むようにもした。しかし，何度触ってもしこりはそこにあり，乳がんになってしまったという思いがいやでも頭のなかに入り込んできて涙があふれた。

　「どうして自分がこんな目に合わなければならないのか」と自問自答を繰り返す，つらく苦しい数日間を経て，秋山さんはしだいに「事実はかえられない」と思えるようになっていった。憂うつな気持ちにはかわりないが，誰だっていつかは死ぬのだから，それまでいきいきと生きることが大切だと思うと少し気がらくになり，入院期間や治療費，入院後の生活について考える意欲がわいてきた。

　フィンクの危機モデルは，マズローの理論を基盤としており，人間は困難なことに出会っても成長しうる可能性を秘めているという考えに基づいている（●表6-4）。

　さらに危機介入活動を考える際にもマズローの理論に従い，フィンクの危機モデルのうち第一局面〜第三局面までは安全のニードを充足する志向で，第四局面が成長のニードを充足する志向である。

　1 第一局面（衝撃）　自己の存在がおびやかされる時期である。自分が脅威にさらされていると知覚し，しばしばパニック状態となる。なにがおきているのかを把握するのが困難になったり，状況に対処するための秩序だった行動がとれなかったりする。事例では，秋山さんが医師の説明を聞いてショックを受けている様子がうかがえる。また，夜眠れずにいることから，秋山さんは自身にふりかかったできごとを受けとめ切れず，強烈な不安・パニックを感じていることがわかる。

　心理的な衝撃は不眠や食欲不振をおこし，著しいときには消化管の機能停

◯表6-4　フィンクの危機モデルをもとにしたショック性危機状態に陥った人への看護支援

| 局面 | 患者の内部で生じている状況 | | | | 支援の方向性 | 支援の原則 | 具体的看護支援 |
	自己経験	現実認知	情緒的経験	認知構造			
衝撃	存在の脅威	圧倒された感じ	パニック	崩壊	安全をまもるための支援	・存在をおびやかされるほどの脅威にさらされているため，安全に関してのあらゆる手段を講じる。 ・混乱状態にあるため，あらゆる危険から患者を安全に保護する。	・鋭敏な感受性で患者を理解し，あたたかい誠実な思いやりのある態度で患者に付き添い静かに見まもる。 ・安全のためであっても患者を拘束してはいけない。 ・患者は発作的・衝動的に行動することもあるので，観察やアセスメントは注意深く行う。 ・気分安定薬・鎮静薬を必要とする場合もある。
防御的退行	現状維持の試み	現実回避否認・抑圧	無関心怒り	変化への抵抗		・この時期には心理的退行による安全と休息の確保が必要であることを理解する。 ・エネルギー回復の時期であり，やがて来る過酷な現実との直面に備えるため，安全志向の援助を行う。 ・現実に直面させるなどの支援は患者の安全の要求を阻害するため，その援助自体を脅威と感じてしまう。この時期の支援拒否は，のちのちの信頼関係形成に影響を及ぼす。	・あたたかい誠実な思いやりのある態度で患者に接し，患者が求めるものはできるだけ満たす。 ・患者が過度に依存的である場合も，一時的なものであることを確認しつつ経過を見まもる。 ・上記のような支援を通して患者との信頼関係を形成していく。
承認	現状認知自己価値の低下	現実への直面	抑うつ動揺	防衛崩壊		・患者は少しずつ現実を吟味しだすが，その過程は痛々しく過酷である。患者は再度安全をおびやかされたようにも感じ，退行現象をおこすこともある。 ・この時期も安全の欲求を充足する支援を行うことが重要である。 ・患者との信頼関係に基づく誠実な支援と力強い励ましを行う。 ・患者の現実洞察が深まるような支援を考える。	・引き続き患者を支持し，安全を保証する。 ・信頼関係に基づき，患者自身が逃避行動や不安の背後にあるものに気づけるよう支援する。 ・逃避のなかでは真の安全が得られないこと，得られたとしても一時的なものであることに気づくよう援助する。 ・自己軽視や無力感があまりに大きいときは，訴えをよく聞き感情をやわらげるようにする。 ・怒りを表出する場合は，避けることなく受けとめる。
適応	新たな状況の確立	新たな現実の吟味	満足感の増加	再構成	成長を促す支援	・安全よりも成長への欲求が強いことを理解する。 ・将来のことを話題にし，成長に向けた自己イメージや新たな価値観が築けるよう支援する。 ・現実的な自己評価を行わせ，現在のもてる力をはかり，成長への動機づけとする。	・患者の達成感，満足感につながる日常生活行動の支援と自立を考える。 ・看護の専門知識，技術をもとに，患者が新たな価値観や人生観を構築できるよう支援する。 ・援助のための資源を紹介し，有効活用方法を考える。 ・患者に一時的な退行がみられたとしても，看護師は自信をもって励まし，支援を続行する。

止による下痢・嘔吐, 失神など身体症状につながることもある。また, 危機が身体傷害や疾病の発症である場合, 受傷・発症直後の苦痛の激しい時期であり, 救急処置や手術などが必要となる。心身の安全を確保し, 衝撃による心身の症状が著しいときには専門医の判断を必要とする。

2 第二局面(防御的退行)　危機から自分をまもる時期である。事態は回復可能で以前の状態に戻れると思い込もうとし, 日常性やいつも行ってきたことに 執 着 する。そのため望ましくない現実を避け, 根拠のない希望的思考にふけったり, 問題にはふれずに引きこもったりすることもある。事例の秋山さんも, 自室に閉じこもり「たいしたことじゃない」などと思い込むようになった。健康障害のレベルとしてはある程度の回復がなされるため, 治癒は時間の問題であると考えられる。

この時期の支援は, 衝撃からの回復期という心身のメカニズムを理解したうえで, ときにすじの通らない言い分や理不尽な怒りさえも受けとめ, やがて来る現実との直面期(承認の局面)への備えを行う。この時期に, しっかりと支えてもらえたと患者が感じられることが, ケア提供者との信頼関係形成の素地となる。

3 第三局面(承認)　危機の現実に直面する時期である。「自分の足はもう動かない」「がん患者ではない自分に, もう戻れない」など, 再度衝撃に襲われたような激しい悲嘆と苦痛をもたらすことになる。もはや以前の自分ではない, 自分は役にたたないなど自尊感情は著しく低下する。深い抑うつ状態や喪失感を示し, 生きる意味を問うこともしばしばである。事例の秋山さんは, 何度もしこりを触ることで, 「自分は乳がんになってしまった」とあらためて認識し, 再度衝撃を受けたように苦痛を感じている様子がわかる。

身体的障害はある程度で固定化し, それ以上の回復は見込めなくなる。やがて, 現実から逃れても真の満足は得られないことや, 依然として自分に残っているものを資源として認識できるようになるが, それは容易な道のりではなく, 何年もかかることもある。脊髄損傷やがんなどの衝撃的なできごとに遭遇した人々には, 専門知識と技術, そして危機状況にあることを深く理解し, 支援する思いにあふれた専門家を必要としている。

4 第四局面(適応)　積極的に対処する時期である。新たな自己像と価値観をつくり上げ, 現実の限界とも照らし合わせながら, 自身のなかにある新たな可能性や資源を見いだしはじめる。新たな経験は満足感につながり, 不安や抑うつは減少する。将来を考えることができるようになり, 人生におきた危機の意味について自分なりの解釈と意義を見いだせるようになる。事例の秋山さんも, やがて苦痛をのりこえ, 入院期間や治療費, 入院後の生活について考えられるようになっている。

障害は固定化しているが, 合併症を予防して残存機能を最大限活用するために, 自分の身体管理に十分な注意をはらうことができるようになる。

② 急性期の治療過程にある患者の看護

　急性期の治療過程においては，患者の生体の内部環境が破綻して健康レベルが著しく低下した状態になっている。そのため，疼痛などの不快症状が生じるだけでなく，感染リスクや合併症の発生リスクが高まる。患者が治療の成果を得るためには，苦痛を緩和し，有害事象の影響を最少にするとともに，治療の侵襲からの早期回復を支援することが大事である。

　ここでは，成人に対する代表的な治療法である手術療法，がん薬物療法，放射線療法の急性期における主要な看護について解説する。

1 手術療法を受ける患者の看護

◆ 回復状況のモニタリング

　急性期においては，看護師の五感や，心電図モニターなどの生体監視装置を駆使して，患者の変化や推移を継続的に，観察・測定・評価・記録して回復状況をモニタリングする。患者の近くに最も長い時間いるのは看護師であり，患者のわずかな変化や異常徴候を最初にとらえるのも看護師であることが多い。術後の心身ともに不安定状態にある患者に対して，モニタリングは，患者の安全・安楽・安心を支える重要な看護である。

▌異常の早期発見

　術直後の患者は，体液や電解質の喪失，身体組織のダメージなどにより健康状態が著しく低下している。そのため，小さな変化であっても，生体にとっては生命を左右する重大なサインであることがある。たとえば，術後のバイタルサインも安定し，つい先ほどまで手術が無事に終わったことを家族と喜んでいた患者の，わずかな表情の変化に気づいた看護師が患者のショック❶状態を早期発見することもある。また，朝のあいさつにベッドサイドに向かい，握った患者の手の感触におぼえた「昨日とはなにか違う」という違和感が，脳梗塞の発見と早期治療につながることもある。

　異常の早期発見のためには，以下の項目を中心に異常がないかを観察する。

- 意識・認識：呼名反応，指示反応，見当識など
- 呼吸：呼吸回数・パターン，呼吸音，経皮的動脈血酸素飽和度(SpO_2），胸部X線の所見，呼吸苦の有無など
- 循環：体温，血圧，脈拍数・リズム，時間尿量・比重，出血の有無，皮膚の色・温度，心電図，血液データなど
- 不快症状や気分：創部痛や背部痛の有無と程度，表情，姿勢や言動，精神的混乱の有無など

▌モニタリングにより得られたデータの活用

　モニタリングにより得られたデータは，患者に実施された治療やケアの効果または副作用を評価するために不可欠である。治療により内部環境が大きく変化している患者に，適切でタイムリーな治療やケアを提供するためには，

▭NOTE

❶ショック

　急激な全身性循環障害のために組織や臓器の血流量が減少し，機能に障害が生じる症候群。心源性ショックや循環血液量減少性ショック，心外閉塞・拘束性ショック，血液分布異常性ショックなどの種類がある。手術後は，術後出血によって，循環血液量減少性ショックの一種である出血性ショックがおこる可能性などが考えられる。

呼吸や循環，代謝状態を示す迅速で詳細なデータが必要である。

　たとえば，人工呼吸器のウィーニング❶の際には，呼吸状態や酸素化を示すデータが不可欠であり，輸液量やカテコールアミン製剤などの量の決定には循環動態の回復状態を示すデータが必要である。また，手術後の清拭や洗髪，気管内吸引などの効果や安全性を評価したり，術後の早期離床や開心術後のリハビリテーションを安全に進めたりするためにも，モニタリングは重要なデータとなる。

▌ 患者のニードの見きわめ

　大きな手術を受けた患者は，呼吸器装着や鎮静薬などの薬物の影響，あるいは意識レベルの低下や周囲への関心欠如といった特有の身体的・心理的状況下にあり，みずから言語的にニードを表現できないことがある。患者の侵襲の程度や種類から体験しているであろう疼痛や不快症状，苦痛などを予測すると同時に，バイタルサインや表情，姿勢や四肢，皮膚の状態などから患者のニードを見きわめていくことが重要である。

▌ モニタリングの行為そのものが安全・安楽・安心のケアとなる

　ICUで看護師が患者の状態をモニタリングし，監視していることが患者の安心につながっているという報告がある[1]。侵襲による内部環境の乱れや疼痛などの不快症状は，生体の非常事態として知覚され，不安や恐怖を生む。また，慣れない治療環境の風景や音が不安や恐怖を増大させることもある。このような状況にある患者にとって，「異常がないかどうかつねに監視してくれている」「なにかがおきてもすぐに気づいてくれる」「必要時はすぐに医師を呼んでくれる」などと思えることは，なによりも安心になる。また，看護師が五感を使ってモニタリングを実践する過程は，患者への言葉かけやタッチの機会となり，このことも安楽や安心のケアとなる。つまり，モニタリングは，バイタルサインのチェックだけを目的に実施するのではなく，安全・安楽・安心のケアの意図も込めて実施することで，多様な意味をもった看護となる。

◆ 酸素化の促進

　酸素は人の生命活動に不可欠であるが，術後は血液の酸素化を妨げるさまざまな要因が発生する。喫煙や肥満，慢性閉塞性肺疾患などの呼吸器疾患の既往歴は，酸素化を妨げるリスク要因であり，術前からアセスメントを行い，患者個々に適した方法で適正な呼吸状態を整えなければならない。

● **気道の清浄化**　酸素化の第一ステップは，外界から取り込んだ空気が効率よく肺胞に到達することである。気道には，外界からの微生物や粉塵に対する生体防御の役割を果たす気道分泌物が分泌されている。手術侵襲が加わると，生体の防衛反応の1つとして気道分泌物が増加する。また，気管挿管による刺激や嚥下運動の抑制，疼痛による喀出する力の低下，飲水制限などにより，気道分泌物が貯留しやすくなる。

　1）Hupcey, J. E.：Feeling safe：The psychosocial needs of ICU patients. *Journal of Nursing scholarship*, 32（4）：361-367, 2000.

NOTE

❶ウィーニング

　徐々に人工呼吸器を外して自発呼吸に戻すこと。

気道の清浄化をはかるためには，次のような方法がある。

(1)気道分泌物の粘稠度を低下させる：ネブライザー，含嗽の実施，去痰薬の使用

(2)効果的な咳嗽方法の実施

(3)効果的な咳嗽の阻害要因の除去：疼痛，倦怠感，不安などの緩和

(4)気道分泌物除去の補助：吸引，呼吸理学療法，体位変換などの実施

● **換気の促進**　手術に伴う疼痛や倦怠感，体位の固定などは，呼吸筋の運動を抑制して換気量を減少させてしまう。換気を促進するためには，以下のような方法がある。

(1)呼吸筋の運動を阻害している要因(疼痛，倦怠感，衣類や包帯などによる圧迫)を取り除く。

(2)呼吸筋の運動に有利な体位(座位やファウラー位)をとり，早期離床を試みる。

(3)深呼吸，腹式呼吸，努力呼吸法により胸郭を拡張させる。

(4)間欠的陽圧呼吸(IPPB)などの人工呼吸器の補助により強制的換気をはかる。

● **ガス交換の促進**　同様に，ガス交換についても，次のような援助を行って促進する。

(1)気道分泌物の除去による，拡散に使う呼吸面積の維持

(2)末梢気道の拡張：深呼吸，トリフロー®などの呼吸訓練補助具を用いた努力呼吸法の実施

(3)拡散の正常性維持：肺水腫改善のための輸液管理，心不全の予防など

(4)酸素療法

● **認知的・情緒的支援**　呼吸は，脈拍や血圧とは異なり，速めたり深呼吸をしたりするなど，ある程度意識的に調節できるため，患者の心理状態の影響を受けやすい。酸素化の援助を進めるためには，患者の不安を緩和するとともに，患者が酸素化を高めることの意義と必要性を理解し，自分のできることを能動的に実施できるよう支援する。また，ねぎらいや励ましの言葉をかけるなどの情緒的支援が大切である。

◆ 体液バランスの管理

　手術を受ける過程では，さまざまな原因によって水・電解質を喪失したり，侵襲による生体反応の結果として体液が移動して安定状態が乱されたりする。このような体液の量と組成の変化がすみやかに補正されないと，生体の生理機能が維持できなくなる。看護師は，生命維持の根幹をなす体液環境の早期安定化をはかって，合併症の予防と改善に努めなければならない。そのためには，患者が受けている手術に関連しておこりうる体液の過不足を予測し，予防・補正することを目的に体液バランスの管理を行う。

● **体液バランスのモニタリング**　治療の過程で，発熱により不感蒸泄が多くなったり，嘔吐や下痢，あるいは胃管から大量の消化液を喪失したりすることがある。排出される体液にはそれぞれ異なった組成の電解質が含まれ

◦**表6-5　水分出納の目安(健常成人/日)**

摂取水分量(IN)		排泄水分量(OUT)	
経口摂取(飲水・食物)	約2,200 mL	尿	約1,500 mL
代謝水	約　300 mL	便	約　100 mL
		不感蒸泄	約　900 mL
		(体温1℃上昇ごとに約15%増加)	
計	約2,500 mL	計	約2,500 mL

ており, 水・電解質異常を予測し予防的な対応をとるためには, 継続した水分出納のモニタリングが必要となる(◦表6-5)。

　腎臓は, 体液コントロールの中心的な機能を果たしているが, 同時に体内の老廃物を尿として排出する役割もつかさどっている。そのためには, 1日最低500〜600 mLの尿量が必要であり, 尿量にはとくに注意して観察する。

● **輸液の管理**　輸液は, 体液の不足を補うために日常的に行われている治療である。しかし過剰投与は, 血圧上昇や心不全, 肺水腫を引きおこす原因となるため, 輸液の目的を理解して適切に管理しなければならない。より厳密な注入量のコントロールが必要な場合には, 処方された輸液の投与を安全に実施するために輸液ポンプを使用する。

　輸液実施中は, バイタルサインや口渇(こうかつ), 皮膚・舌の乾燥, 頭痛, 吐きけ・嘔吐, 意識状態, 肺雑音, 浮腫の有無などを観察する。

　さらに, 輸液の投与経路が末梢静脈の場合は, 静脈炎や血管外漏出(ろうしゅつ)に注意をはらう。投与経路が中心静脈の場合は, 刺入部や輸液ルートの清潔・管理に注意をはらって感染防止に努めることがとくに大切である。

● **口渇の軽減**　体液バランスの不均衡があると, さまざまな不快症状が自覚される。なかでも, 口渇は体液量の不足により生じる主要な症状である。手術などの治療の過程では, 治療上の理由や吐きけなどの不快症状のために飲水行動がとれず, いつまでも口渇が続くことがあり, 不眠やいらいら感, 集中力の欠如につながる。

　飲水を制限されている場合には, 口腔内の湿潤の維持や, 口腔内の清涼感, あるいは唾液分泌の促進を心がけ, 苦痛の緩和をはかる。歯みがきや頻回の含嗽を行ったり, レモン水やミント水などを口腔清拭や含嗽に使ったりするとよい。また, キャンディやガムも唾液の分泌を促す効果がある。そのうえで, 飲水開始の目安を伝えるとともに, 制限内での飲水のとり方を患者とともに工夫・計画する。

◆ **術後疼痛・苦痛の緩和**

　本来, 疼痛には, 危険から身をまもる有益な生理反応としてのはたらきがあるが, 患者にとっては大きな苦痛である。術後の疼痛が軽減されないと, 心身両面にさまざまな影響をもたらし, 回復遅延をもたらし患者のQOLを著しく低下させることになる(◦図6-4)。

　術後の患者には, 創部痛やドレーン挿入部痛がみられることが多い。また,

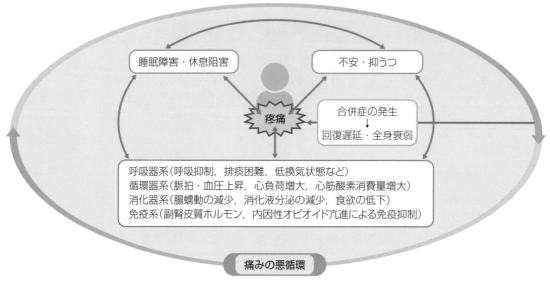

◎図 6-4　術後の疼痛と患者への影響

◎表 6-6　治療に伴う疼痛の修飾要因

患者特性に関連した要因	• 過去の疼痛体験 • 疼痛に対する考え方や意味づけ • 不安や恐怖の程度 • 治療に対する理解や納得の程度 • その人にとっての治療の意味 • 活用できる対処方法
環境に関連した要因	• 医療者との信頼関係 • 家族のサポート • 治療環境(騒音や照明, ベッドの質)など

　体動制限や活動耐性の低下などにより，患者自身で身体の方向や位置をかえることが困難になることが多く，同一体位による背部痛や腰痛などの不快症状が生じることもしばしばある。これらの症状は患者に苦痛や不安をもたらすだけでなく，術後回復の阻害要因となることもある。看護師は，術後疼痛や不快症状の機序と特性，患者への弊害を理解し，苦痛の緩和に努めなければならない。

■ 術後疼痛の特徴

　手術により損傷した組織や神経終末からは，プロスタグランジンやノルアドレナリンなどのさまざまな化学伝達物質が遊離する。これらは発痛物質として相乗的に作用し，脊髄後角を経由して中枢に伝達され疼痛として知覚される。これが術後疼痛のおもな原因である[1]。術後疼痛は，術後24～48時間をピークに創傷治癒とともに軽減する特徴がある。また疼痛体験はこのような生理的な知覚だけでなく，さまざま要因に影響を受ける(◎表6-6)。

1) 花岡一雄編：痛み──基礎・診断・治療. pp.239-241, 朝倉書店, 2003.

▍疼痛の身体的な影響

● **呼吸・循環系への影響**　とくに胸部や腹部に創部痛があると呼吸運動をつかさどる筋肉が硬直し，呼吸運動が抑制される。また，疼痛の増強を恐れて呼吸が浅くなるため1回換気量が減少し，低酸素血症などの合併症にいたることがある。

さらに，疼痛刺激が交感神経系を興奮させることで脈拍や血圧が上昇し，循環系への負担を大きくする。

● **消化器系への影響**　疼痛は交感神経を優位にし，その結果，消化管の平滑筋が弛緩し，腸蠕動の減少をきたし，ときには麻痺性腸閉塞（イレウス）に進行する場合がある。

● **免疫系への影響**　疼痛が加わると，生体の恒常性を維持するために，交感神経系と下垂体-副腎皮質系が活性化する。副腎皮質ホルモンの1つである糖質コルチコイドには免疫を抑制する作用がある。また，痛み刺激が局所から中枢に伝達されておきるさまざまな反応の1つに，鎮痛作用のあるエンケファリンやエンドルフィンなどの内因性オピオイドの分泌がある。これらは免疫細胞に直接作用し，さまざまな影響を与える[1]。

● **睡眠・休息への影響**　術後の患者は，レム睡眠とノンレム睡眠の通常のパターンが乱され，眠りが浅くなっており[2]，疼痛はこの睡眠状態をさらに阻害する要因となる。良質な睡眠は心身の完全な休息状態であり，心身の疲労回復に不可欠であるが，睡眠障害が長引くと正常な精神活動ができなくなり，不穏やせん妄[1]の要因となる。

▍疼痛の心理的な影響

疼痛は，自律神経および情動・記憶などの活動をつかさどる大脳辺縁系にも伝達され，不安や恐怖，いらいらなどの感情変化が引きおこされる[3]。疼痛が持続すると，末梢血管収縮や筋の攣縮（れんしゅく）により組織が酸素欠乏状態にいたる一連の反応が進行し，疼痛はますます強くなる。このように疼痛は，不安や恐怖の増大，睡眠障害の悪化など，いわゆる痛みの悪循環をまねくことになる。

▍薬理学的方法による疼痛緩和ケア

術後の疼痛は，鎮痛薬を使用しないと緩和できないほど強烈であるため，薬剤による疼痛マネジメントが必要である。疼痛が増強してからではコントロールがむずかしく，予防的に適正な疼痛コントロールを実施することが大切である。

先制鎮痛法 pre-emptive analgesia は，手術操作が加えられる前から鎮痛薬投与を行うことによって，侵害刺激が脊髄に入ることを遮断して術後の激しい痛みをコントロールするという考え方であり，手術患者の疼痛コントロールに効果があると考えられている。

NOTE

❶せん妄

一時的な脳の機能低下によって生じる器質性の精神症候群をさす。軽度の意識障害，妄想や混濁といった認知機能障害，興奮または活動性の低下などの症状がみられる。手術後に一過性に出現するものを術後せん妄という。

1）細川豊史ほか：痛みと免疫——21世紀のオピオイドの世界．ペインクリニック21(6)：857-864，2000．
2）Cousins, M. J. ほか編，諏訪邦夫監訳：急性痛のマネジメント．pp.27-44，メディカルサイエンス・インターナショナル，1987．
3）並木昭義：痛みはどのように生じるのか．日本医師会雑誌119(12)：30-33，1998．

●**鎮痛薬の投与経路の特徴と管理**　鎮痛薬の投与経路としては，術直後の自発痛がある時期は静脈内投与や硬膜外投与が一般的に行われるが，疼痛の程度や状況に応じて経直腸や経口，塗布による方法も用いる。

　1 **静脈内投与**　静脈内投与は，薬剤アレルギーなどの特殊な状況を除いて適用可能であり，静脈路が確保されている患者には簡便に行える方法である。点滴ルートの閉塞や逸脱がないように確認・観察する。術後，継続して疼痛コントロールが必要な患者には，患者自身が疼痛コントロールに参加する自己調整鎮痛法 patient-controlled analgesia（PCA）がとられることがある。これは，患者みずからが鎮痛薬の注入ボタンを押すことで疼痛をコントロールする方法である。

　2 **硬膜外投与**　硬膜外投与では，硬膜外腔に挿入されたカテーテルから鎮痛薬が注入され，脊髄後角のオピオイド受容体に作用して高い鎮痛効果を発揮する。術後はカテーテルが逸脱していないか観察するとともに，カテーテルに接続された携帯型ディスポーザブル注入ポンプの薬液容器を専用ネットに入れるなど，患者の体動によって過度な牽引力がかからないよう安全の確保を行う。硬膜外投与に PCA を組み合わせたものが硬膜外自己調整鎮痛法 patient controlled epidural analgesia（PCEA）である。

●**鎮痛効果や副作用のモニタリング**　疼痛スケールや患者のバイタルサイン，表情，しぐさなどから鎮痛効果を評価するとともに，副作用の発現状況を観察する。オピオイドが使用されている場合は，呼吸抑制，吐きけ・嘔吐，瘙痒感などが出現することがある。硬膜外投与の場合には，呼吸抑制の発症率は1%以下である[1]といわれるが，心肺機能に異常がある患者や高齢者，カテーテル高位留置者などには，とくに注意して観察する必要がある。

■**非薬理学的方法による疼痛緩和ケア**

　創部にかかる緊張を緩和するために，ポジショニングを工夫することも大事である。たとえば，腹部に創傷があるときは，軽度前屈側臥位や下肢を軽度屈曲したファウラー位など，腹壁に緊張のかからない体位にすることで苦痛が緩和できる。

　術後の患者は，同一体位による背部痛や，術中の体位固定の影響と思われる背部や肩の痛みを訴えることがある。これらの不快症状には，マッサージや罨法，あるいは体位変換などによって，血液やリンパの還流を促進し，筋組織内の老廃物の排出を促進することが効果的である。このような積極的な安楽のケアの提供は，治療を受ける患者の身体のみならず心理的な癒しにもなり，患者-看護師の信頼関係の強化になる。また，患者の安楽・安心を援助することは，患者のコントロール感覚の回復や，希望，回復意欲の維持につながる[2, 3]。

1）林田真和・花岡一雄：硬膜外モルヒネ．ペインクリニック 18(1)：40-45，1997.
2）Hupcey, J. E.：前掲論文．
3）縄秀志：術後患者の回復過程における腰背部温罨法ケアモデルの構築．日本看護技術学会誌 5(2)：12-20，2006.

◆ 感染予防

　手術患者は，複数の感染リスク要因をもち，生体防御システム全体が低下した易感染状態にある（◐図6-5）。術後の感染は，手術侵襲からの回復途上にある患者にとって新たな侵襲となり，回復の重大な阻害要因となるため，術前から徹底した感染予防に努めなければならない。

● **感染の徴候の観察**　バイタルサインや，炎症所見をあらわす白血球数やCRP❶などの検査値を確認する。術後は，侵襲によりサイトカインが産生され，感染がなくても発熱がみられる。術後2〜3日間は37〜38℃の発熱がみられ，3〜4日で平熱になることが通常である[1]。高熱や発熱の持続，再燃する発熱は感染の徴候として注意して観察する。また，創部やドレーン挿入部の異常の有無，ドレーンからの排液の性状，肺炎徴候の有無などについても観察する。

● **術野の清潔と創傷管理**　手術操作により皮膚が損傷されるため，身体の清潔ケアと術後の創傷感染予防のための管理が大事になる。術前は術野の清潔処置を行う❷。

　手術創は，術後24〜48時間はドレッシング材で被覆して，感染および物理的刺激から保護する。術後48時間程度で皮膚が癒合し，創部から細菌汚染される心配はないと考えられており，入浴やシャワー浴により清潔維持が可能になる[2]。

● **口腔ケア**　術後，経口摂取ができない患者や人工呼吸器を装着している患者は，唾液の分泌低下や唾液中のIgA量の低下，粘膜の乾燥や損傷などによって口腔内の自浄作用が低下し，細菌が容易に増殖しやすい状態になっている。これに伴い，口腔粘膜の浮腫や歯肉炎，舌苔が発生しやすくなる。また，人工呼吸器を装着している患者では，口腔内細菌が気道内へと流れ込み，人工呼吸器関連肺炎 ventilator-associated pneumonia（VAP）❸を発症するこ

▤ **NOTE**

❶ **CRP**
　C 反応性タンパク質 C-reactive protein の略である。血清タンパク質の一種で，感染症や組織破壊によって炎症が生じると，活性化したマクロファージからサイトカインが産生され，これが肝臓を刺激することでCRP が合成される。白血球数や赤血球沈降速度も炎症で増加・亢進するが，CRP が炎症を最も的確に反映する指標である。

❷ 剃毛は，皮膚損傷により手術部位感染の発生率が上昇するため原則禁止である。

❸ **人工呼吸器関連肺炎**
　人工呼吸開始後 48 時間以降に新たに発生する肺炎である。肺炎のなかでも致死率が高い。

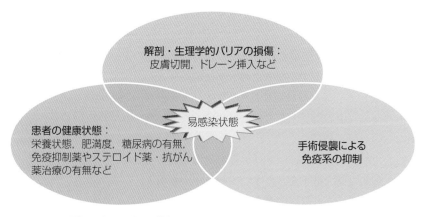

◖**図6-5　手術を受ける人の感染リスク要因**

1）武藤徹一郎・幕内雅敏監修：新臨床外科学，第4版．p.114，医学書院，2006.
2）宮崎安弘他：すぐに使える周術期管理マニュアル——術期感染対策．臨床外科 74（11）：30-34，2019.

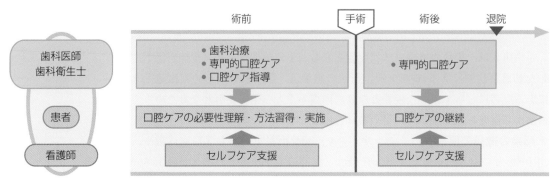

◎**図6-6　手術患者に対する口腔ケアのチームアプローチ**

とがある。これらを予防するためには，口腔内を清潔にし，唾液の分泌を促して口腔内の湿潤を保持し，自浄作用を保つようにすることが基本となる。近年，術前・術後で一貫して口腔ケアを実施することが術後肺炎の予防に有効であることが明らかになっており，歯科医師や歯科衛生士が行う専門的口腔ケアと，看護師が行うセルフケア支援により，患者の口腔ケアを支援するチームアプローチが普及しつつある（◎図6-6）。

●**免疫系の機能維持・改善**　免疫機能を維持・改善するためには，酸素化や栄養管理はもとより，運動も必要であるため，床 上（しょうじょう）運動や早期離床を可能な限り促進する。また，身体の修復のために十分な睡眠と休息をとれるよう援助する。治療中に患者が体験するさまざまな心理的苦痛は，ストレスとなって免疫機能の低下をもたらすとされている。患者の不安や苦悩に積極的にかかわり，心身両面からの援助を行うことが大切である。

◆ 早期離床

　術直後の過度な安静や不動は，各器官の機能低下や合併症の要因となる。患者の回復を促進し，また安全な治療過程を支援するためには，術後の過度な安静による影響を理解して，早期離床を促進することが重要である。

▌術後の過度な安静による影響

●**呼吸・循環器系への影響**　術後，仰臥位が続くと横隔膜の運動が抑制されて呼吸が浅くなり，細気管支が閉塞されやすくなるため，無気肺や肺炎の原因となる。また，離床が遅くなると，深部静脈血栓症❶の発生リスクが高くなる。さらに，起立時の血管収縮反射の機能不全もおこりやすくなり，起立性低血圧をまねいて転倒などの危険に結びつく。

●**運動器系への影響**　術後は，生体の修復に筋タンパク質が使用されることが特徴であり，そのために生理的な筋力低下をきたす。安静臥床が長引くと筋力低下はさらに助長される。また，安静臥床が骨からの脱灰（だっかい）をまねいて骨密度の減少をもたらすことも明らかになっている。骨の強度の維持には，立位での運動による骨の長軸方向への体重負荷が重要であると考えられている。さらに，関節を動かさずにいると，関節周辺の結合組織や靱帯，腱，関節包などが収縮性変性をきたし，関節拘 縮（こうしゅく）になることがある。とくに，脳

NOTE
❶**深部静脈血栓症**
　下肢の深部静脈（腓腹静脈，膝窩静脈，大腿静脈，腸骨静脈など）に血栓が生じ，静脈還流に障害をきたす疾患である。長期臥床などに伴って発症することが多い。

血管疾患などにより意識障害や四肢麻痺のある患者では深刻な問題となる。

● **消化器系への影響**　術直後の消化管は，麻酔薬や鎮痛薬，直接的な消化管への手術操作などにより腸の蠕動運動が停止あるいは低下した状態にある。侵襲からの回復に伴い腸蠕動も再開しはじめ，全身麻酔による消化管手術後では，術後48〜72時間くらいで排ガスをみる。しかし，安静が長引くと腸蠕動の回復が遅れ，腹部膨満感や鼓腸（こちょう）を引きおこす。腹部大動脈瘤（りゅう）の術後患者において，初回離床日が早いほうが術後腸閉塞の発生頻度が低いこと[1]や，開腹での結腸がん摘出術後の患者では，早期離床とともに早期経口摂取を行ったほうが消化管の回復が早く，入院期間も短縮したこと[2]が報告されており，運動は消化管の回復促進の重要な要因になっている。

● **精神活動への影響**　術直後は精神活動が抑制されているが，回復とともに外界に対する関心が高まり通常の状態に戻っていく。

　しかし，治療上，長期の安静が必要であったり離床遅延をきたしたりしている患者においては，せん妄や抑うつなどの精神症状が発現することがある。実際，頭頸部マイクロ手術❶後の患者で早期に運動制限を解除したことで術後せん妄が減少し，インシデント報告数も減少したこと[3]が報告されている。離床を促進して行動範囲の拡大をはかることは，中枢神経を総合的に刺激し，精神活動の正常化の促進に重要であることを示している。

▌早期離床の支援

　術前から，患者に過度な安静の弊害と早期離床の効果も説明し，安全かつ主体的に早期離床が実施できるように支援する。麻酔覚醒後は，深呼吸や床上での下肢運動，体位変換を行い離床に備える。体動による呼吸や循環動態，疼痛コントロール状態，患者の意欲をアセスメントして，安全な離床が行えるかどうかを判断する。

　離床は，ファウラー位から座位，端座位，ベッドサイドでの立位，歩行と段階的に進める。その過程で，患者の表情や顔色，声かけに対する反応にたえず注意し，離床が負担になっていないか見きわめながら進める。また，点滴やドレーン類にも注意をはらわなければならない。患者の努力をねぎらうとともに，離床の目標を患者と共有する。

◆ 栄養管理

　手術患者は，術前から食欲低下や通過障害などのために栄養障害をきたしていることがある。術後は消化機能の低下や経口摂取の制限などにより，栄養摂取不足がおきることがあり，活動性の低下や呼吸筋力の低下，免疫機能の低下，創傷治癒の遅延，消化管の機能低下といった問題をもたらす危険性がある（●表6-7）。

NOTE

❶**マイクロ手術（マイクロサージャリー）**

　手術用顕微鏡などを用いて拡大視野下で行う手術である。おもに頭頸部外科や脳外科，眼科，形成外科などの領域で行われている。

1）淡路里香・武藤美穂ほか：腹部大動脈瘤の術後管理——早期離床が術後イレウス予防に果たす役割．ICUとCCU 20(7)：627-631，1996．
2）平塚研之・角田明良ほか：開腹結腸術後の早期経口摂取に関するrandomized controlled trial．日本消化器外科学会誌36(10)：1370-1378，2003．
3）中川雅裕・飯田拓也ほか：頭頸部マイクロ術後の安静度と術後せん妄の関係について．頭頸部癌31(4)：576-580，2005．

●表6-7　栄養摂取不足が手術を受ける患者にもたらす弊害

弊害	弊害がおこるメカニズム
活動性低下・呼吸筋力低下	術後はエネルギー消費量が亢進するが，食事摂取ができないことの多い手術侵襲下では，筋組織のタンパク質の異化によってエネルギーが補われる。これにより骨格筋量が減少し，さらに安静臥床が長引くことで活動性低下や呼吸筋力低下の原因となる。
免疫機能の低下	手術により内分泌機能やサイトカインの変動などにより免疫抑制因子が増加するなどにより，治療過程の患者のほとんどは免疫機能が低下している。そのうえ，必要なタンパク質やビタミンが補給されないと，リンパ球やマクロファージの産生やはたらきが減弱し，生体防御機能の著しい低下をきたす。
創傷治癒の遅延	創傷治癒は，創間隙を埋めた組織液や血液中の白血球などによる炎症反応に始まり，活性化された血管新生によって新しい肉芽が形成され，さらにコラーゲンの増殖によって創部の抗張力が増強されて，創傷治癒が完成するという過程をたどる。タンパク質は肉芽の形成やコラーゲンの生成に重要であり，ビタミンCはコラーゲンの生成に不可欠である。また，微量元素の亜鉛は，創傷治癒に必須である。
消化管の機能低下	経口・経腸摂取ができない期間が続くと，腸の絨毛が萎縮して消化吸収能力が低下する。また，腸管関連リンパ組織 gut-associated lymphoid tissue（GALT）が減少し，免疫機能の低下をきたす。

（馬場忠雄・山城雄一郎：新臨床栄養学，第2版．pp.152-158, 159-166, 657-662, 医学書院, 2012, および北野正剛監修：標準外科学，第15版．pp.9-15, 医学書院, 2019 より作成）

● **術前の栄養状態のアセスメント**　栄養摂取状況や消化器症状，身体所見（BMI, 体脂肪率，皮膚・粘膜状態），血液生化学データ（血清アルブミン，血清総タンパク質，ヘモグロビン，電解質バランスなど）から総合的にアセスメントし，術前に可能な限り栄養状態を改善することが合併症予防につながる。

　栄養状態の改善を要する場合は，可能な限り経口や経腸栄養法などの方法がとられる。消化管の高度な通過障害などがある場合は，末梢静脈栄養 peripheral parenteral nutrition（PPN）や完全静脈栄養（中心静脈栄養）total parenteral nutrition（TPN）といった経静脈による栄養投与が行われる。TPN は，1日に必要な栄養が計画的に効率よく補給できる方法で，中心静脈にカテーテルを挿入して投与される。患者に目的や意義，実施中の生活方法などを指導し，安全に栄養改善がはかられるようにする。

● **栄養補給状態のモニタリング**　治療中は身体所見や血液生化学データを中心に栄養状態の観察をする。TPN や経腸栄養法を行っている場合は，高血糖や高尿素窒素血症の有無を観察し，過剰投与による合併症を予防する。

● **消化管機能の維持と経口摂取の支援**　「食事がとれる患者さんは回復が速い」とよくいわれるが，その根拠が腸管のタンパク質生成能や免疫能にあることが明らかにされている。治療中は経口的に食事がとれないことがあるが，食事が開始になったときに支障がないように，また早期に経口摂取に移行できるように口腔ケアや排便調整を行うことが大切である。そして，食事を工夫したり身体的苦痛を軽減したりして，より自然な方法で食事摂取ができるように支援する。

◆ ボディイメージ修正への支援

■ ボディイメージとは

　ボディイメージ(身体像)とは，人が自分の身体についてもつ心的観念(心象)である。自分の身体が自分にどのように映るか，あるいは心の目にどのように見えているかということであり，その知覚や考え，感情，記憶などの総体としての主観的な価値評価ということができる。ボディイメージの形成には，両親や配偶者，友人といった，その人の人格形成に大きな影響をもたらす重要他者との相互作用と関係性のなかで，自分の身体や機能についてどのようなメッセージを受け取ってきたのかが重要な役割を果たしている。

　ボディイメージは，新しい知覚や経験によって生涯発達していく自己概念(●242ページ)の構成要素の1つである。ボディイメージは，その人らしさや行動に一貫性をもたせる。したがって，治療により身体の外観や機能が変化する事態に直面した人にとって，これまでもっていたボディイメージを新たにおきかえることはエネルギーを要することであり，大きな苦痛を伴う。患者は，変化した身体を自分のボディイメージに統合し，新たな自己として適応していかなければならない。しかし，身体変化を受け入れられずにいつまでも手術前の身体に執着するなど，ボディイメージの修正に失敗すると，ボディイメージの障害あるいは混乱をまねく。

■ 治療によりボディイメージの変化をきたした人への援助

　手術療法は，程度の差はあるが，なんらかの身体外形の変化や機能の変化，あるいはその両方をもたらす。この変化には，一時的なものと永続的なものがあるが，病巣と一緒に身体の一部や組織を切除する手術では後者であることが多い。とくに，人工肛門造設や乳房切除，四肢切断，喉頭摘出，眼球摘出などは，外形の変化と同時に機能の変化も大きい。そのため患者の衝撃は大きく，大切なものを失うという喪失体験となる。

　健康回復のため，あるいは生命と引きかえであっても，長年付き合ってきた自分の身体が変化することは，大きなストレス体験である。病気や治療によるボディイメージの変化に対し，それを受け入れて現実の身体への適応を促進する援助は，患者の自分自身に対する評価や自尊感情を回復し，これからの人生を歩む自信や動機になる。

● **予期的悲嘆の促進**　治療によりボディイメージの変化が予測される場合は，あらかじめ喪失に対する悲嘆作業❶を開始しておくことで，喪失が現実となったときの衝撃を軽減できる。実際に多くの患者は，術前から自分なりの方略を駆使して身体とボディイメージの変化に対処すべく準備を開始している[1]。患者が手術により身体の機能や外観がどのように変化するのか，具体的・現実的に理解してイメージできるように必要な情報を提供し，また，患者の誤った認識があれば，それを修正するようにかかわる。

□NOTE

❶悲嘆作業(グリーフワーク)

　対象喪失によっておこる一連の正常な情緒的反応を悲嘆といい，それを乗りこえ，受容するために心の整理をつける作業を悲嘆作業という。また，あらかじめ対象喪失を想定しておきる悲嘆を予期的悲嘆といい，前もって苦悩することで心の準備が行われる。悲嘆は終末期，身体部分の喪失(事故，治療)，死別などをめぐるケアにおいて重要なアセスメント項目となり，アプローチの焦点となる。

1)藤崎郁：ボディイメージの変化に対処していく周手術期患者の「力」とその具体的方略に関するマイクロ・エスノグラフィー. 看護診断7(1)：91-102, 2002.

● **感情表出の促進**　大切なものを失ったことにより人は悲しみや怒り，罪悪感などさまざまな感情がわきおこる。ボディイメージを修正して現実に適応できるようになるためには，自分の感情を自由に表出することが不可欠である。悲しむという行為には，喪失から自分自身を立て直す機能があるといわれる。悲しいことが当然の反応であることを伝え，患者の話を傾聴し，患者が話しやすい環境をつくり，感情表出を促すことが大切である。

● **重要他者・ソーシャルサポート活用の支援**　前述したように，ボディイメージの形成は環境からの刺激が重要な要因であり，とくに重要他者からの影響が大きい。ボディイメージの修正に関しても同様のことがいえる。配偶者や子ども，友人などからの肯定的な言語的・非言語的なメッセージやサポートは，かえることができない現実を受け入れ，喪失した身体や機能を補助具などで調整しつつ自己概念を再構築していくためのエネルギーとなる。患者の重要他者となる人々と協働して，患者が自己価値を低下させないように忍耐強く一貫した姿勢で支援していく必要がある。そのためには，患者と同様に，家族に対しても患者にどのような身体変化があるのか説明し，家族も患者の身体変化を受容することが大切であることを理解してもらう。

● **自尊感情の回復・維持の支援**　患者は，身体の外形や機能が変化することで，治療前の自己評価を維持することが困難になっている。このような自尊感情は，心の深いところにあって他者に知られたくないきわめて繊細な部分である。不用意な介入は逆に患者を傷つけることになる。患者のプライバシーをまもり，安心して感情表出や身体ケアができる環境を整えるなど，日々のかかわりのなかで，患者の意思決定を尊重し，尊厳ある姿勢で対応していくことが，自尊感情を維持し高める看護になる。

● **変化した外形や機能を補完する支援**　ボディイメージが変化した患者に対しては，心理的なサポートと同様に身体的ケアも重要である。乳房切除に対する代用乳房や，喉頭摘出術に対する代用音声，人工肛門造設後のストーマ装具などを用いて喪失した機能を補完することは，患者の負担の軽減につながる。それらの方法が患者の身体の一部として適切に機能するよう具体的に説明，指導する。

2　がん薬物療法を受ける患者の看護

● **副作用のモニタリングとセルフケア支援**　がん薬物療法にはさまざまな副作用があり，症状が出現する時期も一様ではない。薬剤によっても異なるため，患者に処方されたレジメン❶をよく理解して，症状の有無やその程度，患者への影響などモニタリングする。副作用のなかでも過敏症（アレルギー）は，ごく微量の薬物で投与後即時（多くが15分以内）におきることが多く，血圧低下や意識レベルの低下を伴うきわめて重篤なアナフィラキシーショックにいたることもある。したがって薬剤投与直後は，皮膚・粘膜状態，呼吸・循環状態，意識障害の有無などの観察を強化する。また，薬剤によっては，免疫学的機序が関与しない過敏反応である**インフュージョンリアクション**❷があらわれることもある。

□NOTE

❶レジメン
　がん薬物療法の治療計画を示したもの。

❷インフュージョンリアクション
　おもに分子標的薬の投与中または投与開始後24時間以内にあらわれる過敏症などの症状の総称である。発症機序は明らかになっていないが，サイトカイン放出に伴い，一過性の炎症やアレルギー反応が引きおこされるためと考えられている。

副作用の前駆症状や発現時の症状をすみやかに確認できることは，症状の
コントロールや重篤化の回避につながる。そのためには，医療者の観察だけ
でなく，患者の主観的な評価が重要な指標となる。したがって，患者自身が
治療や副作用の知識をもち，自覚した副作用の徴候や症状を医療者に伝えて
適切な治療につながるセルフケア行動がとれるように教育的支援を行うこと
も重要である。

◆ 骨髄抑制への対応

ほとんどの抗がん薬には骨髄抑制の副作用がある。好中球の減少による感
染，赤血球やヘモグロビンの減少による貧血，血小板の減少による出血傾向
などをきたす。なかでも好中球は，$500/\mu L$ 未満になると生命をおびやかす
重篤な感染症を引きおこすため，がん薬物療法の看護では感染予防ケアが重
要となる。患者自身が手洗いやマスク装着，含嗽，口腔ケア，排泄後の清潔
保持といったセルフケア行動をとれるように支援することが大事である。

また，中心静脈カテーテルが挿入されている場合は，カテーテル感染から
敗血症に移行するリスクが高まるため，清潔管理を強化する。骨髄抑制の治
療としては，輸血や顆粒球コロニー刺激因子（G-CSF）製剤が投与されるこ
とがある。好中球の減少と期間を短縮させる効果がある G-CSF 製剤は，感
染予防と重症化の阻止に成果を上げており，処方に従った適正な投与の実施
と管理が大切である。

◆ 不快症状の緩和

がん薬物療法がもたらすさまざまな不快症状は，患者の治療継続の阻害要
因になる。これらの機序を理解して，苦痛緩和ケアに努めることが大事であ
る。ここでは，代表的な不快症状として吐きけ・嘔吐と倦怠感を取り上げる。

● 吐きけ・嘔吐　患者を苦しめる不快症状の代表に吐きけ・嘔吐がある。
吐きけ・嘔吐は患者が苦痛を感じるだけでなく，栄養状態の悪化や脱水につ
ながることもあるため，注意が必要である。がん薬物療法による吐きけ・嘔
吐はそのメカニズムや発現時期などから，急性，遅発性，予期性，突出性の
4つに分類される（●表6-8）。それぞれ次のように対応する。

●表6-8　抗がん薬による吐きけ・嘔吐とおもな治療薬

種類	発現の特徴	おもな治療薬
急性の吐きけ・嘔吐	抗がん薬投与開始から 24 時間以内に出現	セロトニン 3（5-HT₃）受容体拮抗薬 ニューロキニン 1（NK₁）受容体拮抗薬 デキサメタゾン ベンゾジアゼピン系抗不安薬
遅発性の吐きけ・嘔吐	抗がん薬投与開始から 24 時間以降から出現	
予測性の吐きけ・嘔吐	抗がん薬の投与前に出現	ベンゾジアゼピン系抗不安薬
突出性の吐きけ・嘔吐	制吐剤の予防的投与を十分に行っても出現	原則，作用機序の異なる制吐剤を複数，定時で使用

（一般社団法人日本がん看護学会教育・研究委員会コアカリキュラムワーキンググループ：がん看護コアカリキュラム日本版. 医学
書院，2017 より作成）

（1）急性および遅発性の吐きけ・嘔吐を予防あるいは軽減するためには，セロトニン3受容体拮抗薬やニューロキニン1受容体拮抗薬，デキサメタゾンが適切かつ安全に投与されるよう管理する。

（2）予測性の吐きけ・嘔吐は，過去のがん薬物療法時に吐きけ・嘔吐が効果的にコントロールできなかったことや治療に対する不安や緊張がおもな要因となっているため，まずは急性および遅発性の吐きけ・嘔吐を確実に緩和し，安心して治療が受けられるよう援助することが重要である。発現した吐きけ・嘔吐には，ベンゾジアゼピン系の抗不安薬が推奨されている。

（3）非薬理学的な方法としては，不安や緊張の軽減をはかるために海外ではリラクセーション法の効果が報告されており[1]，患者に合った方法で取り入れるのもよい。

（4）突出性の吐きけ・嘔吐は，制吐剤を予防的に投与しても発現し継続するため，対応に難渋する。まずは，初回治療時の吐きけ・嘔吐予防対策を十分に行うことが大事である。

●**倦怠感**　倦怠感は「だるい」「身の置きどころがない」「なにをするのもおっくう」などと表現され，がん薬物療法による食欲低下や，骨髄抑制による貧血，嘔吐や下痢による電解質異常・脱水，不眠，高カルシウム血症，低ナトリウム血症などが要因となる。

　また，治療期間や抑うつも倦怠感に関与していることが示唆されている[2]。進行がん患者においては，代謝異常やエネルギー消費の亢進，サイトカインの関与などが考えられている。倦怠感は，がん薬物療法や放射線療法で発生頻度の高い有害事象であり，発生率が100%であったという報告もある[3]。倦怠感は疲労のように休養して軽減するものではない。がん薬物療法を受けた患者の倦怠感の特性として，日常的な行動を行うことへの消耗感，活動に対する意欲の減退，活動性の低下，自分自身に対する違和感，抵抗できないほどの眠けなどが明らかにされており[4]，日常生活を著しく妨げ，患者のQOLの大きな阻害要因となる。そのため，下記のような対応を行う。

（1）貧血や電解質異常，脱水など，治療との関係で要因が予測できる場合は可能な限り原因を治療できるよう調整する。

（2）倦怠感の発症要因や見通しなどについて，教育・情報提供することは積極的なコーピングの促進となり，倦怠感の軽減に効果があるといわれる[5]。

（3）気分転換や緊張緩和に有効な，マッサージやリラクセーション，アロマセラピー，音楽療法は患者に合わせて取り入れる。

1）一般社団法人日本がん看護学会教育・研究委員会コアカリキュラムワーキンググループ：がん看護コアカリキュラム日本版. 医学書院，2017.
2）河崎雄司ほか：化学療法中の肺癌患者における倦怠感と治療期間，抑うつ，不眠との関係. 癌と臨床 54（11）：929-933，2008.
3）Hoffman J. A. et al.：Testing a theoretical model of perceived self-efficacy for cancer-related fatigue self-management and optimal physical functional status. *Nursing Research*, 58（1）：32-41, 2009.
4）平井和恵ほか：化学療法を受けたがん患者の倦怠感の特性. 日本がん看護学会誌 20（2）：72-79，2006.
5）Eaton, L. H. ほか編，鈴木志津枝・小松浩子監訳：がんPEPリソース——患者アウトカムを高めるケアのエビデンス. 医学書院，2003.

(4) 近年の研究において，倦怠感の軽減に対する運動療法の有効性が明らか
　　にされている[1]。しかし，効果がみられた運動量や方法などはさまざま
　　であり，さらなる研究が必要である。また，患者によっては骨転移や心
　　肺機能低下をきたしている場合もあり，運動の適応についてはチームで
　　慎重に決定しなければならない。

◆ 食べることの支援

　がん薬物療法を継続し，完遂するためには，免疫機能や体力，意欲を高め
ることが重要であり，食べることが非常に大切になる。しかし，がん薬物療
法の急性期は，吐きけ・嘔吐や食欲低下，口腔粘膜炎，味覚障害などさまざ
まな副作用・不快症状により，必要な栄養摂取ができず，むしろ食べること
が苦痛になることがある。副作用や不快症状の緩和を行うとともに，食べる
ことへの支援を行う。

(1) 食欲低下に対しては，食べられるときに食べられるものを摂取し，可能
　　であれば少量でタンパク質が豊富で栄養価が高いものを取り入れるよう
　　にする。食器や盛りつけの工夫などもすすめてみる。

(2) 味覚障害がある場合は，症状に合わせた味つけの工夫を行うとともに，
　　味蕾の再生に必要な亜鉛を多く含む食品をすすめる。

(3) 口腔粘膜炎に対しては，粘膜損傷の原因となるせんべいなどのかたい食
　　品や香辛料などの刺激物は避け，粘膜再生を促進する高タンパク質食や
　　水分補給をすすめる。

(4) 口腔ケアにより口腔内の清潔と湿潤を維持する。

(5) 本来は楽しみである食べることに努力や苦痛を体験していることに共感
　　し，支持的にかかわる。

◆ 脱毛によるボディイメージ変化への支援

　脱毛は発生頻度の高いがん薬物療法の副作用である。抗がん薬が毛母細胞
を傷害した結果として，脱毛は治療開始後2〜3週間後に発生するが，抗が
ん薬投与が終了すれば1〜2か月で頭髪の再生が始まる。髪質が変化する場
合もあるが，1〜2年かけてだんだんもとに戻るといわれている。脱毛の予
防方法として抗がん薬投与中の頭皮冷却法があるが，現在のところ有効なエ
ビデンスは得られていない。

　脱毛によるボディイメージの変化は患者に苦痛をもたらし，QOL低下の
要因となるため，治療前からボディイメージに対する対処と心理的支援を行
う。

(1) 治療開始前に，脱毛に対する知識や受けとめ状況を確認しながら，脱毛
　　の時期や程度，一過性であり治療終了後に再生すること，帽子やウイッ
　　グの選択・購入方法などの情報提供を行う。治療が開始されると実際の

---

1) Mock V. et al.：Fatigue and quality of life outcome of exercise during cancer treatment. *Cancer practice*, 9(3)：119-127, 2001.

脱毛を経験することで，心理的苦痛が大きくなることがあるので，一貫して共感的態度で支援する。

(2) 脱毛を気にして洗髪を避けることがあるが，毛包炎を予防するためにも清潔が必要であることを説明し，頭皮への刺激に注意しながら洗髪方法を指導する。また，患者のストレスや悩みの相談に応じたり，新しい帽子やウィッグを紹介する。

3 放射線療法を受ける患者の看護

放射線療法の治療効果を得るためには，計画どおりの放射線量が照射されること，つまり治療を完遂することが重要である。放射線治療における急性期有害事象は，照射線量の増加に伴って症状が増強し，まれに照射を中止せざるをえないことがある。照射部位の皮膚・粘膜状態（発赤，瘙痒感，びらん，水疱形成など）や消化器症状（吐きけ・嘔吐，胃部不快感，下痢など），倦怠感の有無などについて，患者とともに観察し，有害事象を緩和するようにはたらきかける。

◆ 不快症状の緩和

● 放射線宿酔 放射線宿酔（●208ページ）の発生機序は十分に解明されていないが，全身照射や上腹部，頭頸部の照射で出現しやすく，不安の強い人にも出現しやすいといわれている[1]。放射線宿酔は一時的な症状ではあるが，不快症状や不安から治療への恐怖や意欲低下につながらないように，次のような支援が必要である。

(1) 治療開始前に，症状出現の頻度や時期，症状，出現時の対処方法などについて情報提供し，心理的準備を支援する。また，一過性であることも伝える。

(2) 消化器症状があるときは，消化のよいものを少量ずつ無理しないで摂取し，脱水に注意して水分をこまめに摂取するよう説明する。

(3) リラックスを心がけつつ，活動と休息のバランスがとれるような生活の仕方を一緒に工夫する。

(4) 消化器症状が強く，制吐薬や抗不安薬を処方された場合には，その効果を観察する。

● 放射線皮膚炎 放射線は皮膚を通過してがん病巣に到達するため，照射部位の皮膚が放射線の影響を受けて皮膚炎を生じることがある。皮膚は細胞分裂が活発なため放射線の影響を受けやすく，表皮が脆弱になって，発赤や皮膚乾燥，皮膚剝離やびらんなどが生じやすくなる。下記のような対応を行う。

(1) 治療中は，表皮が脆弱になることを念頭におき，皮膚の保護に努めることが重要であり，治療前から患者がスキンケアを実施できるように支援する。

1) 祖父江由紀子ほか編：がん放射線療法ケアガイド，第3版．pp.146-149, 中山書店，2019.

(2)清潔の保持，保湿の保持，物理的・化学的刺激の回避の3点についてセルフケアを強化する。

(3)シャワーや入浴で全身の清潔を保持するとともに，照射部位は低刺激性，弱酸性の洗浄剤を十分に泡だててやさしく洗浄する。けっしてこすらないように，しっかり洗浄剤を洗い流し，清潔なタオルで軽く押さえるようにして乾燥させる。

(4)照射部位は医師に許可された保湿剤を使って乾燥を予防する。

(5)照射部位は，こする，かく，かみそりの使用などの物理的な刺激は避け，湿布やテープ，化粧品などの化学的刺激も避ける。

● **口腔粘膜炎**　口腔粘膜も細胞分裂が盛んな部位であり，放射線の影響を受けやすい。口腔内が照射部位に含まれている場合，口腔粘膜炎などの口腔に関連する有害事象の発生率はほぼ100％であるというデータもある[1]。照射回数が増えるにつれ症状の悪化により苦痛も増大し，経口摂取が困難になり，栄養状態の悪化や日常生活への影響はもとより，治療継続にも影響を及ぼす。口腔粘膜炎の重症化を予防し，治療が完遂できるように下記のような対応を行う。

(1)口腔ケア：口腔内の衛生が不十分だと，口腔粘膜炎により損傷した粘膜から感染しやすくなる。また，照射が唾液腺に及ぶことで唾液分泌障害により口腔が乾燥し，口腔内の自浄作用が低下することでも感染リスクが高まる。感染による口腔粘膜炎の悪化を予防するためには，治療前から口腔粘膜を損傷しないよう，ていねいな歯みがきの実施と，含嗽などによる口腔内の湿潤の維持を中心とした口腔ケアを徹底することが大事である。口腔衛生を強化するためには，歯科治療や専門的口腔ケアを行う歯科医師や歯科衛生士と連携してかかわることが望ましい。

(2)苦痛の緩和：粘膜炎の疼痛に対しては鎮痛薬が使用される。含嗽には，キシロカインの入った鎮痛効果のある含嗽水を使用して苦痛緩和をはかる。

(3)栄養状態の維持・改善：酸味や香辛料を避けた刺激の少ない食事を，少量ずつゆっくり摂取することを説明する。疼痛などのために経口摂取が困難になった場合は，消化管の正常性を維持するためにも経腸的な方法で栄養摂取を行う。患者と相談して胃瘻の造設を検討し，栄養管理方法についてセルフケアを支援する。口腔粘膜炎の状況など定期的にアセスメントし，患者の状況に適した方法で必要な栄養がとれるよう栄養サポートチーム（NST，○125ページ）などと連携して進める。

1）祖父江由紀子ほか編：前掲書．p.115.

work 復習と課題

❶ 手術や，がんへの罹患，ICU・CCUへの入室は，患者や家族にどのような衝撃をもたらすのかを考えてみよう。

❷ 急激な健康破綻をきたした人の特徴について，身体面および心理面からまとめてみよう。

❸ 急激な健康破綻からの回復のために有効な看護はなにか述べなさい。

❹ 急激な健康破綻に陥った人の家族へ，どのような看護が必要かを述べなさい。

❺ 危機状況にある人々とはどのような状態か，またどのような看護支援が必要かを述べなさい。

❻ 手術療法・がん薬物療法・放射線療法，それぞれに伴う不快症状にはどのようなものがあり，また，それらに対してどのような看護が必要かをまとめなさい。

❼ ボディイメージの変化とはなにか述べなさい。

参考文献

1. 一般社団法人日本がん看護学会教育・研究委員会コアカリキュラムワーキンググループ：がん看護コアカリキュラム日本版，医学書院，2017.
2. 井上智子・中西睦子：看護ケアの評価の枠組み──クリティカルケアを必要とする対象の生活行動援助を中心に．日本看護科学会誌11(2)：64-75，1991.
3. 井上智子監修：看護治療学の基本──医療による身体侵襲を「視る」「診る」「看る」．ライフサポート社，2013.
4. 小川道雄・齋藤英昭編：臨床侵襲学．へるす出版，1998.
5. 雄西智恵美・秋元典子編：周手術期看護論，第2版．ヌーヴェルヒロカワ，2013.
6. 数間恵子ほか編：手術患者のQOLと看護．医学書院，1999.
7. 川島みどり・鈴木篤編著：外科系実践的看護マニュアル．看護の科学社，1986.
8. 小松浩子ほか：がん看護学(系統看護学講座)，第2版．医学書院，2017.
9. 橘敏也：新・病態生理──生体の機能とその失調．薬業時報社，1996.
10. 玉熊正悦・齋藤英昭：消化器外科の術前術後管理，改訂版．中外医学社，1991.
11. 辻哲也編：がんリハビリテーションマニュアル──周手術期から緩和ケアまで．医学書院，2011.
12. 中西睦子監修，井上智子ほか編：成人看護学──急性期(TACSシリーズ)．建帛社，2000.
13. 森岡恭彦・齋藤英昭編：術前・術後管理の基本方針(臨床検査MOOK32)．金原出版，1989.
14. 山勢博彰ほか：救急看護学(系統看護学講座)，第6版．医学書院，2018.
15. Bulechek, G. M. and McCloskey, J. C. 編，早川和生監訳：ナーシングインターベンション──看護診断にもとづく看護治療．医学書院，1995.
16. Byrne, M. L.・Thompson, L. F. 著，小島操子ほか訳：看護の研究・実践のための基本概念．医学書院，1984.
17. Dennis, C. M. 著，小野寺杜紀監訳：オレム看護論入門──セルフケア不足看護理論へのアプローチ．医学書院，1999.
18. Eaton, L. H. ほか編，鈴木志津枝・小松浩子監訳：がん看護PEPリソース　患者アウトカムを高めるケアのエビデンス．医学書院，2013.
19. Gorman, W. 著，村山久美子訳：ボディ・イメージ．誠信書房，1981.
20. Lazarus, R. S.・Folkman, S. 著，本明寛ほか監訳：ストレスの心理学──認知的評価と対処の研究．実務教育出版，1991.
21. Maslow, A. H. 著，小口忠彦訳：人間性の心理学　モチベーションとパーソナリティ，改訂新版．産業能率大学出版部，1995.
22. Mayeroff, M. 著，田村真・向野宣之訳：ケアの本質──生きることの意味．ゆみる出版，1987.
23. Steptoe, A. ほか著，津田彰訳：ストレス，健康とパーソナルコントロール．二瓶社，1995.

第 7 章

慢性病とともに生きる人を
支える看護

本章の目標	□ 慢性病の特徴を学び，慢性病をもつ人を生活者としてとらえることの重要性を理解する。
	□ 慢性病とともに生きるとはどういうことなのか，その特徴を理解する。
	□ 不確かさ，病みの軌跡，ローカスオブコントロール，自己効力感といった，慢性期看護に必要なさまざまな概念を理解する。
	□ 慢性病とともに生きる人を支えるためには，どのような看護が必要なのかを学習する。

A 慢性病とともに生きる人を理解する

1 慢性病と慢性病をもつ人の特徴

1 慢性病の特徴

● **慢性病とは**　急激に発症し比較的短期間で回復あるいは死という転帰をとる急性疾患に対し，一般に長期の経過をたどる病気を**慢性病** chronic illness（**慢性疾患** chronic disease）といい❶，完治がむずかしいことが多い。米国慢性疾患委員会は，慢性病とは以下の特徴を1つ以上有する疾患をさすと定義している[1]。

（1）永続的である。

（2）後遺症として障害が残る。

（3）不可逆的な病理学的変化が生じる。

（4）リハビリテーションのための特別な訓練を必要とする。

（5）長期の管理・観察・ケアを必要とする。

　近年の公衆衛生の整備や医療の発展に伴い，かつては救命することが不可能であった疾患などに対しても，適切な治療とケアを受け，保健福祉制度を活用することで病気をもちながらも生活を送ることができるようになった。また，社会・産業構造の変化や著しい高齢化もあり，慢性病をかかえる患者は増加している。「患者調査」によれば，2017（平成29）年の高血圧性疾患の患者数は約994万人，糖尿病は約329万人，悪性新生物（がん）は約178万人，心疾患（高血圧性を除く）は約173万人，脳血管疾患は約112万人であった。一方，2022（令和4）年の日本人の死因は，悪性新生物，心疾患（高血圧性を除く），老衰，脳血管疾患の順に多い（●57ページ）。

　がんは，治療法の進歩によって長期の寛解維持が可能になったこと，および発生要因に飲酒や喫煙などの生活習慣が含まれることから，慢性病として

NOTE

❶ラブキン Lubkin, I. M. らによると，「疾患」は生物医学的なモデルに基づく概念であり，「病気」は病状や苦しみに伴う人間の体験である[2]。

　看護においては，生物医学的モデルに基づいた「疾患」をみる視点と，疾患に伴う個人の体験や想いを含む「病気」をみる視点の両方が必要である。

1）Mayo, L.：*Guides to action on chronic illness*. pp.9-13, 35, 55, National Health Council, 1956.
2）Lubkin, I. M. and Larsen, P. D. 著，黒江ゆり子監訳：クロニックイルネス——人と病いの新たなかかわり．pp.3-4, 医学書院，2007.

扱われることが多くなっている。また，心疾患や脳血管疾患の患者は，基礎疾患として高血圧性疾患や糖尿病などをかかえていることが多い。このように慢性病は，患者数が増加していることに加え，主要死因との関連性が高いことから，わが国にとって今後より重要な健康問題となると予測される。

● **慢性期とは**　慢性期とは，慢性病をかかえ，再発予防や身体機能の維持・改善を目ざして長期的な治療・ケアを行っていく必要がある時期である。ひとくちに慢性期といってもさまざまな経過をとる。前述した高血圧性疾患や糖尿病のように，治療や患者自身によるセルフケアを継続することで長期にわたって悪化を防ぐことができるものもあれば，慢性閉塞性肺疾患（COPD）や心不全のように急性増悪❶と寛解期❷を繰り返しながら徐々に健康状態が低下していくものもある。

2 慢性病をもつ人の特徴

　慢性病と診断されたあとは，治療を継続するとともに，長期にわたって日々の生活のなかで病気の進行を抑え，病状をコントロールすることが必要となる。慢性病の管理の基本となるのは，食事，運動（休養），薬物の3つの療法である。具体的には，定期的な受診，体調のモニタリング，食生活の管理，リハビリテーションや運動・休息，内服や自己注射などが含まれ，患者の生活の場である家庭や職場・学校で実施される。病気の管理の主体は本人であるが，本人が実施できない場合には，医療者や家族が一時的あるいは継続的に代行することもある。

● **コンプライアンスとアドヒアランス**　患者が必要な療養法をどのように実行しているかをあらわすものとして，**コンプライアンス** compliance と**アドヒアランス** adherence という概念がある（●図 7-1）。

　コンプライアンスとは，患者が医療者によって推奨された療養法に従ってそれを実践していくことをあらわし，実践していない状態を**ノンコンプライアンス**という。法令遵守という意味をもつ言葉であり，医療の分野では慢性病を中心とした疾病構造へと移行したばかりの 1950 年代に使用されはじめた。闘病のためには患者が医師の指示に忠実に従うという考えが反映されて

🔲**NOTE**

❶急性増悪

　落ち着いていた病状が急激に悪化すること。慢性病は，なんらかの要因により急速に症状が出現し，病態が悪化する場合がある。いったん完全に治癒したものが，再び発病したものは再発として区別される。

❷寛解期

　症状や徴候が軽快または消失し，ほとんど治療を必要としないような時期のこと。

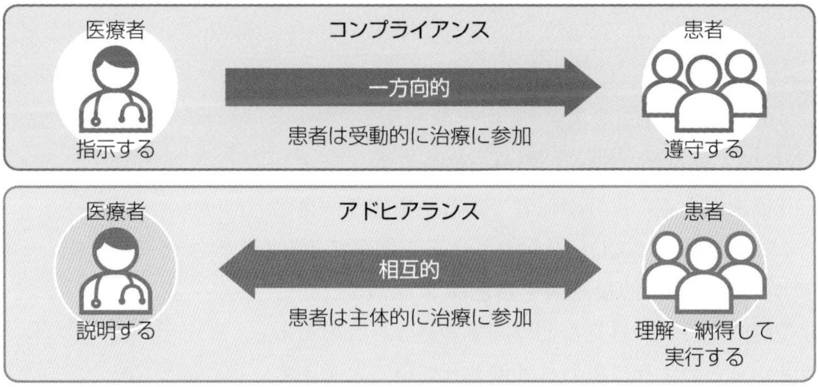

◎**図 7-1　コンプライアンスとアドヒアランス**

おり，パターナリズム（❶101ページ）の意味合いが強い。

　一方，アドヒアランスとは，患者が医療者によって推奨された療養法を理解し，それに同意したうえで実施することをさす。慢性病をもつ患者が増加するにつれて，慢性病とうまく付き合って生きていくことが課題となり，そのためには病気を管理する必要性が理解されるようになった。病気の管理には本人の主体性が重要であることから，アドヒアランスという概念が使用されるようになっている。

　生活にどのように治療や療養法を組み込むのかという意思決定は，本人が慢性病をどのように感じ，受けとめているのか，またどのように慢性病とともに生きていこうとしているのかによる。さらに，長期にわたる療養は家族の生活にも大きな影響を及ぼすため，本人だけでなく家族の受けとめや体験を含めて考えることが重要となる。

　医療者は病気の回復や健康を最優先に考えるため，医療者の指示どおりに療養法を実践できない対象を「困った存在」ととらえがちである。しかし，人は独自の価値観をもって幸福を求め，人生を方向づけていく存在であることを忘れてはならない。

　慢性病をもつ人の生活は病気への対応と同時進行であるため，慢性病をもちながらどのように幸せな人生を創造するかということが人生の課題となる。なにを優先するかは，人によっても，またその時々によってさまざまである。医療者は患者と対等なパートナーであるという認識をもち，本人や家族と良好なコミュニケーションを築くことが重要である。

② 慢性病とともに生きること

　慢性病は長期にわたる管理が必要であるため，慢性病を発症した患者は，治療やケアを受けつづけながら，療養法を生活のなかに組み込んでいかなくてはならない。人間は個別性をもつ存在であり，同じ疾患であっても病状はさまざまであるように，それぞれの生活もまた多様である。そのため，慢性病をもつ人への看護を学ぶにあたっては，疾患の特徴と病状だけでなく，対象を生活者という視点から多面的に理解しなければならない。

　ここでは，患者が慢性病とともに生きるとはどういうことなのか，その特徴について解説する。

1 自己概念の変化

● **自己概念とは**　人は，身体的・精神的に統一した自己像をもち，意味をもって生きていきたいという欲求がある。自分が何者であるかを知り，自己の理想に向かって生きていくことによって QOL を向上させることができる。

　自分がどういう人間かについての個人的な認識を **自己概念** self-concept という。自己概念には，自分の能力や性質，外見などに関する自分自身のとらえ方だけでなく，自分が他者からどのように思われ評価されていると考えているかも含まれる。

○表7-1　ロイによる自己概念の構成要素

下位領域	構成要素	定義に基づく説明
身体的自己	身体感覚	自己を身体的存在として感じるはたらき。
	ボディイメージ	自分自身の体や外見についての見方。
個人的自己	自己一貫性	自身の特性や観念に基づく自分の言動や態度，信念などについて一貫した見方。
	自己理想	自分がどのようでありたいか，またはなにをすることができるかについての希望。
	道徳的・倫理的・霊的自己	信念体系や信じる対象，より大きな存在との関係のなかで，自分が何者であるかについての評価。

(Roy, C. 著，松木光子監訳：ザ・ロイ適応看護モデル，第2版．pp.403-406, 医学書院，2010 より作成)

　ロイ Roy, S. C. によると，自己概念は身体的自己と個人的自己の2つからなるとされている。さらに，身体的自己は身体感覚とボディイメージ(●231ページ)という2つの要素，個人的自己は自己一貫性，自己理想，道徳的・倫理的・霊的自己という3つの要素をもつと説明されている(●表7-1)。
● **慢性病が自己概念に与える影響**　慢性病をかかえることは患者の自己概念に変化をもたらし，それに伴い病気との付き合い方もかわってくる。慢性病が自己概念に与える影響は，まずは患者の身体的自己にあらわれる。「気分がわるい」「だるい」などの身体感覚を経験し，「自分は健康である」というこれまでのボディイメージが，「自分は病気である」に変化することで自尊心の低下につながる。さらに，身体的自己が変化することで，個人的自己にも変化が生じる。環境にうまく適応できなかったり，他者と積極的にかかわれなくなったりして自己理想が低下したり，自己一貫性に揺らぎが出現する場合もある。
　一方で，自身を見つめ直し，慢性病をもつ自分を受け入れ適応していくことができれば，人間として成長した新しい自己概念をもつことができるようにもなる。

2　慢性病と発達課題

　人間は生涯を通して成長・発達しつづける存在であり，一生涯を一貫した発達の過程とみることができる(●5ページ)。慢性病は長期にわたるため，患者の成長・発達にも影響を与える。第6章で発達危機と状況危機について解説したが，つまり，慢性病は患者に状況危機だけでなく発達危機ももたらすことになる(●214ページ)。
　たとえば，小児のころに1型糖尿病●を発症した患者を考えてみよう。1型糖尿病患者には，インスリン療法とともに，食事管理による血糖コントロールが必要となる。試験や進学，就職や引っ越し，仕事の繁忙期などには血糖コントロール不良をおこしたり合併症を発症したりすることがあり，一定期間の入院治療や自宅療養が必要となる。その間，学校生活や社会生活から離脱することになり，自分が周囲から取り残されていく思いをいだくなど，生活が不安定になることで発達課題の達成にも影響する。

□NOTE

❶糖尿病
　インスリンのはたらきが不十分なために，血液中のグルコース(ブドウ糖)濃度が慢性的に高くなる疾患。若年者に発症することが多い1型糖尿病と，成人に発症することが多い2型糖尿病に大きく分けられる。1型糖尿病は，ランゲルハンス島B細胞(β細胞)が自己免疫機序などの原因で破壊され，インスリン分泌が低下することによって生じる。一方，2型糖尿病は，インスリン分泌低下やインスリン抵抗性をきたす遺伝因子に，過食，運動不足，肥満，ストレスなどの環境因子および加齢が加わり発症する。

　このように慢性病をもつ患者は，病状によっては，繰り返し発達的危機を経験することになり，そのたびに QOL の維持が課題となる。

　慢性病をもつ人の多くは成人期以降の人であるが，人は誰もがその時期に応じた発達課題に取り組んでいる。人間が身体・心理・社会的側面の統合体であり成長・発達しつづける存在であるという視点を忘れてはならない。

3　慢性病と役割

● **役割とは**　成人期にある人々は社会において複数の役割を担っている。前述したロイは，人の役割を，次の3つに分類した[1]。

(1) 一次的役割：年齢や性別，発達段階に基づいて与えられる役割。「10歳の少女」「25歳の男性」「壮年期の男性」など。

(2) 二次的役割：人が発達段階と一次的役割の期待に応えるために引き受ける役割。「夫」「母」「会社員」「学生」など。

(3) 三次的役割：一次的役割や二次的役割における期待に伴って選択される一時的な役割。「PTA の会長」「地域のサッカークラブのメンバー」など。病者役割❶も，それが一時的なものであるならば，ここに含まれる。

● **慢性病が役割に与える影響**　慢性病の発症や，それによって生じる機能低下は，患者の社会的な役割の一部を変更させることになる。たとえば，長年の慢性肝炎が肝硬変に進行した人の場合，食欲不振や全身倦怠感によって休息の時間を長く必要とするようになったり，通院や入院の機会が増えたりすることで，仕事の継続がむずかしくなることもあるだろう。場合によっては退職や転職をしなければならなくなるかもしれない。

　そのような場合には，それまで担ってきた役割を移行していくことが必要となる。しかし，慢性病をもつ患者は内部に障害をかかえるため，外見からは病気であることがわかりにくく周囲に伝わりづらいことや，病状が徐々に進行していくため，役割を移行するタイミングが定まりにくいことなど，役割のスムーズな移行がむずかしい場合がある。また，多くの役割をうまく遂行していくことがその人のアイデンティティを支えており，役割を手放すことで QOL が低下する場合もある。

　一方，役割の移行は，その人の健康状態や活動状況に適した新しい役割を担う機会ととらえることもでき，新しい役割獲得がその人に新鮮な経験や喜びをもたらし，人としての成長につながる場合もある。

　看護師は，役割の移行が必要となる人の気持ちを支え，家庭や職場，地域での役割を整理し，役割移行の具体的方法をともに考える。また，役割移行に向けて周囲の人々にはたらきかけたり，必要に応じて，新たな役割獲得のために身体機能や生活機能の向上を目ざしたリハビリテーションを導入したりするなど，多職種と連携して支援する。役割の移行への支援は，疾病管理の環境を整え，QOL の維持向上にもつながる。

NOTE

❶病者役割

　病気になること，病気から回復することを社会的な役割の変化ととらえる見方で，社会学者のパーソンズ Persons, T. によって提唱された。病者には，通常担っていた社会的責務を免除される，周囲からケアを受けることができるという2つの権利と，回復しようと努力しなければならない，治療の技術をもつ専門家に適切な援助を求め協力しなければならないという2つの義務が与えられるとされる。ただし，慢性病は一時的なものではなく長期間にわたり，完治はむずかしく，病状の管理は患者・家族が担うことが多いため，パーソンズの考えをそのままあてはめることはできないという考えもある。病者の社会的地位や病状あるいは疾患の種類などによって，病者役割は変化するものである。

1）Roy, C. 著，松木光子監訳：ザ・ロイ適応看護モデル，第2版．pp.451-457，医学書院，2010.

4 不確かさ

● **不確かさとは** 病気の一般的な特徴を理解することで，病気が次にどうなっていくのか，それがどのくらいの時間をかけておこるのか，さらに予後がどうなるのかなどについてはおおまかに予想できる。しかし実際には，病気の進行や治療の効果は，患者のもつ遺伝的要因や生活環境，生活習慣によってさまざまであり，詳細に予測することはできない。したがって，病気の進行を予防するためにはどの治療を選択すればよいのか，おこりうる危機的状況にどのように備えればいいのか，病気の進行を予防する行動をどの程度生活のなかに組み込んでいくのか，そのためにはどのように仕事や社会的役割を調整していかなくてはならないのかなど，病気の進行に伴う生活の変化を想像することはむずかしい。

ミッシェル Mishel, M. H. はこのような**不確かさ**を「ものごとやできごとの価値を定義することができない，あるいは正確に成果や結果を予測できない状態で発生する」と説明した[1]。

● **慢性病と不確かさ** ストラウス Strauss, A. L. らが，「慢性疾患はいろいろな意味で不確かである」と述べている[2]ように，とくに慢性病をもつ患者はこのような将来を予測できない状況にさらされやすい。寛解期と急性増悪を繰り返す病状の予測の困難性，症状が一定せずあいまいであること，完治にいたる治療法が確立されていないことなど，慢性病の療養の経過全般にわたって患者はさまざまな不確かさを経験する。このような不確かさは，慢性病とともに生きるうえで完全に排除することはできず，患者や家族の不安やストレスの原因となる。

看護師は，不確かさがもたらす影響の深刻さと，患者がかかえる特有の複雑な状況を認識し，心理的安定に向かうように支援することが重要である。その人に応じた病態や疾病管理に関する知識・情報を提供することや，最適な療養方法を生活に取り入れるようにはたらきかけるケアが，不確かさの軽減に効果的である。

5 病みの軌跡

ストラウス Strauss, A. L. とコービン Corbin J. M. は，慢性病を生きるとはどういうことかという疑問から多くの事例を調査し，**病みの軌跡** trajectory of illness という慢性病を管理するための看護モデルを開発した[3]。病みの軌跡は，慢性病の医学的な側面ではなく，慢性病をもつことによって生じる生活への影響も含めた慢性的状況全般についての枠組みである。

● **軌跡の管理と方向づけ** 病みの軌跡は，慢性病は長い時間をかけて多様に変化する**行路** course（**病みの行路** illness course）を示すという考えに基づい

1）Mishel, M. H.：Uncertainty in illness. *the Journal of Nursing Scholarship*, 20(4)：225-232, 1988.
2）Strauss, A. L. ほか編，南裕子監訳：慢性疾患を生きる——ケアとクォリティ・ライフの接点. p.14, 医学書院，1987.
3）Woog, P. 編，黒江ゆり子ほか訳：慢性疾患の病みの軌跡——コービンとストラウスによる看護モデル. pp.1-31, 医学書院，1995.

ている。行路とは，ある道を進んでいくことや，その道すじをさす。病みの行路は，方向を定めたり管理したりすることが可能であるが，「方向を定める」とは必ずしも方向転換を示すものではなく，多くの方略を用いて病みの行路をゆるやかなものとすることなども含まれる。

　一方，軌跡 trajectory とは，病の行路と，それを管理していく患者・家族・医療者の行動全般を含むものであり，ある程度予想することはできるが，個別性が高く不確かであるため，過去をふり返ったときにはじめてわかるものである。

　病みの軌跡を理解することは，その人が病気とともに生きていくなかでどのような経験をしてきたのか，その人らしさとはどのようなことなのかについて気づかせてくれるため，慢性病とともに生きる人を支える看護において欠かすことができない。

●**軌跡の局面**　軌跡は9つの局面によって説明され，慢性病はこれらの局面を移行していくとされる。どの局面にあるかによって，対処すべき課題や必要な調整が異なるため，それぞれの局面に応じた病気の管理の目標をもつことが必要である（◉表7-2）。また病気は，人生の行路である生活史（これまで積み重ねてきた生活の経験や個人としての歴史）にも影響を及ぼすことを

◉表7-2　軌跡の局面

局面	特徴	管理の目標
前軌跡期 pretrajectory	個人あるいは地域における慢性状況にいたる危険性のある遺伝的要因あるいはライフスタイル。	慢性の病気の予防。
軌跡発現期/ 軌跡の始まり trajectory onset	徴候や症状がみられる。診断の期間が含まれる。	適切な軌跡の予想に基づき，全体計画をつくり出す。
安定期 stable	病みの行路と症状が養生法によってコントロールされている状況。	安定した病状・生活史への影響・毎日の生活活動を維持する。
不安定期 unstable	病みの行路と症状が養生法によってコントロールされていない状況。	安定した状態に戻る。
急性期 acute	病気や合併症の活動期。その管理のために入院が必要となる状況。	病気をコントロールのもとにおくことで，いままでの生活史と毎日の生活活動を再び開始する。
クライシス期 crisis	生命がおびやかされる状況。	生命への脅威を取り去る。
立ち直り期 comeback	障害や病気の制限の範囲内での受けとめられる生活のありさまに徐々に戻る状況，身体面の回復，リハビリテーションによる機能障害の軽減，心理的側面での折り合い，毎日の生活活動を調整をしながら生活史を再び築くことなどが含まれる。	行動を開始し，軌跡の予想および全体計画を進める。
下降期 downward	身体的状態や心理的状態は進行性に悪化し，障害や症状の増大によって特徴づけられる状況。	機能障害の増加に対応する。
臨死期 dying	数週間，数日，数時間で死にいたる状況。	平和な終結，とき放ち，および死。

(Corbin, J.: *Introduction and Overview: Chronic Illness and Nursing.* In Hyman, R., Corbin, J. eds.: *Chronic Illness-Research and Theory for Nursing Practice.* pp.4-5, Springer, 2001，および黒江ゆり子ほか：病の慢性性（Chronicity）における「軌跡」について──人は軌跡をどのように予想し，編みなおすのか．岐阜県立看護大学紀要4(1)：154-160，2004による，一部改変)

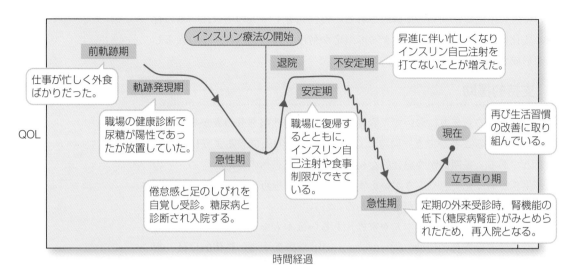

QOL

インスリン療法の開始

前軌跡期

軌跡発現期

退院

不安定期

安定期

急性期

現在

立ち直り期

急性期

仕事が忙しく外食ばかりだった。

職場の健康診断で尿糖が陽性であったが放置していた。

倦怠感と足のしびれを自覚し受診。糖尿病と診断され入院する。

職場に復帰するとともに,インスリン自己注射や食事制限ができている。

昇進に伴い忙しくなりインスリン自己注射を打てないことが増えた。

再び生活習慣の改善に取り組んでいる。

定期の外来受診時,腎機能の低下(糖尿病腎症)がみとめられたため,再入院となる。

時間経過

◉図7-2　2型糖尿病を発症した50代男性の病みの軌跡の例

考慮しなくてならない。

　例として,2型糖尿病を発症した50代男性の病みの軌跡を◉図7-2に示す。慢性病の進行状況にもよるが,一般には安定期の局面に可能な限り長くとどまることが望ましく,それを目ざしたセルフケアを支援することが看護の役割である。

● **軌跡の予想**　慢性病をもつ患者は,これから病気はどうなるのか,どのような症状があらわれるのか,どれくらい続くのか,どのような治療が行われるのか,自分はどうなっていくのか,家族や社会生活はどうなるのかといった不安をいだくものである。病気や症状,治療だけでなく,病気の意味づけや生活史も含めて,長い経過のなかのどの局面にあるのか,どのような見通しがあるのかを理解することは,慢性病の管理の方向性を考えるうえで効果的である。

　一方,軌跡の予想は本人や家族だけでなく,病気の管理にかかわる医療者によっても行われる。個人がそれぞれにもつ知識や経験,信念,ときには伝聞に基づいて見通しをもつため,医療者と本人や家族の予想は必ずしも一致しない。また,医療者のなかでも専門性の違いなどから,軌跡の予想が一致しない場合があることにも留意しておく必要がある。

● **編み直し**　日々の慢性病の管理は,おもに患者と家族によって実施される。慢性病は生活史にも影響を及ぼすため,病気や治療とともに生活行動についても考えていかなければならない。つまり,生理学的な安定や回復だけでなく,人生や生活史上に編み直しという課題が発生する。**編み直し**とは,慢性病の管理を生活に組み入れるために,自身の生活を見直し,さまざまな状況と折り合いをつけ,新しい生活を再構築していくことをさす。この編み直しという考え方は,慢性病とともに生きる患者を支えるうえで必要不可欠な要素であり,慢性病の行路の方向づけを促進するものでもある。

● **病みの軌跡とアイデンティティ**　アイデンティティ(◉12ページ)は,個

人の特性に生活史が加わって構成される。慢性病をもつ人の場合，病みの行路の変化に伴ってアイデンティティの適応が何度も繰り返され，その人らしさが形成される。

◆ 支持的援助

病みの軌跡の考え方において，看護の目的は，慢性病をもつ人が病みの軌跡を方向づけることができ，同時に QOL を維持・向上できるように援助することである。長期的かつ総合的な視点をもち，疾患への対応を含め，その人が生きていく充実感や生きがいを実現することに焦点をあてる包括的アプローチ（全人的アプローチ）が重要である。

病気を管理する主体は，本人や家族，あるいは本人を支える親しい人々であり，看護者は支持的援助 supportive assistance を提供する。具体的には，次のようなものがあげられる。

(1) 直接的ケア：本人のセルフケアが十分でないときに必要となる看護師主導の症状マネジメントである。

(2) インタビュー：適切なケアを提供するために，目的をもってインタビューを実施する。病気への受けとめ方やこれまでの病気との付き合い方，家庭や職場，学校の状況など，療養生活を考えていくためのことがらだけでなく，必要に応じて価値観や人生設計などについても聴き取る機会を設ける。

(3) カウンセリング：対象者のかかえる問題や悩みなどに対して，専門知識や技術を用いて行われる相談援助である。病気やそれに伴うさまざまなことがらに対する思いや，療養生活での困りごとなどに対応する。

(4) モニタリング：身体的症状だけでなく心理・社会的側面も含めてモニタリングを行う。慢性病の特徴をふまえ，長期的視点をもって多面的な観察を継続することが重要である。

(5) 調整：病気とうまく付き合って生きていくために，治療や社会資源の活用を調整することも必要となる。家庭や職場，学校などの生活の場と療養との調整ができるように，間接的，ときには直接的に支援する。

(6) 教育・指導：療養方法や行動変容，生活の再調整についてセルフケアの方法に関する知識の提供や技術の獲得支援が含まれる。

B 慢性病とともに生きる人を支える

これまでも解説してきたように，慢性病の多くは治癒がむずかしい。そのため，目的は完治ではなく，病気の進行を抑えて合併症や障害を防止し，その人にとって最適な健康状態と QOL を実現することにある。

看護師は，患者自身の健康状態をモニタリングしたうえで，病気をコントロールできるようにアセスメント方法や療養法を指導したり，それらを生活に組み込むことによってよりよく生きることができるように支援したりする。

それは一時的な行動によって実現できるものではなく，生活様式の変更を伴う。健康によい生活習慣を身につけ，体調に応じて調整しながら継続することが重要である。

　ここでは，慢性病とともに生きる人を支える看護について述べる。

1 セルフケアおよびセルフマネジメントへの支援

1 セルフケアへの支援

● **セルフケア**　人は日常的に自身の体調を管理し，病気を予防し，健康を維持するために自分自身や環境にはたらきかける能力をもつ。体調の異変に気づいたときは食事や休養によって健康回復に努め，自力で回復できない場合は医療機関を受診するなどして専門家の支援を得る。このように健康をまもり増進するための主体的活動は，広く**セルフケア** self care という言葉で表現され，一般には日常生活において習慣的に無意識に実施されている。慢性病をもつ人は長期にわたって病気と付き合っていく過程で，意図的にセルフケアを実践することが必要となる。

● **オレムのセルフケア理論**　オレム Orem, D. E. は，個人に必要なセルフケアの種類を**セルフケア要件**と表現し，普遍的セルフケア要件，発達的セルフケア要件，健康逸脱に対するセルフケア要件の3つに分類した[1]。

(1) 普遍的セルフケア要件：危険予防や空気・水分・食物摂取，社会との相互作用のバランスの維持など，どのライフサイクルの誰であっても生命を維持し人間らしく生きていくために必要とされるものをさす。

(2) 発達的セルフケア要件：教育の機会の確保や，成熟を阻害する因子を取り除くなど，成長・発達のために必要とされる活動である。

(3) 健康逸脱に対するセルフケア要件：病気や障害を取り除き，健康に向かう活動をさす。健康逸脱に対するセルフケア要件への充足が必要となるときは，普遍的セルフケア要件や発達的セルフケア要件にも影響を及ぼす。

● **依存的ケア・看護ケア**　オレムは，人間は本来自律的でありセルフケアができる存在ととらえた。また，セルフケアについて，自分自身で自分のために行うセルフケアに加えて，依存的ケアと看護ケアという形態を示した[2]。

(1) 依存的ケア：乳幼児や病人や高齢者などセルフケアができずセルフケアが不足している場合，家族などの他者によってセルフケア要件が充足されることをさす。

(2) 看護ケア：セルフケアや依存的ケアが不足している場合に，看護師が補完することをさす。

　たとえば，2型糖尿病と診断された直後の40代男性について考えてみよ

1) Orem, D. E. 著，小野寺杜紀訳：オレム看護論——看護実践における基本概念，第4版. p.45, 医学書院，2005.
2) Orem, D. E. 著，小野寺杜紀訳：上掲書，p.5, 19, 92.

う。健康逸脱に対するセルフケア要件として血糖のコントロール，食事管理，運動療法が必要となる。自身で調理ができない場合，食事サービスの購入や家族からの支援を受けるなどの依存的ケアによってセルフケアを充足させることは可能である。しかし，本人や家族が基本的知識を誤認していたり，食事サービスの選択が誤っていたりする場合は，セルフケアが充足されていることにはならず看護ケアが必要となる。

　看護師は，栄養状態や食事の内容とともに，食事に関する認識や知識を確認したうえで，必要に応じて食事指導を実践し，適切な食生活を実現できる方法を本人や家族とともに考える。ときには，栄養士による食事指導を調整することもある。また，インスリンの自己注射を導入する場合にも，効果や副作用，留意点について本人が十分に知識を身につけたうえで，注射の手技を習得できるように段階的な看護ケアが必要となる。

　慢性病をもつ人への看護においては，本人自身で，あるいは家族の支援を受けてセルフケアできることを目ざす。セルフケアが不足している場合には看護ケアが必要であるが，看護師は本人や家族のセルフケア能力を適切にアセスメントしたうえで，どのような状況に看護介入するのか，どのタイミングで看護介入を控えるのかに留意しなくてはならない。本人やその周囲の人の支援によってセルフケアの充足が可能となった場合は，必要以上の看護ケアは実施しない。継続的なコミュニケーションを通してセルフケアの状況を見まもり，必要に応じて支援することが重要である。

2 セルフマネジメントへの支援

● **セルフマネジメント**　慢性病をもつ人は，治療を継続しつつ，医療者が推奨する療養方法を生活に組み入れることによって，病気の進行を遅らせ合併症を予防していく。その病気特有の症状や治療および自身の生活について，病気をもつ人が自分で管理することを**セルフマネジメント**（自己管理）という。セルフマネジメントの主体は本人および身近で支える家族であり，保健医療職者と協働して実施される。

◆ 慢性病によるセルフマネジメントの課題

　慢性病のセルフマネジメントの基本は病気と治療のセルフマネジメントであるが，その遂行には，生活と役割のマネジメント，自身の揺らぎへの対応という課題を伴うことになる。

▌病気と治療のセルフマネジメント

　慢性病をもつ人の病気と治療のセルフマネジメントの基本は，継続的なセルフモニタリングによって自分自身の心身の健康状態を正しく認識することと，症状を予防し，症状に対応すること（症状マネジメント）である。

● **セルフモニタリング**　モニタリングは，対象の問題を早期に発見し対処するために重要な看護技術の1つである。セルフモニタリングとは，病気をもつ本人が自身の状態に応じて必要なデータを継続的に測定したり観察したりすることをさす。

　体重，血糖値，血圧など，セルフモニタリングの結果は必ず記録すること
を習慣化するように指導する。その記録は，病気への認識を高めるとともに，
自身の心身の状態に対する理解を深め，変化に気づきやすい状態をつくり出
すことができる。また，血糖値などのコントロールがうまくいかない場合は，
それらの変動に関係の深い食事や運動，睡眠などのモニタリングを加えると，
それまで気づかなかった生活上の改善点に気づくこともできる。

● **QOL の維持における症状マネジメント**　慢性病の症状は，病気やその
ステージによってもさまざまである。症状は主観的なものであり，痛みやし
びれ，不快感など，その多くは他者から見てすぐにわかるものではなく，さ
らに本人がうまく説明することがむずかしい場合もある。また，不眠，スト
レス，うつ，食欲不振などの生活上の問題は，症状と相互に関連し合ってお
り，病状を悪化させたり，新たに合併症を引きおこしたりする。

　症状の出現するタイミングや，なにが症状の前兆になるのかなどについて
は個別性が高く，対象者の症状を正確に予測することはむずかしい。医療者
はセルフモニタリングの記録を共有することによって，それらの症状の傾向
や予防について検討することができる。病気による症状は日常生活や仕事な
どにも大きく影響するため，QOL を維持していくためには症状マネジメン
トが重要である。

● **セルフマネジメントと知識**　セルフマネジメントのための基本的知識と
して，自分の病気の一般的な経過，検査結果，病期も含めた診断内容，治療
の選択肢やその効果・副作用，病気の予測などについて十分に理解すること
が必要である。

　近年，一般の人々が比較的容易に医学情報にアクセスできるようになった。
ただし，その情報の信憑性や対象者にとって有用な情報であるのかの判断
には医療者の支援が必要である。

　一方，医療者は科学的思考に基づく医学や療養に関する知識は豊富である
が，個人の病気との付き合い方については当事者である対象者自身が一番の
専門家である。本人や家族は病気とともに生きた経験が長くなると，どの薬
物に対して身体がどう反応するのか，どの程度の疲労やストレスが重なると
症状が出現するのかなどの経験知を蓄積している。セルフマネジメント支援
は，科学的根拠に基づいて実施されるべきであるが，同時に本人やその家族
の経験を尊重し，活用していくことも重要である。

▌生活と役割のマネジメント

　慢性病をもつ人を生活者の視点からとらえると，病気になっても自分らし
い生活を継続し幸せに生きていくために生活様式を変化させることと，病気
によって影響を受ける家庭や職場や地域における役割の調整が課題となる。

　成人は社会の中心的存在として多くの役割を担っている（●244ページ）。
そのため，多くの場合，役割の一部の変更あるいは全面的な移行が必要にな
る。家族や同僚，友人らとのコミュニケーションを十分にとり，適切に役割
を調整していくことが課題となる。

■ 自己の揺らぎへの対応

病気や治療に伴って繰り返し経験される自己概念の揺らぎ（◎243ページ）に対応し，アイデンティティの適応を繰り返し，新しい自己像をつくり上げていくことが必要となる。

人は慢性病と診断されたのち，治療を継続していくなかで，さまざまな感情を経験する。それは，「なぜ自分が病気になったのか」という怒りや嘆き，「自分のなにがわるかったのか」という後悔，「将来がみえない」という困惑や失望，「以前の仲間には入れない」「誰もわかってくれない」という孤独感，「自分にはどうしようもない」という無力感など，否定的な感情であることが多い。

さらに，病気によって多くの喪失と悲嘆（◎231ページ）を体験する。喪失体験の対象となるのは，心身の健康，愛情や依存の対象（家族，ペット），生きがい，所有物，経済的安定，家庭や職場，地域での役割や地位，住居・地域・職場・仲間などの慣れ親しんだ環境や人間関係，自分らしさや自信，誇り，希望など多岐にわたる。自分がなにを失ったと感じるか，また，喪失による悲嘆の程度は，各人の価値観に基づいている。愛情や自己概念の喪失など，個人のアイデンティティにかかわる苦悩や自己価値の低下は，重大な危機的状況をもたらすこともある。

一方で，否定的感情をのりこえ，状況に適応して自身の行動や生活を変容させ苦境を好転させていくことは，他者や人間に対する理解を深め，人間として成長する機会ともなりうる。困難な課題解決の経験を何度も繰り返すことによって，生きていく強さを獲得するとともに，新しいアイデンティティが形成される。慢性病とともに生きていく人を支えるうえでは，人間が成長・発達しつづける存在であることを尊重し，可能性を引き出す支援を実践することが望ましい。

2 生活の再構築への支援

1 生活を再構築することのむずかしさ

成人は自分の信条や役割などに応じて，その人なりの生活様式を構築している。慢性病や治療に伴ってそれまでの生活をいったん解体し，再度組み立て直すことを**生活の再構築**という。身体機能の変化や症状に合わせて，自分らしい新しい生活を取り戻していくプロセスであり，疾患や治療への適応やそれに伴う生活の調整や再編成が含まれる。

自分が慣れ親しんできた生活パターンを変更していくことはひとすじ縄ではいかない。職場・家庭・地域などにおいて重要な役割を担う成人にとって，たとえば喫煙や飲酒がストレスへの対処法の1つであったり，仕事上の関係や友好関係を広げる手段であったりするかもしれない。また，栄養バランスのよい食事や運動する時間を確保したり，規則正しい生活を送ったりすることがむずかしい背景があることも考えられる。

2 主体的取り組みの促進

　人が健康によい行動をとる可能性を高めるためには，関連する要因を見きわめて適切にはたらきかけることが必要である。健康によい行動をとる可能性を高める要因を示す理論を**健康行動理論**という。健康行動理論は，慢性病をもつ人が健康に関する行動を理解するための体系的な知識を提供するとともに，健康行動に関連する要因間の関連性を明らかにし，慢性病をもつ人の行動や状況について説明したり予測したりすることができる。

　ここでは，健康行動理論の代表的なものとして，コントロールの所在，ヘルスビリーフモデル，自己効力感について解説する。

◆ コントロールの所在（ローカスオブコントロール）

● **コントロールの所在の概要**　心理学の行動理論においては，ある行動によって望ましい成果が得られた場合，その後も同じ行動がおこりやすくなるとされる。反対に，望ましい成果が得られなかった場合には，その行動はおこりにくくなると考える。一方，認知理論では，単に成果が得られたかどうかではなく，なにがその成果をもたらしたと考えているのかなど，さまざまな内的過程が行動に影響するとされている。

　コントロールの所在 locus of control（**ローカスオブコントロール**）とは，行動理論と認知理論を合わせた社会的学習理論から生じた考え方である。行動を統制する意識の所在 locus が内（自己）にあるか，外（他者や環境など）にあるかで分類し，その意識の所在によって，望ましい行動に対する主体的な取り組みに違いが生じるとされる。

　行動の統制を内（自己）におく人は，自分自身の行動とその結果はみずからコントロールできると考える。一方，外（他者や環境など）におく人は，自分の行動とその結果は他者や外部の力によって決まると考える。前者の傾向が強い場合を内的コントロール所在傾向，後者の傾向が強い場合を外的コントロール所在傾向と分類する。

　コントロールの所在に関する個人の認知の特徴は，その人の行動を一定のパターンに習慣化させるため，問題の解決方法にもその個人の傾向が出現する。すなわち，行動の統制が自分の内にあると考える人は行動とその結果を自己責任ととらえるが，行動の統制が外にあると考える人は他者依存する傾向になりがちである。

　疾患管理や健康に関するコントロールの所在も同様に，内的コントロール所在傾向の人は，自分がよりよい健康状態になれるか否かは自身の考えや行動，努力によって決まると考え，外的コントロール所在傾向の人は，自分の健康状態は医療者や家族などの他者の力，職場や学校，社会などの環境の影響，あるいは運によって決まると考える傾向にある。

　しかし，実際にはコントロールの所在はどちらか一方にあるものではなく，本人の内にも外にも存在すると考えることが適切であろう。また，内的コントロール所在傾向にあるか外的コントロール所在傾向にあるかは，個人のな

かでも行動の種類によって異なることも考えられる。

● **慢性病をもつ人のコントロールの所在**　慢性病をもつ人を支援する際には，その人がコントロールの所在をどこにおいているのかを把握することが必要である。

　1 **慢性病をもつ内的コントロール所在傾向の人の特徴と支援**　内的コントロール所在傾向の人は，行動の結果を自己責任と考えるため，行動変容や生活の再構築に向けて主体的に取り組むことができる。しかし，自身の過去の成功体験に固執したり，行動様式に思い入れが強すぎたりすると，外部からの提案や支援を受け入れる柔軟性が乏しくなる場合もある。また，自身で努力してもうまくいかないとき，必要以上に自責の念や無力感が強くなり，すべてをあきらめてしまう危険性がある。看護師は，対象者が自身の考えに基づき順調に管理できているときにはその成果を認め，よりうまくいくように支援する。一方，対象者が困難に直面し自分でやっていけるという自信が揺れ動いている場合には，タイミングをはかって本人とともに状況を確認し，うまくいく方法をともに考えることが必要となる。

　2 **慢性病をもつ外的コントロール所在傾向の人の特徴と支援**　外的コントロール所在傾向の人は，自己責任の認識が低く自主的な取り組みがむずかしいが，他者の助言や支援を受け入れやすい。一方で，助言どおりに実践できない場合や，助言どおりに実施したがうまくいかなかったときには，自身の行動を十分にふり返らないまま他者や環境の責任と認識し，みずから次の行動変容につなぐことがむずかしくなる。

　しかし，他者からの支援を期待できないと認識すると，自身で解決に向かわなければならなくなるため，そのタイミングをとらえてコントロールの所在を内向きにできるように支援することで，より主体的な行動を引き出す機会とすることができる。

◆ ヘルスビリーフモデル

● **ヘルスビリーフモデルとは**　ヘルスビリーフモデル health belief model（**HBM；健康信念モデル**）は，1950年代に，米国において疾病の予防・発見のためのプログラムへの参加者が少なかったことから，その理由を説明するために社会心理学者によって発案されたものである（●図7-3）。その後の改

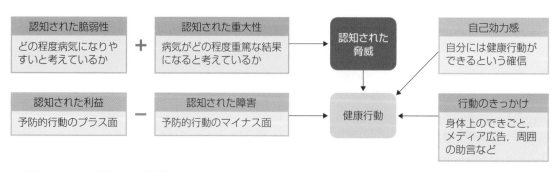

●**図7-3　ヘルスビリーフモデル**

訂を経て，個人が疾患初期の早期発見や予防のための健康行動を実施する見込みを説明するモデルとして，現在も広く活用されている。ヘルスビリーフモデルでは，以下の6つの要素が健康行動に影響すると考えられている。

1 **認知された脆弱性**　自分がどの程度病気になりやすいと考えているかを意味する。自身の体調やその変化に対する認識が基本となるが，病気に関する知識や，健康診断のデータのとらえ方なども大きく影響する。そのほか，自分と同年代，あるいは自分と同じような生活様式・生活環境にある人の健康状態も影響することがある。

2 **認知された重大性**　病気がどの程度重篤な結果をもたらすと考えているかである。死亡や障害が残るなどの臨床的な結果のほか，仕事や家庭などへの影響といった社会的結果も含まれる。

3 **認知された利益（行動のプラス面）**　予防的健康行動が脆弱性や重大さを減じるという有益性に対する認識である。予防的健康行動とは，禁酒や禁煙，食事管理，運動療法，十分な休息やストレスマネジメントなど，健康増進に資する行動をさす。

4 **認知された障害（行動のマイナス面）**　行動の負担や障害より行動から得られる利益のほうが小さいという信念をさす。予防的健康行動には身体的，心理的，経済的，時間的負担など，程度は異なるが障害を伴うことが多い。

5 **行動のきっかけ**　行動を促す要因をさす。具体的には身体上のできごとや，メディア広告，医療者や家族などからの助言などである。

6 **自己効力感**　うまく行動できるという自分の能力への確信である。

● **ヘルスビリーフモデルの活用**　健康に向かうための行動変容や生活の再構築を促進する支援においては，前述の1〜6を変化させることが有用である。とくに1と2は合わせて病気への脅威を形成し，脅威が大きいほど危機感が強くなるため，本人が自分の状況をかえようとする健康行動が見込まれる。

また，認知された利益が認知された障害を上まわる（3＞4）の場合，健康行動が実行されやすい。たとえば，健康診断においてタンパク尿のために再検査を指示された場合を考えてみよう。自覚症状がなく自分が病気だとは感じていない場合，病気への脅威がないため，ノンコンプライアンスの状態に陥りがちである。しかし，腎臓病の可能性があることを受け入れ（認知された脆弱性），それらが重篤な合併症を併発する可能性があること（認知された重大性）に対して強い危機感を感じる場合は，健康行動につながりやすい。

再検査や治療を受けたり，生活改善が必要となる可能性を考えると困難さを感じるが（認知された障害），病気になったり合併症を発症したりするリスクを低下させる効果（認知された利益）への期待がその困難を上まわると，健康行動をとると予測できる。

また，医療者の励ましの言葉や疾患管理の目標設定は健康行動に結びつきやすい（行動のきっかけ）。過去に健康のために運動を持続したり減量に成功したりした経験をもつ人は，自分がうまくやっていけるという自信（自己効力感）をもっている場合が多く，健康行動の実施が予測できる。

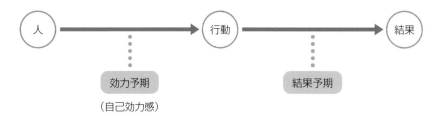

◖図7-4　効力予期と結果予期

（バンデューラ，A. 著，原野広太郎監訳：社会的学習理論——人間理解と教育の基礎．p.90，金子
　書房，1979より一部改変）

◆ 自己効力感

● **自己効力感とは**　**自己効力感** self-efficacy は，人間の認知的なはたらきを
あらわす概念としてバンデューラ Bandura, A. によって提示されたもので，
ある行動を効果的に遂行できるという確信と説明される。つまり，自分には
それをする力があるという，自分の能力に対する認識を意味する。

　人が行動する際には，程度の差こそあれ自己効力感が必要である。たとえ
ば，コーヒーを自分で淹れて飲む場合，コーヒーを淹れるという行動に対し，
自分はできるという認識があってはじめて実行される。

　自己効力感は，行動変容を促す戦略として，おもに心理学分野で発展して
きたが，教育や保健医療の分野でも広く活用されている。慢性病をもつ人の
行動を変容し，生活の再構築を促進するために，自己効力感を活用すること
は有効である。

● **結果予期と効力予期**　人間の行動にはさまざまな要因が複雑に関連して
いるが，バンデューラは2つの予期機能が実際の行動に影響を及ぼすとして
いる。

　1つは**結果予期（結果期待）**であり，ある行動がどのような結果を生み出す
と考えているかである。もう1つは**効力予期（効力期待）**であり，自分がその
行動をうまくできるかどうかについての考えである。この効力予期が自己効
力感である（◖図7-4）。

　たとえば，食事の塩分量を1日6gにすることができれば，血圧を良好に
維持できると予測することは，結果予期である。一方，自分が塩分量を1日
6gにすることができるかどうかという予測は，効力予期（自己効力感）であ
る。塩分を1日6gであれば症状を管理できるという結果予期をもっていて
も，料理をしたことがなく，具体的にどのようにすればよいのかわからなけ
れば，効力予期は低く行動変容には結びつかないだろう。

● **自己効力感の情報源**　習慣化された行動を変化させることは，自分の力
を確信することからはじまる。行動変容につながる「自分はできる」という
自己効力感はどのように獲得されるのか。自己効力感を高める主要な要因と
して下記の4つがある。

　1 遂行行動の達成　ある行動を行って成果を得ることができれば，それ
が成功体験となり，同じ行動に対する「できる」という感覚が上昇する。そ

して，次も「またできるだろう」という見通しをもつことができる。

　反対に，失敗したと感じた行動に対しては，その後の成功可能性への見通しは低くなる。遂行行動の達成は，自己効力感の情報源としては最も強力である。成功体験のある行動とまったく同じではなくとも，似たような行動であれば「できる」という自信をもてる場合も多い。

　②代理経験　自分はその行動を実施したことがなくても，年齢や性別，境遇などが自分と類似した状況にある他者がそれをうまく行っている様子を観察したり，その体験談を聞いたりすることによって，「これなら自分にもできそうだ」と感じることができる。

　逆に，うまくできない様子を見聞きすると，「自分もできない」と感じることがある。疾患管理のために新たな治療を始めたり，新しい生活様式に適応したりしなくてはならない場合，同じような境遇にある他者をモデルとすることによって，その人の成功体験を通して自己効力感を高めることができる。同病者との交流を通して得ることができる利点の1つである。

　③言語的説得　人から示唆，勧告，説明などを受けて，自分もできそうな気持になることである。誰が言語的説得をするかによって，聞く人の受けとめ方は大きく影響される。実際に同じ行動を実施して成功させている人や，多くの成功例や失敗例をもとに状況を客観的に判断できる人に説得された場合，より効果的である。

　④情動的喚起　自分では「うまくできる」と思っていたことに実際に取り組んでみると，緊張して動悸が激しくなったり，手足がふるえたりして，急に「自分にはできない」という思いが浮かぶことがある。逆に，取り組む際に自分の感情が落ち着いた状態にあることを自覚すると，「できる」という気持ちが高まってくる。身体の生理的反応や感情の状態を知覚することによって，行動に対する自信が変動する。

　以上の自己効力感の4つの要因をもとに，自己効力感が高まるようにはたらきかけることで，対象者がよりよい健康に向かう行動をとる見込みは高まる。

　1つの行動に多数のプロセスが含まれる場合は，自己効力感が低くなる傾向にあるため，段階的に実施できるように行動を細分化すると効果的である。また，自己効力感は，ある特定の場面で遂行される行動に影響を及ぼすが，行動変容によって新しく獲得した行動が日常行動レベルにまで習慣化していくと，個人の行動に対して長期的な影響力をもつことになる。

③ 教育的アプローチ

● **学習支援**　慢性病をもつ人が病気を管理していくためには，まずは適切な医学的知識を獲得し，それを行動変容に結びつけることが必要である。次に，その変容させた行動を日々の生活に定着させ継続していくことが課題となる。

　これまでも述べてきたとおり，成人期にある人が長年つちかってきた生活習慣を変更することは容易ではなく，その人の特性や生活に応じた学習支援

が必要である。新しい生活様式とセルフケアおよびセルフマネジメント能力を身につけていく過程は，慢性病をもつ人にとっての学習であるといえる。

　従来は医療者が患者を指導するというパターナリズム的な「患者教育」という考え方が主流であった。しかし，疾病構造や時代が変化するとともに，患者の自己決定やセルフマネジメントを重視する「学習支援」へと考え方がシフトしてきている。

● **成人教育学（アンドラゴジー）**　第3章でも解説したように，学習のプロセスは人の発達段階や成熟度によって多様であり，子どもを対象とする教育学（ペダゴジー pedagogy）と成人教育学（アンドラゴジー andragogy）は区別される（●93ページ）。

　慢性病をもつ人はその多くが成人であり，セルフケアやセルフマネジメントについてそれぞれが個別性の高い学習ニーズをかかえている。はじめて学ぶ内容については一時的に教える側に依存するペダゴジー的な学習支援を必要とすることがあるが，多くの場合はアンドラゴジーの考えに基づいた学習支援を実践していくことが重要となる。

　ここでは，アンドラゴジーの特徴をもとに，慢性病とともに生きる人を支えるための学習支援について述べる。

◆ 成人の自己概念への配慮

　人間は生涯発達しつづける存在であり，自身でものごとを判断し，結果と向き合う経験を繰り返し，内面を成長させていく。成人は自身がどのような人間であり，他者からどのようにみられたいかという自己概念をもっている（●242ページ）。学習支援に際しても，個々がもつ自己概念に配慮することが大切である。

　これまでも述べてきたように，慢性病の管理はおもに患者自身で行うこととなる。療養法を指導するにあたって，医療者から一方的な知識提示や指示を受けると，患者は自身が自立して自己決定できる存在として認められていないと感じ，療養法を学ぶ意欲や取り組む姿勢に影響を及ぼす。また，これまで学校や職場で受けてきた教育や研修のイメージから，学習に対して苦手意識をもっていたり，教える側に依存的な姿勢を示すことが習慣となっていたりすることがあるかもしれない。このような場合も，高い学習効果は望めない。

　慢性病の管理における課題の特定や計画立案，結果の評価といった全過程が自己管理のもとで行われること，自分らしい解決方法を選択できること，その結果はよくもわるくも自身にかかっていることを認識することは，成人としての責任感に訴え，自己効力感を高めることにもつながる。学習者である患者と，支援者である医療者はパートナーであり，互いの信頼関係が重要である。学習者が支援者に受容され，尊重されていると感じる心理的環境を提供する必要がある。

◆ 経験の活用

　学習者のこれまでの経験は，重要な学習資源となる（●93ページ）。慢性病をもつ患者においては，病みの軌跡を想起することが，効果的な学習方法のヒントを得ることにつながることがある。また，同じ慢性病をもつ人々とのディスカッションやロールプレイなども，経験の再認識に役だつと考えられる。

　ただし，同様の経験であっても受けとめ方や意味づけはさまざまであることに留意しなければならない。考え方や行動には個人差が大きく，経験の活用についても個別性への配慮が重要である。

◆ 学習への準備状態

　慢性病をもつ人の場合には，健康に対する考えや，病気をどのように受けとめているのか，これまで病気とどのように付き合ってきたのか，病気が生活にどのように影響していると認識しているのかもあわせてレディネス（●93ページ）について考えることが必要である。セルフマネジメントのための学習が必要であっても，病気を受けとめきれず混乱状態にあるときは，学習よりも情緒安定が優先される。

◆ 学習の方向・目的

　子どもにとっての学習は，将来，人生で役にたつ知識や技能を身につけることが優先される。しかし，成人の学習は，即時的な問題解決や，近い将来における実践を目的にしている。

　慢性病をかかえたことによる健康上・生活上の課題に対し，ただちに対応できるような，問題解決を中心とした学習が望ましい。すなわち，学習者のレディネスが十分であれば，問題に直面したそのときが学習のタイミングとしては最適である。

◆ 学習の動機づけ

　子どもの学習は，基本的には学校や家庭，あるいは地域で周囲から指示されて行われ，外部からの賞罰が動機づけになる傾向がある。一方，成人の学習の多くは生活上の課題や問題にみずから気づき，その解決のために始めることが多い。成人にとっては他者からの指示も学習のきっかけにはなるが，それが自身の内的動機づけにならなければ，学習は長続きしない。

　「この問題を解決したい」や「このような状態になりたい」という内的な動機は，「このことを学びたい」という主体的な目標設定につながり，目標を達成することは学習者に充実感を与える。成人の学習支援にあたっては，本人の関心に焦点をあて，問題意識につながる情報を提供したり，学習意欲を高めるようはたらきかけたりすることが効果的である。

○表7-3　ソーシャルサポートの分類

サポートのタイプ	例
情緒的サポート	慰めや励まし，関心を寄せることなど。 肯定的な評価を示すことを評価的サポートという場合もある。
道具的サポート	物質的・金銭的援助や，活動的援助など。 助言や忠告を情報的サポートという場合もある。

4　ソーシャルサポートの活用

●**ソーシャルサポート**　ソーシャルサポート(社会的支援)の定義はさまざまであるが，総じて周囲の人たちから得られるさまざまな支援をさす。ここでいう周囲の人たちとは，家族や友人，職場の関係者，医療者などが含まれる。また支援の内容は，健康を増進させるための心理的・物質的資源である。実際，私たちの健康維持・向上は，自分を取り巻く人々から得られるさまざまな支援に影響を受けている。また，人はソーシャルサポートの受け手であるだけでなく，送り手(提供者)でもあり，ソーシャルサポートは交換されるものである

●**ソーシャルサポートの分類**　ソーシャルサポートは，**情緒的サポート**と**道具的サポート**に大別される(○表7-3)。

　情緒的サポートとは，心理的に不快な感情を軽減したり，自尊心を高めたりして情緒的負担を軽減することをさす。具体的には，関心を寄せることや愛情，共感，尊敬を示すこと，慰めたり励ましたりすることである。情緒的サポートのなかでも，実績を認めるなど肯定的評価を示すことなどを**評価的サポート**という場合もある。

　道具的サポートとは，かかえている問題を解決するために直接的あるいは間接的に役だつものをさす。具体的には，問題解決のための物質的・金銭的援助や，活動的援助である。道具的サポートのなかでも，問題解決のための助言や忠告といった情報提供をすることを**情報的サポート**という場合もある。

　健康行動がうまくいかなくて困っているときに話を聴いてもらったり，努力を認められたりすることは情緒的サポートであり，同じ健康行動を一緒に実施することや，改善に向かうための具体的な助言を受けることは道具的サポートにあたる。こうしたソーシャルサポートは，セルフケアやアドヒアランスを促進させる効果がある。

●**ストレスコーピングにおけるソーシャルサポートの効果**　また，ソーシャルサポートはストレスコーピングにおいても効果を発揮する(○図7-5)。ソーシャルサポートは2つの段階でストレスコーピングに影響する。

　1つはストレッサーが出現したときである。自分にはソーシャルサポートがあるという認識はストレッサーに対する否定的評価を軽減し，脅威ではないという判断を導く。

　もう1つは，ソーシャルサポートが実際に機能することによって，適切なコーピングの選択が可能になることである。このように，ソーシャルサポー

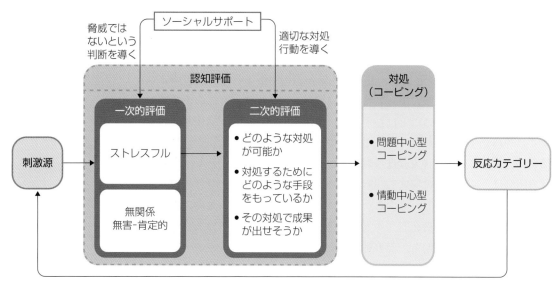

◉**図 7-5　ソーシャルサポートとストレスコーピング**
第5章(◉184ページ)で解説したラザルスらによるストレスコーピングのプロセスの図に, ソーシャルサポートの効果を加えて示す。

トがあることで, ストレッサーに対する認知的評価を少なくしたり, 対処行動を実行しやすくなったりすることがある。

●**受け手と提供者との関係性**　一方, ソーシャルサポートの受け手と提供者との関係性によって, 適切なサポートの種類や程度は変化する。関係性において親密性が高いほどサポートへの期待が高くなり, その期待が高いほど, サポートが得られなかったときの不満は大きくなる。

　また, 現実には, ソーシャルサポートがうまく機能しない場合もある。ストレスが大きすぎる場合や, 受け手が提供者から評価されることにおそれをいだいていたりする場合, また, 提供者からのむやみな励ましによって問題が過小評価されたと感じたり, 細かいサポートがわずらわしさを感じさせたりすることもあり, 両者の関係性も含め状況が悪化する可能性がある。

5　チームアプローチ

●**慢性期におけるチームアプローチの重要性**　医療・看護サービスの提供においては, 患者や家族を中心に位置づけるチームアプローチの重要性が高まっている(◉125ページ)。

　慢性病とともに生きる人を支えるうえでもチームアプローチの重要性は同様である。おもには次の3つの利点がある。

(1)各専門職の視点で対象を多面的にとらえることでき, 全人的理解につながる。

(2)各専門職がその知識や技術を互いに補いながら実践することで, 各サービスの質が向上する。

(3)専門性に応じて分担してきた従来のサービスの提供方法で生じていたニーズのすきまを埋めることができ, 本人と家族の QOL が向上する。

　慢性期において，とくにチームアプローチを必要とする課題には，インフォームドコンセント，倫理的問題の解決，医療・看護サービスの継続の3つがある。

● **インフォームドコンセント**　おもに医師が治療や療養について説明する役割を担うが，その選択によって具体的に生活がどう影響されるのかイメージできなければ選択することはむずかしい。説明された患者・家族が内容をすぐに理解できるとは限らない。また，慢性期においては，病状や治療，生活にいたるまで，患者・家族は多岐にわたる疑問をもつ。

　看護師は，説明の場に同席し，本人の理解を確認したり，生活者の視点から生じる疑問点に回答したりする。場合によっては，薬剤師や栄養士，理学療法士などの他職種に確認し，本人に直接回答してもらうように調整する。本人と家族の意思を理解し，その選択を支持することが，その後のチームアプローチにもいかされる。

● **倫理的問題の解決**　個人の倫理的判断の基盤となるのは，その人の信条や価値観であるが，倫理原則や専門職の倫理規定に基づいて判断することが必要である（●139ページ）。QOL の評価には本人の満足度が重要であるため，本人が判断し行動する自律の原則が重視されることが多いが，同時にそれが根拠に基づいた実践 evidence based practice（EBP）として適切な選択なのかについても多角的に検討しなければならない。慢性病をもつ人は，病気の進行に伴って治療方法や症状マネジメント，生活管理の方法を選択したり，病状によって療養の場を移したりする。なにが最善なのかを検討するためには，異なる専門職者が対等な意見交換をもとに患者の満足度と QOL を追求することが必要である。

● **医療・看護サービスの継続**　慢性病をもつ人の多くが，疾病や症状のコントロールをしながら病気とともに生活しており，病状に応じて医療施設や療養の場を変更していく。たとえば，近医での外来受診から地域の中核病院への入院となったり，合併症がおきた場合は専門医がいる医療施設に転院したり，自宅療養中は訪問看護を受けるなど，生涯にわたってさまざまな施設やサービスを利用する。

　施設や主治医，担当看護師がかわる際には，医療・看護サービスがうまく引き継がれるようにしなくてはならない。サービスが連携され，一貫性があることは，患者の QOL の向上に貢献する。そのような切れ目のない医療・看護サービスを提供するためには，施設をこえた多職種によるアプローチが重要である。医師や看護師だけでなく，退院調整看護師や医療ソーシャルワーカー，理学療法士，ケアマネジャーなども含めたチームアプローチが効果的である。

6　ピアサポート

● **ピアサポートの役割**　医療技術の進歩や社会・医療制度の変遷に伴い，病気をもつ人やその家族が対応しなくてはならない問題やニーズは多様化・複雑化している。そのような背景から，従来の医療や福祉の専門職からの支

援とは別に，**ピアサポート**が独自の役割を担うようになってきた。

　ピアという言葉には「仲間」という意味があり，ピアサポートとは，同じような体験をした人々が対等な立場で実践する相互支援活動である。同病者の体験を聴いたり，自身の体験や思いを開示することで情緒的支援を受けたりする。また，自身の問題について相談することによって，療養生活への助言や医療福祉サービスの情報を得ることもできる。反対に，自分の実体験をもとに他者を支援することは，自己効力感や自尊感情を高め，自身の療養生活を充実させていくことにもつながっていく。

　慢性病とともに生きる成人期の患者は，病気をもちつついかに学校生活や社会人生活を送るのか，成人としての基盤をどこにおくのか，結婚や出産は可能なのかなど，人生の方向性に確かな見通しをもてず，不安が増大する傾向にある。気がかりな事項について，同病者や家族の体験を知り，自身の問題解決に向けたヒントを得ることができるピアサポートの場は非常に重要である。

● **セルフヘルプグループ**　**セルフヘルプグループ**は，ピアサポートの1つの形態であり，いわゆる患者会や家族会などが該当する。共通する悩みや問題をかかえた人々，またはその家族が，仲間の支援を受けながら問題に対処できるようになることを目的としている。ピアサポートの仲間やロールモデル，ときには反面教師に出会えることが重要な利点である。精神障害者やがん患者，難病患者など，さまざまな分野で多くのグループが活動しており，患者の立場から医療福祉制度にはたらきかけるなど，社会的な影響力を発揮する例も少なくない。

● **ピアサポートにおける看護師の役割**　ピアサポートには専門家からは得られない独自の効果がある。看護師は，悩みをもつ患者に同病者を紹介したり，関連するセルフヘルプグループの情報を提供したりすることによって，当事者の希望や必要に応じピアサポートを促進することを検討する。同病者を紹介する際には双方の合意を得ることが必要であり，個人情報の取り扱いに注意することが必要である。また，病気を意識することに息苦しさを感じる人や，未知のグループへの参加を負担と感じる人もいること，グループ運営やメンバーの関係性によってはストレスが病状に影響する場合があることを認識しておく必要がある。

　セルフヘルプグループを運営する主体は多くが患者とその家族である。医療者は，理解者および支援者として運営に協力し，問題の解決に助言したり，代弁者として発言するなど支援したりしていくこととなる。グループを支援することは，医療者にとってもグループメンバーがかかえる問題の特性をとらえ直したり，解決に向けて新しい視点を学んだりする機会となる。

⨋ work　復習と課題

❶ 慢性病の特徴をあげ，慢性病とともに生きる人はどのような支援を必要としているか説明してみよう。

❷ コンプライアンスとアドヒアランスの違いについて述べなさい。

❸ 慢性病は，患者の自己概念にどのような影響を与えるか述べなさい。

❹ 慢性病をもつ患者の「病みの軌跡」を理解する意義を説明しなさい。

❺ 2型糖尿病患者を例にして，セルフケアを促進するためにはどのような支援が必要か考えてみよう。

❻ コントロールの所在，ヘルスビリーフモデル，自己効力感について説明してみよう。

❼ 慢性病とともに生きる成人に対する教育的アプローチの特徴を説明してみよう。

❽ ソーシャルサポートにはどのような種類があるかを述べなさい。

参考文献
1. 一般社団法人日本健康教育学会編：健康行動理論による研究と実践．pp.37-41，90-113，医学書院，2019.
2. 松本千明：健康行動理論の基礎．医歯薬出版，2002.

第 **8** 章

障害がある人の生活と
リハビリテーション

　本章では，障害がある人の生活とリハビリテーションを支援する看護を学ぶ。障害をもちながら生活する人は，疾病に罹患し，傷害を負ったあとである場合が多く，看護の焦点は，回復・リハビリテーションへの支援となる。健康と生活は多面性をもつものである。失った機能を，たとえ取り戻すことができなくとも，その人の健康や生活のさまざまな側面から支援することによって，その人らしく健やかな状態で自立・自律して生活を営むことが可能となる。

A 障害がある人とリハビリテーション

1 障害とは

　障害者は，「障害者基本法」第2条第1号により「身体障害，知的障害，精神障害（発達障害を含む，）その他の心身の機能の障害（以下「障害」と総称する。）がある者であつて，障害及び社会的障壁により継続的に日常生活又は社会生活に相当な制限を受ける状態にあるものをいう。」と定義されている。さらに，ここでいう社会的障壁とは，同法第2条第2号により「障害がある者にとつて日常生活又は社会生活を営む上で障壁となるような社会における事物，制度，慣行，観念その他一切のものをいう。」とされている。

　施策の適用対象を特定する必要がある法の性格上，この定義では障害者を心身機能の障害がある者とし，かつ相当に制限された状態が継続する者としている。しかし，私たちの生活を考えてみると，日常生活や社会生活が制限される状態は日常的におこりうる。たとえば，かぜをひいたら食欲がなく，だるさからベッドに横になっていることが精いっぱいである。また学校や会社にも行けず社会生活が制約され，その期間が長く続く場合もある。

●**WHO の障害分類**　障害を，心身機能の障害をもつ特定の人々のものととらえるのではなく，すべての人々の生活のなかに障害の可能性が存在し，状態に応じて障害の内容や期間もダイナミックに変動していることを示した新しいモデルが，世界保健機関（WHO）の障害分類である。

　WHO により定められた**国際生活機能分類** International Classification of Functioning, Disability and Health（**ICF**）は，2001 年 5 月，それまでの国際障害分類 International Classification of Imoairments, Disabilities, and Handicaps（ICIDH）の改訂版❶として，世界保健会議で正式決定した[1]。ICF は，**生活機能** functioning と**障害** disability，**背景因子** contextual factors の 2 部門で構成されている。

●**生活機能**　生活機能の構成要素は，①心身機能と身体構造，②活動と参加の 2 つである。

（1）心身機能と身体構造
- **心身機能** body functions：身体系の生理的機能（心理的機能を含む）。
- **身体構造** body structures：器官・肢体とその構成部分などの，身体の解剖学的部分。

（2）活動と参加
- **活動** activities：課題や行為の個人による遂行。
- **参加** participation：生活・人生場面 life situation へのかかわり。

●**背景因子**　背景因子は個人の生活・人生に関する背景全体をあらわし，ある人の健康状況 health states や，その健康に関連する状況に影響を及ぼすものである。背景因子には，環境因子と個人因子の 2 つの構成要素がある。

（1）**環境因子** environmental factors：人々が生活し，人生を送っている物的な環境や社会的環境，人々の社会的な態度による環境を構成する因子。

（2）**個人因子** personal factors：年齢，性別，社会的状況，人生体験など個人に関係した因子。

　ICF では，病気や傷害といった，ある健康状態 health condition にある人の健康状況や，その健康に関連する状況は，生活機能（心身機能・身体構造，活動，参加）の程度（水準）で示される。そして，個人の生活機能は，健康状態や背景因子（環境因子と個人因子）と相互に関係している。

●**障害**　生活機能の構成要素に問題を生じた状態が，障害とされる。

（1）心身機能・身体構造の障害＝**機能障害**（構造障害を含む）impairments：著しい変異や喪失などといった，心身機能または身体構造上の問題。

（2）活動の障害＝**活動の制限** activity limitations：個人が活動を行うときに生じる困難。

（3）参加の障害＝**参加の制約** participation restrictions：個人がなんらかの生活・人生場面にかかわるときに経験する困難。

　このように，人の生活機能は心身機能・身体構造，活動，参加で構成され，その各要素に問題が生じた状態が障害とされる。それは，人の生活機能の構成要素（心身機能・身体構造，活動，参加）と健康状態，個人および環境因子の相互作用において生じるものである（◐図 8-1）。

●**ICF の構成要素間の相互作用**　脳血管疾患による片麻痺という障害についてみてみよう。機能障害（構造障害を含む）には手足の麻痺，言語障害，関節の拘縮などが含まれる。活動の制限として，歩行の障害など日常生活の

NOTE

❶ ICIDH と ICF
　ICIDH は，1980 年から 2001 年に ICF に改訂されるまで用いられていた障害の分類法である。ICIDH では，障害を機能障害，能力障害，社会的不利の 3 つのレベルに分けていた。しかし，障害をもつ人への視点がマイナス面にかたよっていることや，環境的な因子が考慮されていないことなどに対する批判があった。そこで ICF では，生活機能というプラス面の視点を取り入れ，さらに背景因子として，個人因子のほかに環境因子の影響も考慮されている。

1）障害者福祉研究会編：国際生活機能分類（ICF）——国際障害分類改定版. 中央法規出版, 2002.

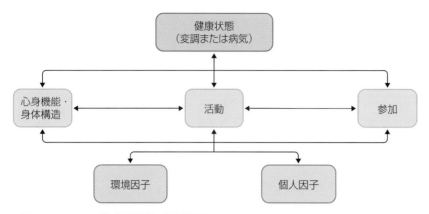

◎図8-1 ICFの構成要素間の相互作用

活動に障害が生じれば，車椅子のため通勤できず職を失い，家に閉じこもりがちになるなどの参加の制約が考えられる。またこの場合，駅や会社にエレベーターがない，障害者の雇用対策が整備されていないなどは，環境因子として関連する。

　ほかの疾患で考えてみると，肺気腫（はいきしゅ）では行動に伴う呼吸困難（機能障害）があり，行動が著しく制約される（活動の制限）。あるいは，人工肛門造設後まもなくで，自分の意志に関係なく排泄されるガスや便にとまどい，自己管理ができなかったり，人工肛門が気になって外出できなかったりする人の場合なども，そのことで趣味の活動など社会への参加が制約される（参加の制約）。

　また，障害はすべて疾患から始まるわけではない。たとえば，会社を退職した人の場合（参加の制約）を考えてみよう。仕事をしていたときよりも活動量は減り（活動の制限），体重や喫煙量が増えて生活習慣病へのリスクが高まるかもしれない（機能障害）。その一方で，ICFは障害というマイナス面だけでなく，生活機能というプラス面をあわせもっていることにも注意を向けることが大切である。退職しても，自家菜園でからだを動かすことで活動量は多くなり，地域の人々との交流が増え町内会の役員を務めるなど，仕事をしていたときよりもストレスが少なくなりからだの調子もよくなることも考えられるだろう。

　このように生活機能のプラスの側面に着目することは，看護支援の重要な視点になる。

2 障害がある人の障害の認識過程

　片麻痺の人が機能訓練に取り組むのも，歩行が困難な人が車椅子で外出しようとするのも，その人の意欲や前向きな気持ちという意識のあらわれである。そこには，障害を負ってからの苦悩や葛藤を経た，心理的な調整がなされていることだろう。

　障害のある人が，障害を認識していく過程・段階は，次のように考えられている。

（1）ショック期：障害の発生直後で，肉体的には苦痛があっても現実におきている事態に実感がもてない状態。

（2）回復への期待期（障害否認期）：急性期を脱して身体的状況の安定とともに出てくる反応で，「傷（病気）さえ治れば」と，回復への期待をもつ。もとの状態に回復するという望み以外の情報には耳を貸さず，「治療と自分の努力で，なんとかなるに違いない」と信じて疑わない。

（3）混乱と苦悩の時期：障害が永続的なものであり，もとの状態に回復できないことを認めざるをえなくなる時期。回復という目標は消え去り，障害の壁が自分の前に立ちはだかる。「なぜほかの人でなく，自分がこんな目にあわなければならないのだろうか」というやり場のない怒り，自分の不注意への後悔，「すべて失ってしまった」「なにもできなくなってしまった」という嘆きや抑うつに陥る。医療者や家族など，治療や介護にかかわる周囲の人々への攻撃や怒りなどもみられる。この時期に自殺を考えることもある。

（4）適応への努力期：周囲の人々とのこれまでとかわらない関係や支え，同じ障害がある人々との交流を通して，徐々に事実を見つめることができるようになる。障害があっても自分の人間としての価値はかわらないのであり，「現にいま，生きてある（存在している）ことが重要である」とみずからの存在意義，生命の価値の本質に気づく。障害がある人々を含む周囲の人々との交流が活発になり，生活上の問題を解決するための情報を探索したり，方法を学習したりする。

（5）適応期：障害を負う前の自分と比較したり，周囲の考えや対応を気にすることなく，障害がある自分を自分として生きることができるようになる。生活上の問題が生じても，主体的に解決できる能力と方法で対処することができるようになる。

● **価値観の転換**　障害を認識する過程には必ず，「こんなからだで生きていけるのか」「生きている価値があるのか」といったさまざまな問いと思いのなかで，新しい自分を見つけるための混乱と苦悩の時期がある。その体験において，次のような価値観の転換があるとされる。

（1）価値の範囲の拡大：自分が失ってしまったと思っている価値のほかにいくつもの価値があり，それらを自分はいままでとかわりなくもっているのだということに気づく。

（2）障害の与える影響の制限：障害があっても，そのことが自分の価値を下げることはないのだと考える。

（3）身体の外見を従属的なものとする：外見より内面的価値があることに気づく。

（4）他者との比較から自身の価値・資質重視への転換：他人と比較することをやめ，自分の本来の価値，資質に価値をおく。

● **自分を再発見する過程**　障害を認識する過程は，**障害受容**の過程と表現されることがある。しかし，それは障害を（しかたなく）受け入れるという消極的な過程ではない。障害のある人が，自身の障害の程度とその性質，回復

の見通しとその限界を認識し，いままでの健常者としての自分自身のイメージに固執することなく，また健常者をあたり前とする固定観念にとらわれることなく，人間として生きることの本質を見つめ，自分を再発見するという積極的な過程である。また，たとえ周囲の偏見から心理的な打撃を受けたとしても，それに対処することのできる力を獲得する過程であるといえる。

　しかし，障害がある人の心理状態は，その人自身のパーソナリティや，その人を取り巻く状況により非常に複雑である。人生の中途で障害を負った場合や外見的な障害がある場合，また人の目を気にしやすい傾向の強い人にはこの過程の経過が困難であるといわれ，障害の種類によって固有の心理反応があることもみとめられている。

　前述の障害の認識過程は，障害がある人の心の状態を一側面からみたものでしかない。看護師は，看護の対象となる人の心の状態をさまざまな側面からアセスメントしなければならない。

3　障害がある人のリハビリテーション

　障害がある人の回復を目ざす総称として，**リハビリテーション** rehabilitation という言葉が用いられる。リハビリテーションとは，「（人間に）ふさわしい，適した」という意味のラテン語 habilis に，「再び」を意味する接頭語 re-がついた語である。つまり，なんらかの原因で人間にふさわしくないような状態に陥った場合に，そこから回復し，再び人間らしい状態に戻るという意味をもっている。

　リハビリテーションというと，身体的機能を回復する訓練・運動，職業訓練をして社会復帰するといったイメージをもちがちである。しかし，それだけではない。

　交通事故により下肢切断を余儀なくされた働き盛りの男性の例で考えてみよう。この人は，機能訓練に励み，車椅子で移動し，自分のことは自分でできるようになった。このことで，事故前の職場から車椅子でも仕事ができる職場に変換になったものの，仕事に復帰でき，いまでは仕事にやりがいを感じることができるようになった。また，家庭においても夫として，父親としての役割を果たすことができている。

　リハビリテーションの目的は，障害があっても，その人のもてる力（顕在能力と潜在能力）を最大限発揮・活用し，生きがいをもって自立・自律して生活し，その人らしい人生を送れるようにすることである。ここでいう「自立・自律」とは，自分のことが自分でできるという意味だけではなく，自分で自分の行動を決定できるという意味をもつ。機能訓練はそのための1つの手段であり，目的達成のための実践（取り組み）の1つである。

　すなわちリハビリテーションとは，この目的を達成するための本人，および家族を含めた支援者の実践（取り組み）とその過程ととらえることができる。

●**社会の責任**　一方，障害がある人は，物理的環境・社会的偏見により，自分らしく生きようと意思決定する以前に，それをあきらめざるをえない現

実があり，自分らしく生きようとする権利をはばまれている状態にある。

　このことは，障害がある人のリハビリテーションには，障害がある個人の責任だけでなく，障害がある人が自分らしく自立・自律して生活できるように物理的環境を整え，偏見なく共存できる社会環境を創造する社会の責任があることを示している。

B 障害がある人とその生活を支援する看護

1 障害がある人とその生活を支援する看護の特徴

　生活や人生はその人自身のものであり，その人みずからが獲得していくものである。障害をもちながら生活する人自身が，意欲をもって自分の能力を最大限発揮できる方法を習得し，自立・自律して生活できる力を獲得できるよう，看護師は支援する。

　しかし，障害がある人への支援は，看護師のみが行うものではない。対象となる人がその人らしく自立・自律して社会で生活できることを最終目的とし，本人と家族を多職種のチームで支援していくことになる（●図8-2）。このようなチームアプローチにおいて，障害がある人の身近にあり，その生活を支援する看護師には，次のような役割がある。

(1) 身体状態を的確にアセスメントし，二次的障害を予防する。
(2) セルフケアを支援する。自身の行動を自己決定し，問題に対処することができる能力を獲得し，促進できるよう支援する。
(3) 機能訓練などの効果を日常生活活動で確認し，実際の生活で活用および拡大できるよう支援する。
(4) リハビリテーションのための生活環境を整える。
(5) 障害の自己認識の過程を支援し，精神的支援を行う。
(6) 家族の介護および精神的負担を軽減し，生活の変化への適応と対応能力

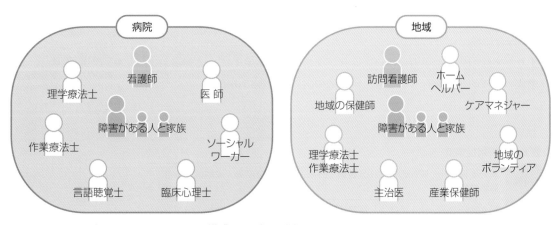

●図8-2　リハビリテーションチームの構成メンバーの例

を促進できるよう支援する。

（7）社会生活上の問題を把握し，その解決を支援する。

（8）他職種と目的を共有し，連携して支援を行う。

（9）他職種が提供する援助内容や方法，他職種間の関係性を調整する。

2 看護の実際

　障害がある人とその生活を支援する看護を，対象の経過別に分けると，**急性期**，**回復期**，**生活期**の3つになる。

（1）急性期：発症後，病状が変動している時期

（2）回復期：心身の機能が回復に向かっている時期

（3）生活期：社会生活に復帰し，自宅や施設などで新しい生活を展開していく時期

　おもな看護の場は，急性期は救命救急センター，ICUなど，回復期は一般病棟やリハビリテーション施設など，生活期は在宅などである。

1 急性期のリハビリテーションと看護

● **二次的障害の予防と早期リハビリテーション**　急性期は救命および生命の維持に治療・看護の焦点があてられるが，悪化予防（二次的障害の予防）と心身機能・構造の維持・改善，すなわち**早期リハビリテーション**も重視されている。

　たとえば，手術後や脳血管疾患の発作後には，過度の安静や長期にわたる活動・刺激の低下によって関節拘縮・筋萎縮・褥瘡などの**廃用症候群❶**（◯表8-1）がおこりやすい。この予防には，早期からのリハビリテーションが必要である。術後や発作後，患者が早期にベッドから起き上がり，座位から車椅子移動，立位，歩行へとつなげていくことは，早期の術後の合併症や廃用症候群の予防とともに，心身機能の維持・改善のための早期リハビリテーションである。

● **急性期の看護**　看護師は，患者の身体状態や日常生活動作 activities of daily living（**ADL**）❷などをアセスメントし，早期離床や早期リハビリテーションを支援していく。身体活動が自力でできない場合でも，**関節可動域訓練❸**が行われる。

　また，突然の受傷や手術に伴い，ショックを受け，混乱している患者および家族の精神的支援を行うことも，看護師の重要な役割である。

◯表8-1　廃用症候群

局所性	筋の萎縮，筋・関節の拘縮，骨萎縮，褥瘡，腰痛，背部痛，末梢循環障害，静脈血栓症
全身性	起立性低血圧，沈下性肺炎，尿路感染，敗血症，食欲不振，便秘，低タンパク質血症，認知機能の低下

NOTE

❶廃用症候群

　過度の安静により，局所性または全身性におこる二次的障害。近年では，「廃用」という言葉が誤解や不快感を与えるとして，「生活不活発病」という用語が用いられることもある。

❷日常生活動作（日常生活活動）

　食事，入浴，更衣，移動，排泄など，誰もが毎日繰り返し行う身のまわりの動作（活動）のこと。

❸関節可動域訓練

　拘縮予防や，機能保持のために，関節可動範囲まで関節を動かすこと。

2 回復期のリハビリテーションと看護

● **残存機能の活用と新しい能力の創造**　疾患・傷害の治療が終わっても，心身機能および構造に障害が残ることで生活上の活動が制限される。たとえば，脳血管疾患による右片麻痺のために歩行が困難となる，字が書けない，乳房切除術により腕を上げることができず髪をとかせない，肺気腫による呼吸困難感から日常生活動作に時間がかかること，などである。これらの日常生活上の活動ができないことは，自立した生活をむずかしくする。

　回復期のリハビリテーションは，失った機能を取り戻そうとするのではなく，残っている機能(**残存機能**)を活用したり，新しい能力を獲得する，あるいは失った能力を補う道具を用いるといった**代償機能**を獲得することに焦点があてられる。たとえば，右利きの人が右片麻痺によって歩行や食事などADLが制限されている場合，歩行訓練や左手を使えるような機能訓練などが行われる。また，理学療法❶・作業療法❷などの機能訓練だけでなく，失った能力を補助してくれる道具を使用することで生活上の能力を回復したり，向上させる場合もある。脊髄損傷による下半身麻痺で歩くことができなくても，車椅子を使うことで移動が可能になる。日常生活上のさまざまな動作を自立して行うことができるように工夫された**自助具**や，身体に装着させることによって動きを補う**補装具**(●図8-3)がある。

● **ADLのアセスメント**　回復期は，リハビリテーションが積極的に行われる時期である。看護師は患者の生活の身近にあり，体位変換や姿勢の保持，歩行の介助，食事・排泄・更衣などADLの支援を行う。そのときに，患者が，理学療法士❸・作業療法士❹から受けた機能訓練を，生活の場(入院患者の場合は病棟)でも実施できているかどうかを確認することができる。訓練室で「**できている**」ことと病棟で「**している**」ことをアセスメントし，実際の日常生活で「**できる**」ように支援する。

　看護師には，ADLを評価するアセスメント能力が求められる。ADLの評価は，**バーセル指数** Barthel index(BI)❺などによる評価が参考になる。また，日常生活の自立を考えると，バスや電車に乗る，買い物をするなど，より広範囲の行動の自立が必要であり，このような生活関連活動の評価法も開発されている(●表8-2)。

● **回復期の看護**　リハビリテーションの最終目的は，障害のある人が自立・自律して社会生活を営むことである。リハビリテーションの過程にある人の看護において最も大切なことは，その人がみずから意欲をもって，自分の能力を最大限発揮できる方法を習得し，セルフケアができるように支援することである。そのためには，対象となる人が自身の行動を選択する場面で，本人の自己決定を促し，セルフケアへの強い動機づけが得られるよう支援することが必要である。

　回復期のリハビリテーションにおいて看護師は，リハビリテーションに伴う対象者の身体状態の観察と苦痛の緩和を行い，リハビリテーションのための生活環境を整える。対象者の疲労状況など身体状態に応じて，リハビリ

NOTE

❶**理学療法** physical therapy
　基本的動作能力の回復をはかるために行う治療体操などの運動療法や，電気刺激・マッサージ・温熱などを用いる物理療法。

❷**作業療法** occupational therapy
　応用的動作能力または社会的適応能力の回復をはかるため，手芸・工作などの作業を行う。

❸**理学療法士** physical therapist(PT)
　理学療法を行う国家資格の専門職。

❹**作業療法士** occupational therapist(OT)
　作業療法を行う国家資格の専門職。

❺**バーセル指数**
　ADLを10項目(食事，車椅子-ベッド間の移動，整容，トイレでの動作，入浴，歩行(車椅子の使用)，階段昇降，更衣，排便コントロール，排尿コントロール)に分け，それぞれ自立度を採点して評価する指数である。

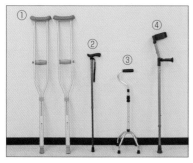

a. 杖

①松葉杖　②T字型杖　③多脚杖
④ロフストランドクラッチ

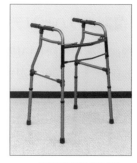

b. キャスターつき歩行器

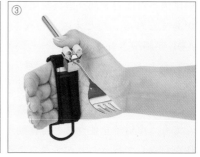

c. 交互前進型歩行器

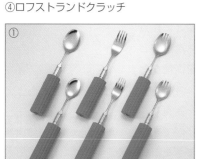

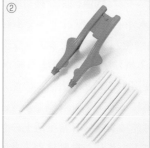

d. 食器

①グリップつきの曲げられるスプーンや　　②ピンセットタイプの箸　　③スプーンやフォークを取りつけるカフ
　フォーク

▷**図8-3　自助具・補装具**

（写真提供　a～c：京都大学 任和子氏・富山県立大学 林静子氏，d：有限会社フセ企画）

▷**表8-2　老研式活動能力指標**

毎日の生活についてうかがいます。以下の質問のそれぞれについて，「はい」「いいえ」
のいずれかに○をつけて，お答え下さい。質問が多くなっていますが，ごめんどうで
も全部の質問にお答え下さい。

1. バスや電車を使って1人で外出できますか	1. はい	2. いいえ
2. 日用品の買い物ができますか	1. はい	2. いいえ
3. 自分で食事の用意ができますか	1. はい	2. いいえ
4. 請求書の支払いができますか	1. はい	2. いいえ
5. 銀行預金・郵便貯金の出し入れが自分でできますか	1. はい	2. いいえ
6. 年金などの書類が書けますか	1. はい	2. いいえ
7. 新聞を読んでいますか	1. はい	2. いいえ
8. 本や雑誌を読んでいますか	1. はい	2. いいえ
9. 健康についての記事や番組に関心がありますか	1. はい	2. いいえ
10. 友だちの家を訪ねることがありますか	1. はい	2. いいえ
11. 家族や友だちの相談にのることがありますか	1. はい	2. いいえ
12. 病人を見舞うことができますか	1. はい	2. いいえ
13. 若い人に自分から話しかけることがありますか	1. はい	2. いいえ

（古谷野亘ほか：地域老人における活動能力の測定——老研式活動能力指標の開発．日本公衆衛生
　雑誌34（3）：113，1987による，一部改変）

テーションプログラムを調整することなども行う。リハビリテーションの達成目標は本人が達成可能と思えるような少し先の目標を設定し，達成感が得られるよう支援する。やっと寝返りができたばかりの人に歩行で外出する目標をたてても，あまりにもむずかしい無理な目標に対象者はすぐにあきらめてしまうだろう。小さな目的を1つひとつ達成しながら積み重ねていくことが大切である。

また，訓練が思うように進まないことへのいらだちや，将来の心配などに対する精神的支援を行う。

さらに，つねにその人の退院後の生活を考えて支援することが重要である。対象者が退院後の生活，たとえば物理的環境や行動範囲などをイメージしながら生活活動を実施できるよう支援する。対象者が将来の自分の生活をどのようにイメージしているのか，その展望について話し合うことも必要となるだろう。

医療機関やリハビリテーション施設から自宅へ退院する場合は，外泊訓練をすることで，生活上の具体的な問題が明らかとなる。

● **障害の認識過程の支援**　回復期は，対象者が発作や手術後の急性期を経て，自身の障害に向き合い，混乱し苦悩する時期である。また，障害を認識し，自身のよりよい生活のために新しい価値観を獲得する時期でもある。看護師は，対象者が必ず心理的葛藤をのりこえられることを信じ，自尊心を支えつづける必要がある。看護を通して，看護師自身が自分のなかにある障害がある人々への偏見に気づくこともある。

混乱と苦悩の時期には安易な慰めや励ましをせず，患者の気持ちを受けとめることが大切である。不安や焦燥感から生じる睡眠障害，食欲不振，便秘などの身体症状を観察し，できる限り気持ちのよい状態でいられるよう看護し，環境づくりにも配慮する。必要とされるケアには迅速に的確に心をこめてこたえる。そのことが「私はここにいます。いつも気にかけています」というメッセージを伝えることになるだろう。

同じ障害・体験をもつ人々との交流は，その人が自分自身を客観視したり価値観を変換したりすることをたすける大きな力となる。同様の疾患・障害のある人々との交流の場を設けるのも，看護師の支援の1つである。

● **家族の看護**　障害がある人の家族も同様に，混乱し，苦悩し，価値観と生活の変換を迫られている。

家族も，障害のある本人に関する問題に対応していかなければならない。また家族が，たとえば家事や仕事など，障害のある人が罹患前に担っていた役割を交代する必要があるかもしれない。

家族の問題解決能力をアセスメントし，家族の思いを受け入れながら，家族自身が問題を解決できるよう支援する。そのためには看護師自身が問題を一緒に解決しようとする姿勢をもつことが大切である。また，家族の気持ちや生活の折り合いの状況を理解し，家族の心配や困りごとにも対応していく。

3　生活期のリハビリテーションと看護

● **社会生活のための態勢づくり**　入院中から，患者と家族に，退院後の生活で利用できる制度やサービス，その提供機関などといった社会資源について，その利用・申請方法などの情報を提供する。その際，病院の退院調整部門などを通して，あるいは地域のケアマネジャー(介護支援専門員，●138ページ)や訪問看護師，保健師などとの連携をとって，「介護保険法」(●82ページ)や「障害者総合支援法」(●81ページ)などに基づくさまざまな制度に関する手続きを行い，通所リハビリテーションや訪問看護，ホームヘルプサービスなど，退院後必要となるサービスが利用できる態勢づくりを支援する。

退院後の生活のためには，障害のある人が在宅で動作や移動がスムーズにできるよう廊下に手すりを設置したり，段差をなくすなどの家屋の整備が必要な場合もある。退院前に理学療法士などの家庭訪問により，家屋・物理的環境のアセスメントを行うことも必要である。

また，退院後に家庭での介護者はいるのか，誰がおもな介護者なのか，家族以外の協力者はいるか，経済的問題はないかなど，在宅での生活状況を把握し，家族に対する心理的・実際的支援を通して，障害がある人の支援態勢をつくる。一方，障害のある人が職場復帰する場合は，たとえば立位での仕事から車椅子でもできる仕事に変換するなど，その人の状態に合った職場調整が必要であり，そのための支援も職場における看護職の重要な役割である。

● **在宅ケアと看護師の役割**　障害がある人の在宅における看護では，障害をもちながらも社会生活が継続できるように支援することが重要である。そのためには，対象者の体調の変化や，家庭でのできごとおよび季節などによって変化するニーズに対応し，生活と介護を両立できるケア態勢をその家族の状況に応じて，柔軟につくりだしていく。

在宅においても，対象者の生活を支えるために多職種がかかわる。しかし，専門職が24時間，障害がある人とその家族のそばにいて，必要時いつでも支援できるわけではない。また，それぞれの専門性，所属する機関，サービスの内容は異なるため，チームとして機能するためには支援目的を共有し，十分な情報交換により連携していく必要がある。看護師には，そのためのコーディネート機能を果たすことが期待されている。

● **社会環境へのはたらきかけ**　「障害者基本法」は「全ての国民が障害の有無にかかわらず，等しく基本的人権を享有するかけがえのない個人として尊重される」(同法第1条)ことおよび「全ての国民が，障害の有無によって分け隔てられることなく，相互に人格と個性を尊重し合いながら共生する社会を実現する」(同法第1条の2)ことを目的としている。しかし現実には，障害がある人を異質と感じる社会の価値観や意識が，障害がありながら生きる人々を苦しめることがある。

障害があるということで差別をされず，あたり前に暮らしていける地域社会を実現しようという理念を**ノーマライゼーション**という。ノーマライゼー

ションの促進のために，看護師ができることとはなんであろうか。まず，みずからの意識下にある障害がある人への偏見に気がつくことである。そして「障害」をみるのではなく，その「人」とその「生活」をみる，つまり看護本来の機能を発揮することにほかならない。障害がある人がかかえる問題を，看護の視点でとらえ，解決をはかっていくのである。

　障害がある人は，自宅だけで生活するのではない。近隣の道路や，駅などの公共施設といった生活環境が，その人の自立を妨げないものでなくてはならない。しかし実際には，車椅子で家を一歩出ると立ち往生してしまうほど，環境は整っていないのが現実である。さらに看護師は，このような物理的環境の整備だけでなく，障害者の雇用促進や，労働条件の改善などの社会の制度やしくみに敏感となり，社会にはたらきかけていく責任もある。

📝 work　復習と課題

❶ 障害とはなにか，述べなさい。WHO の障害分類（国際生活機能分類〔ICF〕）について説明してみよう。

❷ 障害がある人の障害の認識過程について述べなさい。

❸ リハビリテーションとはなにか，述べなさい。

❹ 障害がある人を支援する看護の特徴を述べなさい。

❺ 急性期のリハビリテーションと看護について，その目的・特徴について考えてみよう。

❻ 回復期のリハビリテーションと看護について，その目的・特徴について考えてみよう。

❼ 生活期のリハビリテーションと看護について，その目的・特徴について考えてみよう。

❽ 障害がある人とかかわった経験について，話し合ってみよう。

参考文献
1. 伊藤利之・鎌倉矩子編：ADL とその周辺——評価・指導・介護の実際，第 3 版．医学書院，2016．
2. 上田敏：廃用・過用・誤用症候の基礎と臨床．PT ジャーナル 27(2)：76-86，1993．
3. 上田敏：リハビリテーション——新しい生き方を創る医学．講談社，1996．
4. 上田敏：リハビリテーションの思想——人間復権の医療を求めて，第 2 版増補版．医学書院，2004．
5. 上田敏：ICF の理解と活用——人が「生きること」「生きることの困難（障害）」をどうとらえるか(KS ブックレット)．きょうされん，2005．
6. 上田敏編：リハビリテーションと看護．文光堂，2000．
7. 神沢信行：拘縮と関節可動域訓練．理学療法ジャーナル 27(2)：87-92，1993．
8. 障害者福祉研究会編：国際生活機能分類(ICF)——国際障害分類改定版．中央法規出版，2002．
9. 得永幸子：「病い」の存在論．地湧社，1984．
10. 福祉士養成講座編集委員会編：老人・障害者の心理(新版介護福祉士養成講座 7)．中央法規出版，2007．
11. 三沢義一：障害と心理(リハビリテーション医学講座 9)．医歯薬出版，1985．
12. Eisenberg, M. G. 編，野中猛・池端絵美監訳：心理社会的リハビリテーションのキーワード——障害の新しい見方．岩崎学術出版社，1997．

第 9 章

人生の最期のときを
支える看護

本章の目標	□ 人生の最期のときにおける医療の現状を検討するとともに，それに関するさまざまな概念を理解する。
	□ 人生の最期のときにある人の健康生活を理解するために，人間にとっての死，全人的苦痛（トータルペイン），死とともに生きることについて学ぶ。
	□ 人生の最期のときを支える看護について，看護の目的，看護師の態度，看護師の役割・機能の視点から理解する。

　人は自分の生を生き，そしていつかは必ず死を迎える。しかし，それはあくまで「いつか」であり，毎日の生活のなかで自身の死を意識する人はほとんどいないであろう。死に直面したとき，人ははじめて自分の生に限りがあることを実感する。現実のものとなった自分の死をすぐに受容できる人は少ない。多くの人は死を理不尽なこととととらえ，嘆き悲しみ，そのはかりしれない恐怖から逃れたいと思う。また，それは本人だけでなく，家族などの周囲の人々も同様である。看護師は，病気や衰弱，災害などのさまざまな要因によって死を迎える人に接しケアを行う。本章では，逃れられない死に直面した人々にどのようなケアを行えばよいかを述べる。

　たとえ同じ疾患をかかえた患者であっても，死にいたる過程は，その人や家族がなにを大事にして生きてきたか，個人のもつ価値観や人生観などによっても異なる。生が多様なように，死もまた多様なものである。援助にあたっては，その個別性を理解してのぞまなければならない。その人らしく人生を生き抜く援助こそが，その人らしい最期に結びつくのである。看護師には，死にゆく人の尊厳をまもる姿勢をもち，苦痛や苦悩をできる限り緩和することが求められる。

A　人生の最期のときにおける医療の現状

1　延命医療から患者の自己決定を重視した医療へ

1　クオリティオブライフ（QOL）の考え方

　近年の医療の進歩は寿命の延伸をもたらした。しかし，人生の最期のときの医療（終末期医療）においては，延命だけでなく，患者自身が決定して評価する**クオリティオブライフ** quality of life（**QOL**）を高めること，あるいは維持することが重要な目標となる。QOL は「生活の質」「生命の質」とも訳されるように，生の時間の長短ではなく，質を問うものである。その人の QOL を高めるために必要なことを考えて支援を行うことは，その人の尊厳を保ちながら，望ましい死を実現することにつながる。

2　人生の最期のときにおける医療とケアのあり方

　人生の最期のときにおける医療のあり方についてはさまざまな課題があり，倫理的な問題も多い。医療者が一方的に決めてしまうのではなく，患者と医療者が話し合うことで合意を形成し，患者にとっての最善の医療のあり方を患者自身が決めることが重要である。

　厚生労働省は，その実現のために「人生の最終段階における医療・ケアの決定プロセスに関するガイドライン」を作成し，目ざす方向を示している[1]。具体的には次の通りである。

（1）医療者からの適切な情報提供と説明がなされ，それに基づいて医療・ケアを受ける本人が多専門職種から構成される医療・ケアチームと話し合いを行い，本人による決定を基本としたうえで，人生の最終段階における医療を進めることが最も重要な原則である。また，家族なども含めて本人との話し合いが繰り返し行われることが重要である。

（2）人生の最終段階における医療・ケア行為の開始・不開始，医療・ケア内容の変更，医療・ケア行為の中止などは，多専門職種から構成される医療・ケアチームによって，医学的妥当性と適切性をもとに判断する。

（3）医療・ケアチームにより可能な限り疼痛やそのほかの不快な症状を十分に緩和し，患者・家族の精神的・社会的な援助も含めた総合的な医療・ケアを行う。

　看護師は，患者が自身の今後を考えることができるような継続的な支援や，その人にとっての苦痛はなにかをアセスメントし，苦痛緩和に積極的に取り組むことが重要である。

3　人生の最期のときの療養の場所

　どこで最期を迎えるかは重要な問題である。全国の男女 1,000 名を対象に行われた，2018（平成 30）年「ホスピス・緩和ケアに関する意識調査」（日本ホスピス・緩和ケア研究振興財団）では，がんで余命が 1～2 か月に限られている場合に，最期を自宅で過ごしたいと希望する人は 7 割以上であった。しかし，そのうち，「自宅で過ごしたいが，実現はむずかしいと思う」と回答した人が約 4 割おり，希望はしていても実現性は低いととらえていた。

　実際に死亡している場所をみると，2022 年の「人口動態調査」では病院が 64.5％，自宅が 17.4％であり，希望と現実の間には乖離がある（●図 9-1）。療養の場所の決定には，患者の状態や医療体制，家族の介護力，療養環境，経済的問題などのさまざまな要因が関係しており，患者と家族の価値観を大切にし，納得できるような支援が必要とされている。

1）厚生労働省：人生の最終段階における医療・ケアの決定プロセスに関するガイドライン．2018-03（https://www.mhlw.go.jp/stf/houdou/0000197665.html）（参照 2021-06-07）．なお，このガイドラインでは，最期まで尊厳を尊重した人間の生き方に着目した医療を目ざすとの考え方から，終末期医療という言葉ではなく「人生の最終段階における医療」という表現が用いられている。

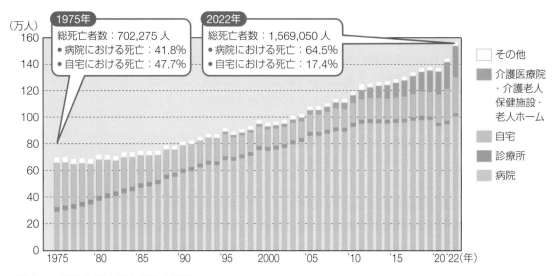

◉図9-1　死亡場所と死亡者数の推移
（「令和4年人口動態統計」による）

4 望ましい死

　望ましい死については，欧米では「good death」という言葉が用いられ，2000年ごろから盛んに研究が行われている。わが国においても，一般市民と緩和ケア病棟で家族を亡くした遺族を対象にした調査によって，望ましい死のあり方が明らかにされている[1]。

　この調査では，予後が限られた状態になったときに多くの人が共通して望むこととして，「身体的・心理的なつらさが緩和されている」「望んだ場所で過ごす」「希望や楽しみがある」「医師や看護師を信頼できる」「家族や他人の負担にならない」「家族や友人とよい関係でいる」「自立している」「落ち着いた環境で過ごす」「人として大切にされる」「人生をまっとうしたと感じる」という10項目が導き出された。

　また，人によって重要さは異なるが大切なこととして，「できるだけの治療を受ける」「自然なかたちで過ごす」「伝えたいことを伝えておける」「先々のことを自分で決められる」「病気や死を意識しないで過ごす」「他人に弱った姿を見せない」「生きていることに価値を感じられる」「信仰に支えられている」の8項目が明確にされた。

　人生の最期のときにおけるケアでは，身体的苦痛の緩和だけでなく，心理的・社会的・スピリチュアルな要素も含んだ**全人的ケア❶**を提供し，個別の患者の望ましい死が実現されるよう可能な限り支援することが求められる。

■NOTE

❶全人的ケア
　人間を身体・心理・社会・環境などを統合した包括的存在としてとらえ，尊厳をまもり，その人らしい生き方や生活を支える全体論的なアプローチである。

1）Miyashita, M. et al.：Good death in cancer care：A nationwide quantitative study. *Annals of Oncology*, 18（6）：1090-1097, 2007.

5 意思決定

　人生の最期のときにおいては，治療の効果がないとわかったときに，その後の治療の方針や，輸液や鎮静などをどうするのか，今後の生活の送り方，療養の場所など，患者や家族はさまざまなむずかしい意思決定を迫られる。意思決定を行うためには，適切な情報提供と医療者からの説明を受け，話し合うことが必要である。しかし，治療法がないといった，いわゆるわるい知らせをありのまま伝えることは，患者や家族の希望を奪うことにもなりかねず，伝え方やタイミングなどに配慮が必要である。場を調整し，患者や家族の現状認識，気がかりや意向を確認する。そして，医療者からの説明時には，患者や家族が聞きたいことが聞けているのかを確認する。説明後には患者・家族の理解度や認識を把握し，揺れ動く気持ちを理解して寄り添うように支援を行う。患者に意思決定能力が十分でない場合には，家族が代理意思決定（▶148ページ）をすることもある。

2 人生の最期のときにおける緩和ケア

1 さまざまな概念

　人生の最期のときにおける医療では，緩和ケアのほか，ターミナルケア，ホスピスケア，エンドオブライフケアなど，さまざまな概念が用いられる。人生の最期のときにおける緩和ケアの概要を学ぶにあたり，そのほかの概念についてもここで整理して述べる。

◆ ターミナルケア

　ターミナルケア terminal care は 1950 年代から欧米で提唱された考え方で，進行がん患者や予後不良の患者に対する包括的なケアのことである。ターミナル terminal の語源であるラテン語の *terminus* には，境界という意味がある。つまり，死はこの世の別れであると同時に，別の世界への旅だちであるという死生観に基づくケアである。死が迫った人の苦痛をできる限り軽減し，別の世界へとスムーズに移行できるようにする。

◆ ホスピスケア

　ホスピス hospice の語源はラテン語の *hospitium* であり，もてなし，歓待といった意味がある。中世では，巡礼者・貧困者・病人を歓待するための宿として，カトリックの修道士や修道尼によって建てられた施設であった。近代のホスピスは，1967 年にシシリー=ソンダース Saunders, C. がイギリスの聖クリストファー病院に創設した。ホスピスケア hospice care とは，がんなどで治癒が見込めない患者と家族に対して，全人的苦痛（▶289ページ）を緩和し，価値ある生が送れるように多職種チームによって，その人のニーズと選択に基づいたケアを提供することである。

◆ 緩和ケア

●**語源**　1975年にカナダのマギル大学の医師が，末期がん患者を集め，手厚いケアを提供する独立した病棟を総合病院の中につくり，緩和ケア病棟 palliative care unit と名づけたのが緩和ケア palliative care の始まりである。palliative の語源であるラテン語の *palliare* には，おおい隠すという意味がある。

●**WHOによる定義**　1990年のWHOによる緩和ケアの定義では，「治癒を目ざした治療が有効でなくなった患者に対するケア」とされ，わが国でもターミナルケアや終末期ケアと同義語として用いられてきた。しかし，2002年にこの定義が改訂され，その後さまざまに翻訳されてきたが，2018年に，緩和医療，緩和ケアに関係する学会や団体が協働して定訳が作成された。

　そこでは，「緩和ケアとは，生命を脅かす病に関連する問題に直面している患者とその家族のQOLを，痛みやその他の身体的・心理社会的・スピリチュアルな問題を早期に見出し的確に評価を行い対応することで，苦痛を予防し和らげることを通して向上させるアプローチである」とされた[1]。すなわち，緩和ケアの対象は「治癒を目的とした治療が有効でなくなった患者」ではなく「生命を脅かす病に関連する問題に直面している患者とその家族」となり，問題があれば，病気の進行にかかわらず早期に適応すること，さらに患者の家族も対象であることが明記された。

　またWHOは，緩和ケアには以下が含まれるとしている。

(1) 痛みやその他のつらい症状をやわらげる

(2) 生命を肯定し，死にゆくことを自然な過程ととらえる

(3) 死を早めようとしたり遅らせようとしたりするものではない

(4) 心理的およびスピリチュアルなケアを含む

(5) 患者が最期までできる限り能動的に生きられるように支援する体制を提供する

(6) 患者の病の間も死別後も家族が対処していけるように支援する体制を提供する

(7) 患者と家族のニーズにこたえるためにチームアプローチを活用し，必要に応じて死別後のカウンセリングも行う

(8) QOLを高める。さらに病の経過にもよい影響を及ぼす可能性がある

(9) 病の早い時期から化学療法や放射線療法などの生存期間の延長を意図して行われる治療と組み合わせて適応でき，つらい合併症をよりよく理解し対処するための精査も含む

●**わが国の現状**　わが国では，緩和ケアはがん患者に提供されていたが，近年は疾患を問わず提供するという考え方に変化し，救急医療や集中治療の領域でもその重要性が理解されるようになった。さらに，緩和ケアの提供の場も，施設内から在宅へと移行し，それに伴い診療報酬が新設されるなど医

---

1) 日本緩和医療学会：「WHO（世界保健機関）による緩和ケアの定義（2002）」定訳（http://www.jspm.ne.jp/proposal/proposal.html）（参照 2021-10-01).

○ **表9-1　わが国の緩和ケアの発展**

1977 年	わが国にはじめてホスピスが紹介される
	日本死の臨床研究会が発足
1981 年	聖隷三方ヶ原病院にわが国初の院内独立型ホスピスが誕生
1984 年	淀川キリスト教病院に院内病棟型ホスピスが誕生
1987 年	厚生省「末期医療に関するケアの在り方検討会」を設置
1989 年	厚生省「末期医療のケア」報告書を発表
1990 年	緩和ケア病棟入院料の新設
1991 年	全国ホスピス・緩和ケア病棟連絡協議会が発足
1994 年	在宅時医学管理料の新設
1996 年	日本緩和医療学会が発足
2002 年	緩和ケア診療加算の新設
2006 年	「がん対策基本法」成立，2007 年より施行
2007 年	第 1 期がん対策推進基本計画策定
2008 年	がん医療に携わる医師に対する緩和ケア研修事業
2012 年	第 2 期がん対策推進基本計画策定
	緩和ケア推進検討会（〜2016 年）
	外来緩和ケア管理料の新設
	在宅緩和ケア地域連携事業（在宅療養支援診療所の医師に対する研修等）
2015 年	地域緩和ケアの提供体制について（議論整理，緩和ケア地域連携体制の構築）
	がん対策加速化プラン策定
2016 年	「がん対策基本法」改正
	緩和ケア推進検討会　報告書
	在宅緩和ケア充実診療所・病院加算の新設
	外来がん患者在宅連携指導料の新設
	緩和ケア病棟入院料　緊急入院初期加算の新設
2017 年	第 3 期がん対策推進基本計画策定

療体制が変化している（○表9-1）。しかし，前述したように，これまで緩和ケアは治癒を目ざした治療が有効でなくなった患者に対するケアとされてきたことや，多職種チームアプローチによる全人的ケアを行うという特徴から，ホスピスケアの考え方を受け継ぐものとして，同義語として用いられることもある。「がん対策基本推進計画」では，早期からの緩和ケアの提供が求められており，がん告知時の衝撃の緩和や，治療の意思決定支援など，がんの診断時から導入することが望ましいとされるものとなった。しかし，患者・家族の緩和ケアに対するイメージは，治癒を目ざした治療が有効でなくなったときのケアであり，抵抗感もいまだ根強い。一般市民に対する緩和ケアに対する正しい知識の普及啓発が必要とされている。

◆ エンドオブライフケア

　日本ホスピス緩和ケア協会によると，エンドオブライフケア end-of-life care とは「1990 年代からアメリカやカナダで高齢者医療と緩和ケアを統合する考え方として提唱されている。（中略）がんのみならず認知症や脳血管障害など広く高齢者の疾患を対象としたケアをさしている」とされている[1]。

1）特定非営利活動法人日本ホスピス緩和ケア協会：エンドオブライフ・ケア．緩和ケアをめぐる言葉（https://www.hpcj.org/what/definition.html）（参照 2021-10-01）.

　また，ヨーロッパ緩和ケア協会 the European Association for Palliative Care (EAPC)の白書では，「エンドオブライフケアは，死が迫った患者（がんに限定しない）に提供される包括的なケア」と述べられている[1]。加えて，ケアが提供される時期について，広義には「患者や家族および医療専門職が予後を認識し，1〜2年の間で亡くなるとわかる状態」とされ，狭義には「亡くなる数時間あるいは数日単位の時期」というように幅がある[1]。

　わが国では，近年の高齢者人口の増加に伴い，よりよい人生の終末のあり方を検討する際にエンドオブライフケアの考え方が用いられるようになっているが，明確な定義はまだない。

2 専門性からみた緩和ケアの分類と提供形態

　提供時期や対象の変化から，緩和ケアは，その専門性からみた分類がなされるようになった。

　診断時から患者にかかわるすべての医療者によって提供される緩和ケアは，**基本的緩和ケア**といわれる。「がん対策推進基本計画」では，すべての医療者が基本的な緩和ケアに関する知識・技術をもち実践することを目ざしている。

　一方，基本的緩和ケアを提供しても患者の苦痛を緩和することが困難な場合は，緩和ケアの専門家が対応することになり，これを**専門的緩和ケア**という。人生の最期のときにある人へのケアでは，死が避けられない患者と家族がいだく苦痛を緩和するケアの提供が求められるため，この時期の緩和ケアは専門的緩和ケアが必要となる。専門的緩和ケアの提供形態としては，ホスピス・緩和ケア病棟，緩和ケアチーム，緩和ケア外来，在宅ホスピスがある。また，専門的緩和ケアを中心に医療とケアを提供する施設もある。

　① **ホスピス・緩和ケア病棟**　ホスピス・緩和ケア病棟は，一般の病棟や在宅では対応できない苦痛がある患者の入院や人生の最期のときを過ごすことを目的とした入院を受け入れる施設である。対象者の疾患は，主としてがんと後天性免疫不全症候群（エイズ）に限られている。1981 年にわが国最初の独立型ホスピスが聖隷三方ヶ原病院に創設されたのち，1990 年に緩和ケア病棟入院料が診療報酬により算定できるようになったことが影響して，病棟数・病床数が増加した。緩和ケア病棟には，一般病棟とは別に病棟がある院内独立型と，一般病棟の一部を緩和ケア病棟として運用する院内病棟型，緩和ケア病棟承認基準を満たす施設を独立に設立する完全独立型がある。

　② **緩和ケアチーム**　病院内の緩和ケアに関する専門家がチームとしてコンサルテーションを行い，専門的緩和ケアを提供する。緩和ケアチームは，診療報酬に緩和ケア診療加算が新設された 2002 年に制度化された。全国のがん診療連携拠点病院には整備が義務化されているが，緩和ケア診療加算の算定のためには，身体症状を担当する医師（専従・専任），精神症状を担当する医師（専従・専任），緩和ケアに経験を有する専門・認定看護師（専従），緩

1）EAPC：White Paper on standards and norms for hospice and palliative care in Europe：part 1. *European Journal of Palliative Care*, 16(6)：278-289, 2009.

和ケアの経験を有する薬剤師（専任）が整っていることが必要とされている。

　③**緩和ケア外来**　外来において緩和ケアを提供する形態である。がん診療連携拠点病院では，緩和ケア専門の外来の設置が必須要件となっている。

　④**在宅緩和ケア**　人生の最期のときを穏やかに過ごすことができる医療とケアを目ざし，住み慣れた環境で生活が続けられるように地域包括ケアシステム（◎174ページ）の構築が進められており，在宅緩和ケアは今後ますます需要が高まると考えられる。在宅緩和ケアは，患者の自宅において24時間体制で訪問診療・看護を提供し，専門的緩和ケアを提供する。在宅での緩和ケアを担うのは，在宅療養診療所，訪問看護ステーション，居宅支援事業所などである。在宅緩和ケアにおいて診療やケアがスムーズに行えるような診療報酬制度が検討されているが，ホスピス・緩和ケア病棟とは異なり，診療報酬の位置づけにおいても明確な基準がなく，その数は明らかになっていない。対象者も疾患が限定されておらず多様であり，心身の苦痛緩和や医療処置を必要とする患者が利用している。

B 人生の最期のときを過ごしている人の理解

1 人間にとっての死

　生命活動が不可逆的に完全に停止した状態を死という。しかし人の死は，単にヒトという生物としての生命活動の停止だけではなく，社会的存在であり，個々に尊厳や価値を有する人間の死でもある。

　死の定義・とらえ方は，その人の住む国や文化，宗教，時代，さらには個々人の死生観によっても異なるものである。さまざまな背景や考え方をもつ患者の人生の最期のときを支えるためには必要となる支援について，看護師には日ごろから情報を収集して熟慮・研鑽しつづける姿勢が必要である。

1 死の判定

●**死の三徴候**　医学的・法的には，人の死の判定は，**死の三徴候**（呼吸停止，心拍停止，瞳孔の散大と対光反射の消失）を確認することで行われてきた。これはすなわち，循環・呼吸・神経系の機能が停止していることを意味している。医師がこの三徴候に基づいて死の判定を行い，医師によって死亡診断書が作成されることで，公式に死が認められる。法医学では，とくに死の判定時間（死亡時間）が問題とされる。

●**脳死**　わが国では，「臓器移植に関する法律」（臓器移植法）に基づき，脳幹を含む脳全体の死と判定された場合には移植のために臓器を摘出することが認められており，このとき，脳死は個体の死として扱われる。脳死の判定

⚫表 9-2　脳死判定基準

前提条件
1. 器質的障害により深昏睡および無呼吸をきたしている症例
2. 原疾患が確実に診断されている症例
3. 現在行いうるすべての適切な治療をもってしても，回復の可能性がまったくないと判断される症例

除外例
1. 脳死と類似した状態になりうる症例 　（1）急性薬物中毒 　（2）代謝・内分泌障害
2. 知的障害者などの臓器提供に関する有効な意思表示が困難となる障害を有する者
3. 被虐待児，または虐待が疑われる 18 歳未満の児童
4. 年齢不相応の血圧（収縮期血圧）
5. 低体温（直腸温，食道温などの深部温）
6. 生後 12 週未満（在胎週数が 40 週未満であった者にあっては，出産予定日から起算して 12 週未満）

判定基準
1. 深昏睡：ジャパン-コーマ-スケールではⅢ-300，グラスゴー-コーマ-スケールで 3
2. 瞳孔散大・固定：刺激に対する反応の欠如，左右の瞳孔径が 4 mm 以上
3. 脳幹反射（対光反射，角膜反射，毛様脊髄反射，眼球頭反射，前庭反射，咽頭反射，咳反射）の消失
4. 平坦脳波
5. 自発呼吸の消失：1〜4 の判定項目を行ったあとに行う
6. 1〜5 が満たされたのち，6 時間経過を観察し，変化がない 　6 歳以上の小児では 6 時間以上，6 歳未満では 24 時間以上を経過した時点で第 2 回目の脳死判定を開始する

（厚生労働科学研究費補助金厚生労働科学特別研究事業「臓器提供施設における院内体制整備に関する研究」「脳死判定基準のマニュアル化に関する研究班」：法的脳死判定マニュアル，平成 22 年度による）

は，「臓器移植法」に基づき，生存中に臓器を移植のために提供する意思，およびそのための脳死判定に従う意思を書面により表明したものに対して，その家族がこばまない場合に行われてきた（⚫表 9-2）。2009（平成 21）年には「臓器移植法」の一部改正が行われ，①本人が意思表示をしていない場合の家族の承諾による提供と，②15 歳未満の小児からの提供も認められるようになった。脳死判定を受ける患者は，突然の予期しない死の場合が多く，そのようななかで家族は臓器提供に関する意思決定を求められることになる。そのため，家族支援が一層重要である。

2　死への軌跡

　どのように死を迎えるのかという死までのプロセスは，疾患や状況などによって異なり，それに伴う心理変化のプロセスもさまざまである。キュブラー=ロス Kübler-Ross, E. は，人が死を意識したときにたどる心理的過程を，否認と孤立・怒り・取り引き・抑うつ・受容という段階で表現した[1]。ここでは，次の 4 つのプロセスを紹介する[2]（⚫図 9-2）。プロセスの特徴を理解することで，患者・家族のケアに役だてることができる。

1）Kübler-Ross, E. 著，鈴木晶訳：死ぬ瞬間——死とその過程について．中央公論新社，2001.
2）Lunney, J. R. et al.：Patterns of functional decline at the end of life. *Journal of the American Medical Association*, 289(18)：2387-2392, 2003.

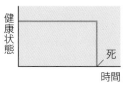
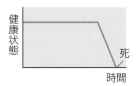
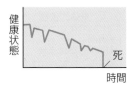
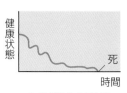

a. 突然の予期しない死　**b. 着実に向かう死**　**c. 急激な悪化と改善を繰り返しながら穏やかに向かう死**　**d. ゆるやかな衰弱によって迎える死**

○**図 9-2　死のプロセス**

（Lunney, J. R. et al.: Patterns of functional decline at the end of life. *Journal of the American Medical Association*, 289(18): 2387-2392, 2003 より作成）

□1 **突然の予期しない死**　心筋梗塞や交通事故などによる救命救急の現場における死のような，健康な状態から突然おこる死が該当する。家族は心の準備ができていないため，適切なケアが必要となる。

□2 **着実に向かう死**　全身の機能は比較的良好に保たれた期間が続き，死亡前 1〜2 か月で，急速に状態が悪化することで迎える死である。典型はがんの場合であり，全身状態が急激にわるくなる前の，慢性的な時間が比較的長い。死が迫っていることを患者や家族が認識していることが多く，人生を生き抜くための準備はできるが，死が迫っていることを認識するために生じる苦悩もある。

□3 **急激な悪化と改善を繰り返しながら穏やかに向かう死**　肺炎をはじめとした感染症の発症などによる，急激な悪化と改善を繰り返しながら穏やかに状態が悪化するなかで迎える死である。急激な変化がおこったときに，それが改善可能な変化なのかの判断がむずかしく，死が迫っているかの判断もまたむずかしい。

□4 **ゆるやかな衰弱によって迎える死**　全身の機能が低下した時間が長く続いたあとでの死である。全体的にゆるやかな低下が続き，死亡まで機能が低下していくため，いつからが終末期なのかが不明確である。

2　全人的苦痛（トータルペイン）

1　全人的苦痛の概念

　全人的苦痛（トータルペイン）という概念は，近代ホスピスをつくったシシリー=ソンダース Saunders, C. が提唱した。ソンダースは，終末期にある患者の苦痛には身体的苦痛（疼痛・倦怠感など）だけでなく，精神的苦痛（心理的苦痛〔不安・抑うつなど〕），社会的苦痛（経済問題など），霊的苦痛（スピリチュアルペイン；○次ページ）があり，互いに影響し合って苦痛を形成しているため，これらを総体として苦痛ととらえる必要があると述べている[1]。人

1）Saunders, C. et al.: The philosophy of terminal care. In Saunders, C.(ed.): *The Management of Terminal Malignant Disease*. pp.232-241, Arnold Publishers, 1984.

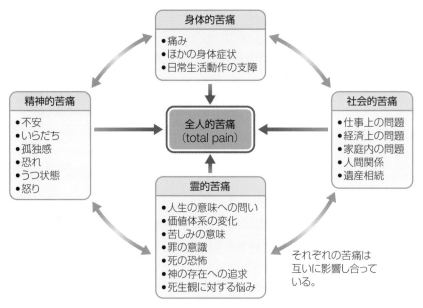

図9-3　全人的苦痛（トータルペイン）の概念
（恒藤暁：最新緩和医療学．p.7，最新医学社，1999による，一部改変）

生の最期のときを過ごしている人の苦痛を理解する際には，このような全人的な視点でとらえることが必要となる（●図9-3）。

2　苦痛と苦悩

　苦悩 suffering とは，身体的な苦痛を含むものではあるが，苦痛に限局したものでなく，生命や生活の質を根底からおびやかすようなできごとに直面し，自己の破壊や崩壊を感じるときに，人としての統合性に対する脅威として生じるものである[1]。苦痛を体験するなかで，自己のあり方を問うことになり，自己の価値観の再吟味（ぎんみ）や，生き方について見つめ直すことなどを余儀なくされ，精神的・心理的な苦痛とは異なる次元において苦悩が生じる。よって，苦悩は個人の認識によって特徴づけられる体験である。

3　霊的苦痛（スピリチュアルペイン）

● スピリチュアルおよびスピリチュアリティ　スピリチュアル spiritual やスピリチュアリティ spirituality という言葉は，必ずしも宗教的な意味をもつものではない。言葉の由来はスピリット spirit で，その語源はラテン語の *spirtus* であり，息・呼吸・魂・勇気・活気という意味がある。スピリチュアリティは「われわれ自身のうちで最も深く，最も純粋なもの，存在の土台」である[2]。さらに，スピリチュアリティは「個人の生きる根源的なエネルギーとなるものであり，存在の意味にかかわる」「個人の身体的，心理的，

1）Cassell, E J.：The nature of suffering and the goals of Medicine. *The New England Jounal*, 306（11）：639-645, 1982.
2）Harvey M. Chochinov・William Breitbart 編，内富庸介監訳：緩和医療における精神医学ハンドブック．p.392，星和書店，2001.

社会的領域の基盤として各側面に影響を及ぼす」ともいわれる[1]。

　医療者がスピリチュアルという言葉を用いるようになったのは，死が避けられない人へのケアについて議論が始まった時期と重なる。近いうちに避けられない死を前提として，「どのように生きるか」という苦悩は，哲学・宗教学などで扱われてきた課題であった。しかし，医療においても，死に直面した患者の苦悩を受けとめ，ケアをすることが求められるようになり，スピリチュアルやスピリチュアリティという言葉が用いられるようになった。WHOも，人生の最期のときを過ごす人へのケアに際しては，スピリチュアルな側面を認識し重視すべきであるとしている。人生の最期のときにある人にとっては，とくに，みずからを許すこと，他者との和解，価値の認識などと関連することが多い[2]。

● **スピリチュアルペイン**　人生の最期のときを過ごしている人は，死との対峙を余儀なくされる。死は，この世界における通常の困難や苦しみとは異なる，生の無意味・無価値，孤独や虚無などの**スピリチュアルペイン**を生みだすといわれている[3]。

　村田は，スピリチュアルペインを「自己の存在と意味の消滅から生じる苦痛」と定義し，将来の喪失・他者との関係の喪失・自律の喪失となってあらわれ，時間性・関係性・自律性の3つの次元に集約されるとしている[4]。また窪寺は，「スピリチュアルペインとは，人生を支えていた生きる意味や目的が，死や病の接近によっておびやかされて経験する，全存在的苦痛である」と定義している[5]。

● **スピリチュアルペインに対するケアの考え方**　人生の最期のときを過ごしている人に対する，より質の高いケアの実践には，スピリチュアルペインに対するケア（**スピリチュアルケア**）が不可欠である。スピリチュアルペインに対するケアは，「全人的存在としてのその人を取り戻し，回復し，みずから生きることができるように援助すること」を目ざし，「患者にとっての調和のとれたスピリチュアルの良好な状態 spiritual well-being へと援助すること」である[6]。そのためには，まずスピリチュアルペインをアセスメントする必要があるが，患者の本質的な苦悩を理解することは容易ではない。スピリチュアルペインのアセスメントにあたっては，看護師の態度が重要である。思いやりをもった態度で患者と看護師の信頼関係を構築し，日常生活の援助を通して，患者の語る言葉に耳を傾ける。看護師自身が患者のスピリチュアル領域に関心を寄せることが重要である。

1）河正子：わが国の緩和ケア病棟入院中の終末期がん患者のスピリチュアルペイン. 死生学研究 5：48-82, 2005.
2）Quinn, J. F.：A model for an integrative health care system. *Advanced Practice Nursing Quarterly*, 3(1)：2, 1997.
3）田村恵子ほか編：看護に活かすスピリチュアルケアの手引き. 青海社, 2012.
4）村田久行：臨床に活かすスピリチュアルケアの実際3. ターミナルケア 12(6)：521-525, 2002.
5）窪寺俊之：スピリチュアルケア学序説. p.43, 三輪書店, 2004.
6）田村恵子ほか：スピリチュアリティとスピリチュアルケア. 日本緩和医療学会編：専門家をめざす人のための緩和医療学. p.309, 南江堂, 2014.

3 死とともに生きること

●**死を予期しながら生きることの意味**　死にゆく人は，未来を失うことで意味や目的，希望を失い，不安・孤独・疎外感を体験する。また，基本的な日常活動が制限され，それまでの人生で築きあげてきた所有をはぎ取られ，愛する者たちと別れて自分はひとり死んでいかなければならない絶望を感じる。

　しかし，このような体験をしていてもなお，自分の人生を生き抜く力をもち，人生に意味を見いだす患者もいる。そのような患者は，そうでない患者と比べ QOL も人生の満足度も高い傾向がある[1]。人生の意味はそのときどきで変化するものであり，苦しみは，人が人生の意味を考え見つけるきっかけになることもある[2]。死が避けられない状態になったときに，人生の意味や目的がなくなったと感じるか，反対に人生に意味や目的をとらえ直し，残された時間をよりよく生きるかによって，大きな違いが生じるだろう。

　看護師は患者とともにいることで，患者の苦しみを理解したいという姿勢や，尊厳を大切にするかかわりをもつことが重要である。また患者には，心のしこりになっていることや，残された時間でやりとげたいと思っていることをもっている場合もある。これは**未完の仕事** unfinished business といわれる。未完の仕事は，未解決の憎しみや家族の秘密といった大きな問題の場合もあるが，死にゆく人や悲嘆にくれている家族が解決しなければならない小さな関心事であることも多い[3]。

　未完の仕事を達成するためには，まずは身体的な苦痛が緩和されることが重要である。さらに，看護師は患者の気がかりに関心を寄せるとともに，多職種と協働して取り組むことも重要となる。

C 人生の最期のときを支える看護

1 看護の目的

　人生の最期のときにある人に対する看護の目標は，死のときまでの生をその人らしくよりよく生きられるように支援すること，ならびに尊厳をもって死を迎えることができるように支援することである。

●**その人らしく尊厳をもって生きることを支える**　ここまで，尊厳という言葉を随所で用いてきたが，あらためて**尊厳** dignity とはなんであろうか。

1）Brady, M. J. et al.：A case of including spirituality in quality of life measurement in oncology. *Psychooncology*, 8（5）：417-428, 1999.

2）Frankl, V. E. 著，池田香代子訳：夜と霧，新版．みすず書房，2002.

3）Monteen, L.：Recognizing and resolving"unfinished business"coping with terminal illness and dying. *The Kansas Nurse*, 74（10）：6-8, 1999.

語源であるラテン語の *dignitas* には，価値・長所・偉大・権威・卓越という意味がある。

　尊厳は，人が本来的に有する，尊ばれ，おかされることのない権利である。尊厳があるとは，みずからに価値があると感じること，すなわち自己肯定感や自尊感情がある状態，自己の現在の生を肯定し，前向きに生きようとする姿勢であることを意味する[1]。尊厳は，自身の価値体系や経験，文化を通してつちかわれる。また，主観的で個別的な体験として認識されるものであり，他者から尊ばれたり，他者を尊んだりすることについてのその人の見方であるともいえる。尊厳をもって死にいたることは，最期までみずからの生を前向きに生きることである。

　人生の最期のときにおいて，疾患の進行により症状の苦痛をかかえたり，ADL に人のたすけを借りなければならない状態では，みずからに価値があるととらえることがむずかしくなる。そこで，看護師は，こうした苦しみをやわらげ，人生の価値や意味が見いだせるようなかかわりを通して，その人らしく人生を生ききることができるような支援を行う。

● **生と死を支える**　人生の最期のときにある患者の看護では，生を支えつつ，一方で死を迎える過程を支えることを同時に行わなければならない。前述したような，患者がその人らしく尊厳をもって生きることを支える看護，すなわち，最期まで自己の生きてきた存在価値を深めていけるように支えるのと同時に，専門職として患者の全人的苦痛をさまざまな側面から的確にアセスメントし，苦痛が軽減されるような援助を行う。アセスメントにおいては，患者のおかれている立場や状況を十分に把握することが重要である。死が迫った段階においては，さまざまな倫理的問題について調整が求められることも多い。

2　援助者の態度

　人生の最期のときにある人のケアにおいては，患者や家族に看護師がどのようにかかわるのかが重要である。これには看護師の態度や姿勢といったありようが反映される。

● **苦しみとともにある**　死を間近にした人の苦しみや絶望感に対し，看護師はなにができるのか。問題解決の思考でいけば，看護師がなにかをしてあげる，苦しみを取り除いてあげるという態度になる。しかし，人生を生ききるのは患者自身であり，患者にかわってその人の人生を背負うことはできない。まずは患者のそばに付き添い一緒にいること，ともに苦しむことである。

　援助者の理想的なあり方とは，援助者自身がよい環境そのものになることであるともいわれる[2]。患者がこれまでどのような治療を受け，生活してきたのか，そして今後はどのように治療し生活していきたいか，患者の生活と

1）清水哲郎：エンドオブライフ・ケアの倫理——良い人生と尊厳をめぐって．死の臨床 40(1)：20-21，2017.
2）岡本拓也：私が考え実践しているスピリチュアルケア．死の臨床 40(1)：60-62，2017.

◯表9-3　ケアリングの要素

要素	内容
思いやり compassion	・他者の経験を共有し，こたえること。 ・他者の痛みや障害を感じとること。 ・他者の経験を共有し，他者のために自身をささげること。
能力 competence	・職業者としての責任を適切に果たすために必要とされる知識，判断能力，技能，エネルギー，経験および動機づけを有している状態。
信頼 confidence	・真に頼ることのできる関係を生みだしていくこと。 ・依存することなく互いに信じ合い，相互に尊重し合う関係を築くこと。
良心 conscience	・道徳的意識をもつ状態。 ・ものごとに対する道徳的にふさわしい行動へと人を導く。
コミットメント commitment	・課題や人に向けて自分自身を投じること。専心。 ※ケアリングに不可欠な要素で，コミットメントがそこなわれると，ケアリングもそこなわれる。

(Roach, M. S. 著，鈴木智之ほか訳：アクト・オブ・ケアリング　ケアする存在としての人間．pp.97-111，ゆみる出版，1996 より作成)

人生の文脈のなかで患者を理解する努力が大切である[1]。

　また，看護師は**ケアリング**❶といわれる共感や気づかい，思いやりを基盤としながら，患者の成長をたすけるためにケアを行い，そのケアを通して自分自身も成長することができる(◯表9-3)。

● **人間性をみがく**　ケアを行う際に，看護師は自分がもつ人生観や死生観，価値観などを意識せざるをえない。なぜなら，それは如実にケアに反映されるからである。看護師は，ケアを通じてつねにこうしたものごとの考え方や見方について問われていることを自覚し，日ごろから自己に問いかけ，洞察を深めなければならない。自身のありようを知り，そして，患者の人生観や死生観，価値観を受け入れる柔軟性を身につけていくことが重要である。自分とは違う人格の人生観や死生観，価値観を理解する柔軟性をもつには，看護師自身が自己の人生を大切に生き，さまざまな喜びや悲しみを体験することで，多様な生き方を理解できるようになることが必要である。その結果，他者の苦しみを理解する感性がみがかれ，行うケアも充実していくだろう。

NOTE

❶ケアリング

　ケアと同義語としても扱われるが，ケアリングにはさまざまな定義があり，統一的な解釈はない。理論家によって意味する内容も異なっており，たとえばワトソン Watson, J. は，ケアは行為をさし，ケアリングはその基盤をなす態度や心をさすとしているが，レイニンガー Leininger, M. M. はケアは現象であり，ケアリングは行為であるとしている。ここでは，ローチ Roach, M. S. によるケアリングの主要な5つの属性を取り上げた。

3　人生の最期のときを支える看護師の役割・機能

1　看護師の存在自体が患者に緩和的にはたらく

● **患者とともにある**　患者は，死を意識し，不安や孤独，絶望感を感じ，苦しみのなかにある。そのような患者に対し看護師は，苦しみと距離をとるのではなく，関心を寄せながらかかわりつづける。そのプロセスそのものが

1）谷本真理子：エンドオブライフケア　実践知が導くケア．看護技術 63(2)：80-85，2017.

◯表 9-4　「真にともにある」看護実践

属性	説明
患者や家族が主体であること	看護師は，患者と家族の争いを和解させたり，彼らのかかえる問題を解決させたりすることを目的とせず，あくまでも彼らの自由な選択を保障し，秘められた可能性や方策を選択できるよう支援する。
患者や家族を理解すること	患者や家族を理解するためには，その瞬間にある真実に心を開き，すべての現実にかかわることが必要である。また，言語化された情報だけで判断せず，言語化されないその人の思いにまでも思いをはせ，彼らを深く理解する。
患者や家族の QOL を目的としていること	看護実践では，患者や家族の QOL を高めるためのケアが重要である。
静かに身をおくこと	必ずしも言語は必要ではなく，ただ患者や家族とともに，その場に静かに身をおき，患者や家族の人生を見つめること。
対話的にかかわること	患者や家族と真にともにあることにより生じる気持ちを分かち合うことが必要であり，そこには，それぞれの考えや実存するできごと，未来の可能性や希望も含まれる。また，対話的なかかわりには，会話以外にも，小説や映画，絵画，音楽，その他の表現解釈を通して行われる交流が含まれる。
永くともにあること	患者や家族と永くあることにより生じた思いや真にともにあった経験は思い出のなかで生きつづけ，未来へ向かって生きる力になりうる。

（田中純子ほか：パースィ看護理論における True Presence（真に共にある）の概念分析. 日本保健科学学会誌 15（3）：141-151, 2012 より作成）

ケアとなる。そのプロセスにおいて重要なことは，真にともにある true presence ことである。真にともにあるとは，家族や夫婦間の愛情とは異なった，専門的知識に裏づけられた愛情をもち，看護師と患者の関係において，それぞれの独自性や創造性，無限の可能性をもつアートである[1]とされる（◯表 9-4）。

● **患者を理解する**　患者に関心を寄せ，ともにあることは，患者を理解することにもつながる。その人がどのような人生を生きてきたのか，どのようなことに価値をおいているのか，そして，患者を取り巻く人間関係についても理解する。人生の最期のときには，これまでの人生が大きく影響するため，日常生活の支援を通して，患者の物語を理解していく。

2　身体的苦痛を緩和するための知識と技術，態度をもつ

　身体的苦痛は，患者の ADL を低下させ，自律した日常生活を送ることを阻害するほか，患者の心理面・社会面やスピリチュアルな面にも影響を及ぼす。そのため，人生の最期のときを迎える患者にとって，身体的な苦痛の緩和は不可欠である。症状緩和においては，薬物療法だけでなく，疼痛の閾値や患者の趣向にも目を向けて，マッサージなども併用するとよい。

　前述したように，症状は患者の主観的体験として表現される（◯105 ページ）。看護師には，症状緩和を行うための専門的な知識と技術だけでなく，主観である症状を理解するために，患者の苦痛をわかろうとする態度が不可

1）田中純子ほか：パースィ看護理論における True Presence（真に共にある）の概念分析. 日本保健科学学会誌 15（3）：141-151, 2012.

欠である。また，病状の進行に伴う苦痛を体験しているのは，患者だけでなく，その姿をそばで見まもる家族にとっても同様であることを理解し，家族へのケアも忘れてはならない。

3 患者の意向を理解し，患者自身がよりよい方向を選択できるように支える

◆ 意思決定支援と看護師の役割

　前述したように，人生の最期のときにある人は，疾患の積極的治療をやめる決断，療養場所の選択，経口摂取ができなくなったときの対応，生命予後の告知，苦痛緩和のための鎮静やDNAR（do not attempt resuscitation）❶の指示など，複雑でさまざまな意思決定を行わなければならない（▶283ページ）。なかでも自己の生命に直接的に関係する決断をすることは容易ではない。疾患の進行により身体・精神・社会的な状態が整わず，差し迫った状況のなかで，むずかしい決断をしていかなければならない。

　看護師はこのような患者の意思決定を支援する役割がある。看護師は，コミュニケーションの技術を用いて対話し，患者と信頼関係を築き，価値観や考え，意向・希望を理解する。そのうえで，患者が意思表示しやすい場をつくり，意思決定のために必要な情報の提供とその理解について把握する。患者が，情報を自分の生活にあてはめて今後を予測し，考えることができているのかを確認することが重要である。さらに，意思決定することができるように励まし，患者の判断がよりよいものとなるようにしなければならない。必要に応じて，看護師は患者の代弁者としての役割を担うこともある。また，患者の意思決定支援は，さまざまな側面から検討することが必要であり，多職種でかかわることが必要である。

◆ アドバンスケアプランニング

　意思表示がむずかしい状態になったとしても，患者の意向を尊重した医療を行うために，**アドバンスケアプランニング** advanced care planning（**ACP**）という意思決定支援の考え方がある。以前は，事前指示書を作成することによる終末期の意向の表明として，アドバンスディレクティブ advance directive（AD）という考え方があった。しかし，事前指示書だけでは患者の意向が十分に反映されているとはいえず，ACPが議論されるようになった。

　ACPは，将来の意思決定能力の低下に備えて，患者・代理決定者・医療者が，患者の意向や大切なことをあらかじめ話し合うプロセスであり，プロセスを共有することで，患者が考えていることを深く理解でき，複雑な状況に対応可能になる。また，ACPを行うことで，患者の自己コントロール感が高まる，代理決定者と医療者とのコミュニケーションが改善する，より患者の意向が尊重されたケアが実践される，患者と家族の満足度が向上し，患者の死後にも遺族の不安や抑うつが減少するといった効果がある。

　ACPは，意思決定能力がある段階で関係者の話し合いをもつというプロ

NOTE

❶DNAR

　死が不可避，もしくは心肺蘇生を行っても成功する可能性が低い心停止・呼吸停止状態となった場合に，患者本人または患者の利益にかかわる代理者の意思決定を受けて心肺蘇生法を行わないことを意味する。ただし，患者ないし代理者へのインフォームドコンセントと社会的な患者の医療拒否権の保障が前提となる（日本救急医学会：医学用語解説集）。しかし，現在わが国では統一された判断基準や手続きなどはない。

セスが重要であり，看護師はそのプロセスで患者の意思決定能力をアセスメントし，必要な支援を行う。

4 生きる意味の探求への援助

　人生の最期のときにある人が自分の人生をふり返り，それを語ることは，自尊感情や自己同一性の感覚が回復され，喪失感や孤独感をやわらげることになる。看護師は，そばにともにいること，傾聴，共感，受容的なコミュニケーションにより対話をはかることで，患者の語りを促し，患者が生きる意味や希望を見いだす一助となることができる。具体的な介入にはライフレビュー life review❶や，ディグニティセラピー dignity therapy❷などがある。これらは看護師が学習してケアに取り入れることもできるが，専門家と協働して実施することが望ましい。

5 死の準備教育（デスエデュケーション）

　健康な人が，ふだんから死を意識することはあまりない。しかし，日ごろから死を身近な問題としてとらえ，生と死の意義を学ぶことは重要である。アルフォンス=デーケン Deeken, A. は，死を間近にした人だけでなく，健康な人も視野に入れた死の準備教育（デスエデュケーション death education）の重要性を説いた。死の準備教育は，自分や他者の死に対する心構えを習得し，過剰な恐怖にとらわれることを防ぎ，ひいては現在の自分のあり方や人生について深く考えるきっかけにもなる。また，死に直面する機会の多い看護師をはじめとした医療者にとっても，死の準備教育を行うことは有効である。

6 チームアプローチ

　患者の全人的苦痛をやわらげるためには，専門家がそれぞれの専門性をいかしたチームアプローチが不可欠である。多職種間で情報を共有し，連携をはかりながら協働する。なお，チームの中心には患者・家族がいることを忘れてはならない。

● **チームアプローチにおける看護師の役割**　チーム医療において情報共有は重要である。看護師は患者の最も身近な医療者として，日常の支援を通して，患者の気がかり，生活の苦痛や言葉の裏にある思いをくみ取ることができる。患者自身が希望や思いをチームに伝えられるよう支援を行い，必要な場合は代弁者となって，患者の苦痛が軽減されるようにチーム内での役割を果たす。また，看護師はチーム内の調整役も担う。カンファレンスは，チームメンバーの意見交換や目標を共有するために重要な場であり，その開催にあたって看護師は，患者がかかえる問題の性質を吟味し，問題解決のために必要な職種の判断や調整を行う。チームメンバーで治療方針を決定し，目標が明確になったあとも，実施や評価において看護師は調整役を担う。

1）田村恵子ほか：スピリチュアリティとスピリチュアルケア．日本緩和医療学会編：専門家をめざす人のための緩和医療学．南江堂，2014．

□NOTE

❶ライフレビュー
　人生の意味づけを洞察していく1つの方法である。援助者が，患者の過去の思い出や記憶を否定的なものも含めて系統的に聞き出し，整理し，意味づけしていくなかで，患者はみずからの過去が統合される。

❷ディグニティセラピー
　終末期患者が経験する実存的苦痛ともいわれる精神的苦悩を改善する介入である。定式化されたプロトコルに基づいた面接を行い，面接内容を録音・逐語化し，患者との共同作業で編集する。患者は自身が次の世代に伝えたいことを明確にでき，患者にとって生きるうえでの目的・意味・価値観の支えになる[1]。

　チームで協働することは，患者によりよいケアが提供できるだけでなく，チームメンバーが互いにサポートし合えるという利点がある。一方で，後述するように，人生の最期のときにある患者とその家族に対応することで，医療者自身もストレスの多い体験をしている。また，倫理的な問題にも直面し葛藤を感じることも多く，このような状況においてチームメンバーが支え合うことは，医療者自身の精神的な健康を保つうえでも重要となる。

7 看護師自身のケア

　人生の最期のときを支える看護師は，患者の傷ついた心や大きな不安，怒りなどのさまざまな感情・心的反応に対して，緊密な対人関係を構築して共感的理解を示し，思いやりのあるケアを提供することが求められている。患者と看護師に信頼関係ができると，看護師はさらに深い話を聞いたり，深いかかわりをもったりすることになる。

　看護師は，患者に共感を示しつつ距離を推しはかりながら感情のバランスを維持してケアを行っていく。しかし，人生の最期のときにある患者に強く共感する体験が，看護師にも相当なストレスであることは間違いない。

　共感疲労 compassion fatigue は，看護師が患者とかかわるなかで，患者の苦痛や不安に自身のことのように共感し，なんとかしたいと思うようになり，方略を考えるが解決しない，あるいは軽減しない苦しみが続くという葛藤に陥った結果，疲弊して無力感，抑うつ，怒りなどが生じることである。共感疲労の状態になると，看護師は精神的な安定を保つために，患者に無関心になったり，距離をおいたりするようになる。看護師が共感疲労の状態にあると，援助者として安定した状態で関係性を築くことがむずかしくなる。

　看護師は，自身の精神的な状態を知ることが重要である[1]。共感は両刃の剣であると理解し，共感疲労をおこさないような予防的なセルフケアを行うことが必要になる。自分自身にも思いやりをもちケアすること，自分自身の状態に気づくこと，自分自身を許し愛護すること，また，感情移入の境界と制限を学ぶことなどが方法としてあげられる[2]。

✐ work　復習と課題

❶ 緩和ケア病棟について説明しなさい。

❷ ホスピスとはなにか説明しなさい。

❸ 全人的苦痛（トータルペイン）について，自分の言葉で述べてみなさい。

❹ 霊的苦痛（スピリチュアルペイン）について，具体的にどのような苦痛か，話し合ってみよう。

❺ 死を迎えつつある人の看護において，看護師はどのような態度であるべきか述べなさい。

1）荒尾晴恵：がん看護に携わる看護師の共感疲労．がん看護 20（2）：294-298，2015．
2）Bush, N. J.：Compassion fatigue：Are you at risk? *Oncology Nursing Forum*, 36（1）：24-28, 2009.

第 10 章

さまざまな健康レベルにある
人の継続的な移行支援

本章の目標	□ 療養の場の移行支援が必要とされる背景について理解する。
	□ 患者が移行する療養の場にはどのようなものがあるか，その特徴を含めて把握する。
	□ 療養の場の移行支援の目的を理解し，アセスメントの方法と意思決定支援について学ぶ。
	□ 患者が利用できるサービスの種類を学び，それらを適切に活用するための知識を得る。
	□ 療養の場の移行支援の具体的方法について，「回復期リハビリテーション病棟のある病院への転院支援」「自宅への退院支援」「人生の最期のときにある人の移行支援」の 3 つの事例をもとに学習する。

A 移行支援の基礎知識

1 移行と移行支援

● **移行**　移行とは，移りゆくこと，ある状態からほかの状態に移ること，だんだんと変化していくことなどをさす。第 1 章でも解説したように，人はつねに変化をとげながら生きている。青年期・壮年期・中年期といった発達段階を経ることによる変化や，就職・結婚・出産などのライフイベントに伴う変化などはその一例である。その人自身が主体的に変化していく場合もあれば，周囲の影響から変化を余儀なくされることもあるだろう。

　看護にあたっては，病気や障害ばかりに目を向けるのではなく，患者がいま人生のどのような段階（ライフステージ）にあって，どのような環境にいるのか，そしてそれは今後どのような状態へと移りゆくのかといった，患者のさまざまな移行を把握することが包括的な支援につながる。

● **健康レベルの移行**　健康だった人が病気を発症したり，事故にあって障害を負ったり，あるいは加齢が進んだりすることによって，健康状態もまた移行していくものである。第 3 部では，ここまで「ヘルスプロモーションと看護」や「健康生活の急激な破綻とその回復を支援する看護」，「慢性病とともに生きる人を支える看護」といった，健康レベルに対応した看護について解説してきた。

　しかし，健康レベルは一律に定まった経過をたどるものではなく，病気や障害によってその進行はさまざまである。しだいに回復に向かう疾患もあれば，心不全のように悪化と改善を繰り返しながら徐々に健康状態が低下していき，あるとき急激に悪化するような経過をたどる疾患もある。また，乳がんなどのように，長期間機能が保たれた状態で過ごすことができるものの，最期の約 2〜4 週間で急激に悪化し死にいたるような疾患もある。

● **療養の場の移行**　健康状態の移行に伴い，患者の必要とする医療もか

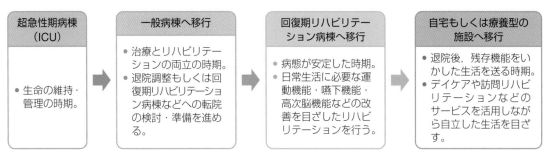

超急性期病棟（ICU）	一般病棟へ移行	回復期リハビリテーション病棟へ移行	自宅もしくは療養型の施設へ移行
● 生命の維持・管理の時期。	● 治療とリハビリテーションの両立の時期。 ● 退院調整もしくは回復期リハビリテーション病棟などへの転院の検討・準備を進める。	● 病態が安定した時期。 ● 日常生活に必要な運動機能・嚥下機能・高次脳機能などの改善を目ざしたリハビリテーションを行う。	● 退院後，残存機能をいかした生活を送る時期。 ● デイケアや訪問リハビリテーションなどのサービスを活用しながら自立した生活を目ざす。

◖図 10-1　療養の場の移行の例

わってくる。そのため，患者は 1 つの医療機関に長く入院して療養を続けるのではなく，必要とする医療に応じて療養する場所を移行していく。たとえば，緊急搬送され ICU に入室した患者が，病状が落ち着いてきて一般病棟に移ったり，一般病棟から回復期リハビリテーション病棟（◖305 ページ，表10-1）のある病院へ転院したりする場合などである（◖図 10-1）。また，退院して自宅へと場を移して療養を続けることもある。

　療養の場を移行する際には，患者・家族の気持ちが追いつかなかったり，移行先の環境の準備が整わなかったり，治療やケアが中断したりするなど，さまざまな問題がおこりうる。患者・家族が，変化する健康レベルに応じて療養をどこでどのように行うのか決めることや，さまざまな療養の場への移行に適応すること，また，安心して療養が継続できる環境を整えることなど，看護師の支援を必要とする場面は多い。

● **移行支援**　本章では，おもに患者の療養の場の移行支援について解説する。しかし，前述したように，患者は単に療養の場を移行しているだけではない。健康レベルやライフステージ，あるいは患者の周囲の状況もつねに移行していることを忘れてはならない。療養の場の移行支援を適切に行うためには，患者がさまざまな状態から移行を続けていることを理解し，その移行を予測して支援に結びつけることが求められる。移行支援は，病床を移すことや，転院・退院させることを第一義的な目的とするのではなく，患者が自身の健康レベルやライフステージに適した意思決定を行い，それを実現するために多面的な調整をはかり，患者の移行のプロセスを包括的に支援するものである。

2　療養の場の移行支援が必要とされる背景

1　医療と社会の動向・変化

● **2025 年問題への対応**　第 2 章で解説したように，わが国では急速に少子高齢化が進み，生活習慣病や慢性疾患などをかかえる患者の増加に伴って国民医療費も増大を続けている（◖46 ページ）。人的資源や財源が限界を迎えつつあるなか，多様化・複雑化する医療・介護需要に対応し，健康的で持続

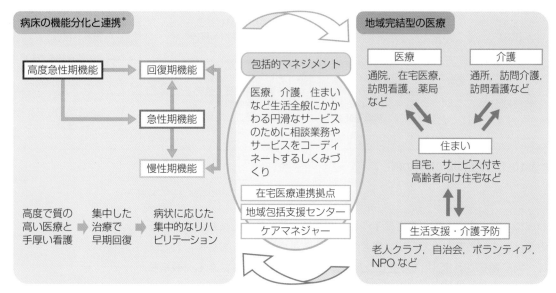

* 高度急性期機能：急性期の患者に対し，状態の早期安定に向けて，診療密度がとくに高い医療を提供する。
　急性期機能：急性期の患者に対し，状態の早期安定に向けて，医療を提供する。
　回復期機能：急性期を経過した患者への在宅復帰に向けた医療やリハビリテーションを提供する。
　慢性期機能：長期にわたり療養が必要な患者が入院する。

○**図10-2　医療提供体制の改革**
（厚生労働省「社会保障制度改革の全体像」による）

可能な社会を構築することが喫緊の課題となっている。とくに，いわゆる団塊の世代❶が後期高齢者になる2025年以降，保健医療福祉だけでなくさまざまな領域に大きな影響が出ると予測されている。これを **2025年問題**といい，多方面で対策が検討されている。

　2025年問題への対策として，政府は全世代型社会保障検討会議を設置し，年金，労働，医療，介護など各分野における改革のための議論を重ね，2020（令和2）年12月に最終報告をとりまとめた[1]。このうち医療の方向性としては，制度の持続可能性を確保していくために，医療提供体制の整備が必要であるとしてさまざまな取り組みが進められている。ここでは，医療提供体制の改革のうち，療養の場の移行にかかわりの深い次の2点を取り上げる。

（1）従来の「病院完結型」から，地域全体で治し，支える「地域完結型」の体制を構築すること。
（2）急性期から亜急性期，回復期などにいたるまで，患者の状態に見合った病床で，その状態にふさわしい医療を受けることができるよう，資源を集中投入し，入院期間を減らして早期の在宅・社会復帰を可能にすること。

　この2点は，前述した地域包括ケアシステム（○174ページ）の構築や，地域医療構想（○77ページ）の実現とも密接に関係している（○図10-2）。

▭ NOTE

❶団塊の世代
　1947（昭和22）年から1949（昭和24）年の第一次ベビーブームに生まれた世代をさす。

　1）全世代型社会保障検討会議：全世代型社会保障改革の方針. 2020-12-15（https://www.kantei.go.jp/jp/singi/zensedaigata_shakaihoshou/index.html）（参照2021-07-13）. なお，全世代型社会保障検討会議は，その後，全世代型社会保障構築会議に引き継がれ，制度改革の方向性が審議されている。

①病院完結型から地域完結型へ わが国が直面している急速な高齢化の進展は、疾病構造の変化を通じて、必要とされる医療の内容に変化をもたらした。これまでの医療は、おもに青年期や壮年期の患者を対象とし、救命、治癒、社会復帰を目ざした「病院完結型」の医療であった。しかし、平均寿命が男女とも80歳をこえるようになった現在、患者は複数の慢性病をかかえる老年期が中心となり、病気と共存しながらQOLの維持・向上を目ざす医療が必要となっている。そのため医療は、「病院完結型」から、患者の住み慣れた地域や自宅での生活のための医療、地域全体で治し支える「地域完結型」の医療へと変化しつつある。人々が住み慣れた地域で可能な限り自立した生活を営むことができるように、医療・予防・生活支援・住まいが一体的に提供される地域包括ケアシステムの構築が進められている。

②病床の機能分化と連携 「地域完結型」の医療を実現するためには、病床の機能分化と連携を進め、患者の健康状態に応じた治療を集中的に行うことで、入院期間を長引かせず、できる限り早期に退院・在宅での療養を促す必要がある。入院から急性期・回復期を経て、退院とその後の在宅医療・介護までの一連のサービスを切れ目なく提供できるような、効率的かつ質の高い医療提供体制を整えることが必要である。現在、医療機能ごとに将来の医療需要と病床の必要量を推計した地域医療構想の策定によって、病床の機能分化・連携がはかられている。

● **社会・医療の動向に伴う移行支援の必要性** これまでも、医療資源の適切な利用を促進するために在院日数の短縮と在宅ケアの促進が進められてきたが、その取り組みは今後さらに加速していくものと見込まれる。それとともに、療養の場の移行を支援することの重要性も増してくるだろう。

前述した「病院完結型から地域完結型へ」および「病床の機能分化と連携」といった医療提供体制の見直しは、患者の療養のあり方にも大きな変化をもたらす。これまで1つの病院に居つづけることのできた患者は、病状に見合った病床、介護施設、さらには在宅へと移行を求められることになる。療養場所を移行することによって、治療やケアが中断されたり、患者の病状が悪化したりすることのないようにしなければならない。また、在宅に移る際には、患者が安定した状態で自身の意向にそった療養生活を送ることができるように、病院と地域の連携が求められる。療養場所を移行しつつも、QOLを維持し、患者・家族の不安を緩和していくためには、医療者の支援が必要不可欠である。

2 療養の場の移行に伴う困難

● **入院による弊害** なんらかの要因で入院や手術、安静が必要になった場合、患者は廃用性症候群(●272ページ)や、環境の変化による混乱などをきたしやすい。住み慣れた環境でできていたことも、入院により継続できなくなることでADLが低下しやすい。そのような弊害を避けるためにも、早期に移行支援を行うことが求められる。本来、病院は疾患の検査や治療を行うための場であり、生活の場ではない。必要な検査・治療を終えたら、より適

した病床・病院への移行，または退院して生活の場に移行することが望ましい。患者は，病気や障害をかかえた人である以前に生活者であり，家庭や職場でそれぞれの役割を担っていることを忘れてはならない。

● **療養の場を移行する患者の状態**　療養の場を移行する患者は，回復途上にあることがほとんどである。多くの患者は，病気が完全に治りきらずに，または治癒が望めず病をもちながら，あるいは障害が残った状態で転院・退院することになる。

　病気や障害をかかえた状態で環境の変化に対応することはむずかしい。病気とともに生きていかなければならないという事実に直面した際や，療養生活における困難が大きい場合には，転院・退院への不安が増大する。患者が病気や障害をかかえながらも，病床・施設を移って継続的な療養に励んだり，生活の場に戻って安心して暮らしたりしていけるように，病院や施設，地域の医療者が協力してサポートする必要がある。十分な準備なしに療養の場を移行することは，不安の増強や病状の悪化，再入院のリスクにもつながる。そのためにも適切な移行支援が重要である。

● **家族形態の変化**　人口構造の変化と同時に，家族形態もまた変化している。核家族化が進み，平均世帯人員が減少しつづけるなかで，病気や障害をかかえた人の世話をする家族の機能が弱体化している。「国民生活基礎調査」によると，2019（令和元）年の世帯構造別にみた世帯数では「単独世帯」が最も多く全世帯の28.8%を占め，ついで「夫婦と未婚の子のみの世帯」（同28.4%），「夫婦のみの世帯」（同24.4%）と続いている。また，「高齢者世帯」❶も増加している（同28.7%）。家族のみならず地域全体で患者を支えるしくみが必要であるが，近い将来には単独世帯が最も多くなる可能性が高く，看護師がその人の暮らしに合った移行支援を行う必要がある。

NOTE

❶高齢者世帯
　65歳以上の者のみか，65歳以上の者と18歳未満の未婚の者で構成される世帯。

3　療養の場の移行を支える看護アプローチの特徴

　患者のさまざまな状況の移行を理解・予測し，適切に支援するためにはどのような看護アプローチが必要なのだろうか。ここではその特徴をまとめる。

1　患者が移行する療養の場の特徴

　患者が移行する療養の場について，その種類と特徴を把握しておくことが大切である。患者自身の健康状態に応じた最適な場で生活や治療・ケアを受けることは，より早期の回復や安楽を促す。看護師は，患者・家族の今後の療養に対する希望を確認し，医師・薬剤師・医療ソーシャルワーカー（MSW）❷といった多職種と協働して，適切な療養の場への移行を調整する役割を担っている。

　ただし，療養の場にはそれぞれの施設における受け入れ可能な要件などがあり，患者・家族の希望だけで転院先や退院を選択することはむずかしい。十分な情報提供を行い，患者・家族の意思決定を支援するために，多様な療養の場の特徴を理解しておくことが重要となる（●表10-1，10-2）。

NOTE

❷医療ソーシャルワーカー
medical social worker
（MSW）
　保健医療機関において，患者・家族の心理的・社会的問題を解決するために，退院支援や職場復帰支援，社会資源の活用などの業務を行う職種である。従事者の多くは社会福祉士である。

○**表 10-1　おもな療養の場（医療施設）**

一般病棟	病気やけがをしたとき，またはかかえている病気が悪化したときに，検査や治療のために入院する病棟である。おもに急性期における集中的な治療・ケアを行い，長期の入院は前提としていない。
回復期リハビリテーション病棟	ADL の向上による寝たきり防止と家庭復帰を目的としたリハビリテーションを集中的に行うための病棟である。脳血管疾患や脊髄損傷，大腿骨頸部骨折といった疾患の発症後または手術後など，利用できる要件と入院期間が定められている。
地域包括ケア病棟	急性期治療を経過した患者，または在宅や介護施設で療養を行っている人の入院と在宅復帰支援を行い，地域包括ケアシステムを支える役割をもつ病棟である。入院期間は最大 60 日だが，病状や状況に応じて医師が判断する。
医療療養病床	急性期治療が終了し，病状は安定しているが継続した医学的管理が必要な患者に，医療・看護・介護をあわせて提供する。入院期間や入院の可否は患者の状態や状況によって異なる。
介護療養型医療施設	要介護 1 以上の者を対象に，入院して医学的管理のもとに日常生活上の介護や医療，機能訓練などを受けることができる施設である。2023 年度末に廃止予定。
介護医療院	要介護 1 以上の者を対象に，入所して日常生活上の介護や医療，機能訓練などを受けることができる施設である。介護療養型医療施設相当のサービスを提供する I 型と，介護老人保健施設相当以上のサービスを提供する II 型に分類される。
緩和ケア病棟（ホスピス病棟）	おもに苦痛の緩和が必要ながん患者などを対象として，身体的・精神的苦痛をやわらげ，おだやかに過ごすための病棟である。治癒を目的とした積極的な治療は行わず，その人らしい療養生活を送ることができるように支援する。
障害者施設等一般病棟	重度の障害や難病，意識障害などをかかえる患者を対象に，長期入院治療を行う病棟である。特殊疾患病棟と対象者が重なるが，投薬・注射・検査・処置などが出来高で算定されるため，病状の変動や医療処置の内容の変動が大きい場合にはこちらが選択される。
特殊疾患病棟	障害者施設等一般病棟と同じく，常時医療ニーズの高い患者を対象にした病棟であるが，投薬・注射・検査・処置などが基本料に包括されているため，病状の変動や医療処置の内容の変動がそれほど大きくない場合にはこちらが選択される。

2　包括的な観察，アセスメント

　療養の場の移行を支援するにあたっては，患者に関する情報を多く収集し，それを統合してアセスメントを行い，患者の状態を包括的にとらえる必要がある。患者は社会生活を送ってきた生活者であり，療養の場を移行してもその人生は続いていく。時間の経過とともに，移行の影響を受けながら，患者の健康レベル，心身の状態，家族との関係性，社会とのつながりといったさまざまなことが変化していく。よって，現状を把握するだけでなく，今後の見通しやこれから患者の身におこるであろう変化を予測し，先を見すえた備えができるようなアセスメントを心がける。そのためには，身体的な状況だけではなく，精神的な揺らぎ，社会的役割や経済的な問題，家庭環境などといった多面的な状況を把握することが重要となる。

　①**患者と家族の意向**　療養の場の移行について，医療者・患者・家族それぞれのイメージが一致しないことも多い。医療者としては，医学的知識から「ここまで回復すれば退院することは可能」と考えていても，患者・家族は「まだ自宅で療養ができるような状態ではない」と考えていることもある。また，患者は「治りきらないまま自宅に戻ると家族に迷惑をかけてしまう。

●表 10-2　おもな療養の場（介護施設）

介護老人保健施設	在宅生活への復帰に向けて，リハビリテーションを中心とする医療ケアと介護を必要とする場合に入所する施設である。要介護者に対して①看護，②医学的管理下での介護，③機能訓練等の必要な医療，④日常生活上の世話を行う。
特別養護老人ホーム（介護老人福祉施設）	常時介護が必要で，家庭での生活が困難な場合に入所する施設である。要介護者に対して，①入浴・排泄・食事などの介護などの日常生活上の世話，②機能訓練，③健康管理，④療養上の世話を行う。
小規模多機能型居宅介護	通いを中心として，利用者の状態や希望に応じて訪問や宿泊を組み合わせて提供し，利用者の居宅における生活の継続を支援するサービスである。要支援・要介護認定を受けている者が対象で，原則，事業所のある市区町村の住民のみが利用できる。
看護小規模多機能型居宅介護	小規模多機能型居宅介護に訪問看護を組み合わせたサービス。要介護 1 以上の者が対象で，原則，事業所のある市区町村の住民のみが利用できる。
認知症高齢者グループホーム（認知症対応型共同生活介護）	要支援 2 以上の認知症の者を対象として，少人数で共同生活を送り，入浴・排泄・食事などの介護や日常生活上の世話，機能訓練を行う施設である。原則，事業所のある市区町村の住民のみが利用できる。
有料老人ホーム	民間の老人ホームで，介護付有料老人ホーム，住宅型有料老人ホーム，健康型有料老人ホームの 3 種類がある。おおむね 60 歳以上の者が対象となる。
サービス付き高齢者向け住宅	バリアフリーや安否確認サービスなど，高齢者に適した設備と見まもりサービスを備えた高齢者向け住宅である。おおむね 60 歳以上の者が対象となる。
養護老人ホーム	身のまわりのことはできるが，生活環境や経済的事情から自宅での生活に不安がある場合に入所する施設。対象は 65 歳以上だが，要件を満たすことで 60 歳からでも入所できることがある。
軽費老人ホーム	家庭環境や住宅事情などの理由により居宅において生活することが困難な者が利用できる低額の老人ホームである。おおむね 60 歳以上の者が対象となる。

入院生活はつらいが，このまま完治するまで入院を続けたい」と希望している一方で，家族は「早く家に連れて帰って，家族と一緒の時間を過ごさせたい。家の近くの診療所で診てもらったほうが幸せではないか」と思っている場合もあるだろう。患者・家族の今後の療養生活に対する意向と，感じている困難について情報収集を行うことは，後々のズレを防ぐためにも重要である。

　医療者が情報収集をするうえでは，患者・家族とのコミュニケーションが基盤となる。個々の真のニーズや意向を把握することはたやすいことではない。言語・非言語的コミュニケーションを用いて，医療者として真摯な態度で誠実に向き合うことが必要である。患者や家族がどのような環境や価値観のなかで生きてきたのか，現状をどのように受けとめ，どこでどのように生きていきたいのか，それぞれの本心を聴くことが，患者・家族の可能性を引き出し今後の生活や療養環境を整えることにつながる。

　②健康レベル　病気や症状の程度は変化するので，主観的・客観的情報を適時観察する。今後予測される症状の変化や患者の ADL の状況，治療によってどこまで回復が可能なのか，治療のゴール・状態像はどのようなものか，療養の場を移行したあとに必要とされる医療・ケアはなにかといった点について，多職種で専門的なアセスメントを行い，支援にかかわるチーム全体で共有する。また，患者の精神機能についてもアセスメントを行うことが

必須である。せん妄や認知症の有無，抑うつ状態に陥っていないか，患者・家族が療養生活にストレスを感じていないかなどを確認する。

　療養の場を移行する際には，患者がセルフケアや症状マネジメント(◯104ページ)を自身でどの程度行うことができるかが重要になる。とくに退院時には，今後予測される健康レベルの変化に患者・家族が対応できるのか，あらかじめアセスメントを行い，セルフケア能力を高めるように支援を進める。

　③ **生活状況**　患者が暮らしていた生活環境を把握することは，療養の場を移行する際の回復状態の目標を考えるうえでのヒントになる。たとえば，退院にあたって必要となる生活動作は，居住環境(段差の有無，手すりの有無，トイレや浴室の設備など)や，介護力(家族が担えるのかなど)によってかわってくる。それらをアセスメントすることによって，住宅改修や，福祉用具のレンタル，介護サービスの利用などの必要性を考慮していくことができる。

　また，療養生活を継続するための経済状況についても，アセスメントを行う必要がある。治療費や介護サービス利用費などの療養費は，患者・家族にとって大きな経済的負担となる場合もあり，療養の場の移行の選択にも影響を及ぼす。患者・家族が経済的な問題をかかえている場合は，医療ソーシャルワーカーにつなぎ，経済的負担を軽減するためのさまざまな制度利用を検討していく。

3　意思決定支援

　療養の場の移行支援の目的は，当事者である患者とその家族が，適切な環境で療養を続けられるようにすることにある。そのためには，患者・家族自身が健康レベルや病気の段階，特性を理解し，これからどこでどのように療養を続けていきたいかを考え，選択し，行動に結びつけていくことが必要となる。医療者が主導して決定するのではなく，患者が自分の意思で適切な療養環境を選択できるように家族を含めて意思決定支援を行う。とくに，患者・家族の最も近い存在である看護師は，生活の視点で患者をとらえ，つねに患者・家族が納得のうえで意思決定ができているかを確認し，個々人の思いを引き出す役割を担っている。

　意思決定支援にあたっては，患者・家族にとって必要な情報をタイミングよく提供することが大切である。患者・家族は療養の場の移行について，具体的なイメージをもてないことも多い。各療養の場の特徴や，そこでの療養生活，受けることのできる支援などについて紹介する。意思決定支援の具体的な方法，プロセス，看護師の役割については，第3章で解説しているので参照されたい(◯148ページ)。

4　多職種連携，地域連携

● **多職種連携**　患者・家族の健康レベル・生活環境・価値観などは多様であり，移行先となる療養の場の環境もさまざまである。移行支援では，おこりうる患者・家族の困難に臨機応変に対応していく必要があり，そのために

は多職種連携とチームアプローチが欠かせない。それぞれ異なる専門性を
もった職種が，患者・家族の情報や支援の方向性およびゴールを共有しなが
ら協働することで，より治療・ケアの質を高めることができる。看護師には，
患者・家族のニーズを把握し，多職種のチーム全体で共有できるように橋渡
しする役割がある。多職種間での情報共有や支援の方向性を統一するために
は，関係者が一堂に会するカンファレンスを開催することが効果的であるが，
それがかなわないことも多い。たとえば，他職種から患者・家族の様子を聞
いたり，他職種が行う治療・訓練・指導の場に参加したりするなど，日々の
業務のなかで積極的に連携と協働をはかっていく工夫が求められる。

　また，病院によっては，地域医療連携室，医療社会事業室，退院調整室❶
といった部署が設置されている場合もある。転院先の病院や介護施設との連
携は，これら医療連携・地域連携を専門とした部門を介して行われることも
多い。各施設の特徴に合わせたシステム整備や体制づくりが必要である。

● **地域連携**　療養の場を自宅に移す場合も，多職種連携が重要となる。と
くに在宅移行直後は，患者・家族と地域の関係職種との接点がまったくない
ことも多く，また，地域の関係職種どうしも互いをよく知らない場合がある。
在宅療養が早期に軌道にのるためには，病院と地域の関係職種が密に連絡を
取り合って連携することが重要である。可能であれば，ふだんから地域の関
係職種と直接会って話をし，顔の見える関係を構築しておくとよい。

　地域の関係職種に病院に来てもらい，退院前カンファレンス(▶319ペー
ジ)が行われることもある。患者の健康レベルや，必要となる支援内容，今
後の方針など，在宅で患者・家族が安心して療養を続けていけるように，必
要な情報を共有する。また，地域の関係職種が提供するサービスの内容や，
サービスの開始日時なども調整・共有する必要がある。退院前カンファレン
スには患者・家族にも参加してもらい，なにより患者・家族が今後どのよう
な生活を送っていきたいか，どのようなプロセスで意思決定にいたったかに
ついても共有することが大事である。患者・家族が自分たちの思いや迷い，
心配ごとを遠慮せずに表出できるように看護師はかかわっていく。

　退院後も，患者の健康状態・生活状況によって支援内容は調整を繰り返し，
必要時には再入院ということもありうる。病院側の相談窓口となる担当者を
決めておくと，病院と地域の双方からの連携がスムーズになる。

5 多元的な資源の活用

　患者が病気や障害をかかえながら，自身の意向にそったその人らしい療養
を続けるためには，社会資源を適切に活用する必要がある。社会資源には，
社会保障制度に組み込まれたフォーマルなものと，それ以外のインフォーマ
ルなものがある。とくに社会保障制度に基づいたフォーマルなサービスは，
多種多様でしくみが込み入っており，患者自身で適したものをさがしあてる
ことはむずかしい。また，申請手続きや利用方法も複雑であることが多い。

　看護師は，患者・家族の状況に応じて退院調整看護師や医療ソーシャル
ワーカー，医師，訪問看護師などの専門家と連携し，人・物・お金・時間な

NOTE

❶退院調整室
　退院支援を専門に行う部
署である。退院支援の実施
にあたっては院内外の他部
門・多職種との連携が必須
であり，そのために必要な
調整活動や退院に向けた全
体をマネジメントする役割
を担う。看護師や医療ソー
シャルワーカーがその任に
あたることが多い。また近
年は，退院支援を専従で行
う退院調整看護師が配置さ
れている病院も多い。退院
調整看護師は，退院調整室
に配属されているだけでな
く，病棟に配属されている
場合もある。

どの多元的な資源を効果的に活用できるようなケアを行うことが求められる。

　移行支援にあたって活用されることの多いフォーマルな社会資源として，ここでは医療保険によるサービス，介護保険によるサービス，障害者総合支援法に基づくサービスを紹介する。医療保険制度によるサービスは，おもに医療機関における移行支援で活用できるものであり，介護保険制度によるサービスと「障害者総合支援法」に基づくサービスは，おもに地域への移行に向けて活用できるものである。

　１ 医療保険によるサービス　わが国には国民皆保険制度があり，いつでも，どこでも，保険証を提示すれば，医療機関で検査・治療といった医療保険によるサービスを受けることができる。また，医療保険によるサービスには，高額療養費制度や特定医療費（指定難病）助成制度など，自己負担金を軽減することのできるさまざまな医療費助成制度もある。

　２ 介護保険によるサービス　介護保険制度は2000（平成12）年から開始され，「介護保険法」の改正によりさまざまな変化をとげながら現在にいたっている（◯82ページ）。介護保険制度は，全国共通の介護給付（要介護1〜5を対象とする）と予防給付（要支援1〜2を対象とする），そして各市町村によって内容が異なる介護予防・日常生活支援総合事業（総合事業）に大別される。利用可能な対象者は，65歳以上で要介護・要支援の認定を受けた者と，40歳以上65歳未満で特定の疾患❶に罹患し，要介護・要支援の認定を受けた者である。

　３ 障害者総合支援法に基づくサービス　「障害者総合支援法」では，身体障害・知的障害・精神障害のほか，難病も障害の定義に含めている（◯81ページ）。サービスの種類は，大きく自立支援給付と地域生活支援事業に分けられる。自立支援給付は，障害者の自己決定を尊重し，利用者本位でのサービス提供を基本とするものであり，障害福祉サービス（介護給付・訓練等給付），地域相談支援，計画相談支援，補装具，自立支援医療によって構成されている。なお，介護給付を利用するためには，障害支援区分❷の認定が必要となる。一方，地域生活支援事業は，地域で自立した生活が営めるように，相談支援や権利擁護のための援助，外出が困難な人の移動の支援などを行う事業である。

NOTE

❶初老期の認知症や脳血管障害，末期がんなど，老化による病気とされる16の疾病が特定疾病として「介護保険法施行令」第2条で定められている。

❷障害支援区分
　障害の多様な特性や心身の状態に応じて，必要とされる標準的な支援の度合いを6段階の区分であらわしたもの。必要とされる支援の度合いに応じて適切なサービスが利用できるように導入されている。

B　継続的な移行を支える支援の実際

● **療養の場の移行支援のプロセス**　療養の場の移行支援にあたっては，まずは患者の暮らしを知り，患者の健康レベルとそれが生活に与える影響をアセスメントしたうえで，今後の治療方針やこれからの生活について患者・家族の意思決定を支援する。さらに，院内や地域の関係職種と情報を共有し，円滑な療養の場の移行に向けたチームをつくることも重要である。そして，患者・家族も含めたチームで，ケアの内容や社会資源の調整を行いながら，療養の場の移行に向けて準備を整えていく。

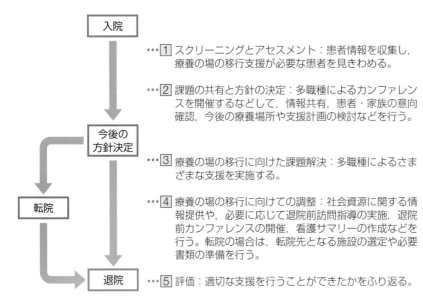

図 10-3　療養の場の移行支援の流れ

　看護師の行う移行支援の流れについて，入院から退院・転院までを時系列にまとめると，次のようになる（●図 10-3）。

　1 **スクリーニングとアセスメント**　入院時，または可能な限り入院早期から患者情報を収集し，療養の場の移行支援を必要とする患者を見きわめる。また，包括的なアセスメントを行い，患者が望む生活を実現するための課題と方法を明らかにする。

　2 **課題の共有と方針の決定**　アセスメントにより得られた課題や，今後の治療方針，療養場所の選択などについて，患者・家族を交えた多職種チームでカンファレンスを開催するなどをし，具体的な療養場面のイメージを共有する。療養の場の移行に向けた課題を整理し，患者・家族が意思決定できるように支え，今後の支援計画をたてる。

　3 **療養の場の移行に向けた課題解決**　患者・家族の疾患や障害への理解と受容を支援し，今後の療養生活を見すえて課題解決に取り組む。看護師は，合併症の予防や病状の安定化，日常生活動作（ADL）の改善やセルフケア能力の向上のほか，患者の不安解消などさまざまな援助を行う。

　4 **療養の場の移行に向けての調整**　患者の療養場所の選択を支援するとともに，活用できる社会資源に関する情報提供を行う。在宅へと移行する場合は，地域のサービス提供者と連携して退院前カンファレンス（●319ページ）を開催し，具体的なサービス内容の調整や必要なケアの引き継ぎを行う。転院の場合は，転院先の施設に必要な患者の情報を共有するなどの連携をはかっていく。

　5 **評価**　患者の意思決定を尊重した支援となっていたか，希望していた療養生活が送れているか，病状に大きな変化はないか，移行先への情報提供不足による問題が生じていないかなど，移行後の評価を行う。

1 生命の危機状況を脱し，病とともに生活する人の療養の場の移行支援

　ここでは，脳梗塞を発症し緊急入院した患者が，回復期リハビリテーション病棟のある病院へと転院，そして在宅へと療養の場を移行する事例をもとに，具体的な支援方法について解説していく。前述したプロセスを念頭に，療養の場の移行支援のイメージをつかんでもらいたい。

1 入院から転院まで

　事例❶では，緊急入院から回復期リハビリテーション病棟のある病院への転院までを示す。

事例❶ 脳梗塞を発症した坂井さんの移行を支える支援①
　　　緊急入院から回復期リハビリテーション病棟への転院まで

● **発症から入院3日目までの経過**

　坂井さんは50代の男性，会社員（営業職），おおらかな性格である。郊外の戸建てに妻と大学生の娘と3人で暮らしている。ここ数年，毎年職場の健診で高血圧・脂質異常症を指摘されていたが，自覚症状がないことから治療を行わず放置していた。月1回のゴルフ以外に運動は行っていない。喫煙を10本/日，飲酒は2回/週である。

　ある日，坂井さんは仕事中にふらつきと両手のしびれを自覚し，病院を受診したところ，脳梗塞と診断され，そのまま緊急入院となり内科的治療を行うことになった。坂井さんは嚥下障害や構音障害，著明な高次脳機能障害はないものの，左片麻痺がみられた。入院翌日，坂井さんは「なにがどうなっているのか，しびれた手が動かない，これは大変なことになった」と混乱をみせた。主治医から頭部CTを見ながら病状の説明を受け，「まさか，自分がこんなことになるなんて」と話した。妻も同席して病状説明を受けたが，表情は暗かった。

　継続的な薬物療法により合併症の予防と血圧のコントロールを行うとともに，入院から3日後には理学療法士と作業療法士によるリハビリテーションが病室で開始された。リハビリテーション開始当初の坂井さんは，「手足が全然動かない。動かないから，これじゃ歩けない，これは大変だ」と突然の発症による身体の変化を実感し，先ゆきが見通せず落ち込みをみせた。また，すべてのADLにおいて一部介助が必要で，思うようにいかないことにいらだちをみせることもあった。

　しかし，リハビリテーションが進むにつれて少しずつADLが拡大し，それに伴い徐々に落ち着きを取り戻していった。妻は毎日面会に来て，坂井さんを支えていた。看護師は理学療法士と連携をとりながら，病室で坂井さんに寄り添い支援した。

　坂井さんは，看護師に「血圧の治療をちゃんとしておけばよかった。後悔している。妻にも生活習慣を改善するよう言われていたが，自分はだいじょうぶだと思っていた。少しずつ動けるようになってきたから，なんとしてで

もリハビリをがんばりたい。妻はずっと専業主婦で，家のローンもまだある
し，娘の学費もかかるし，わたしが稼がないと」と話した。

　看護師は，坂井さんの了解を得て，坂井さんが経済的な面で心配をかかえ
ていることを医療ソーシャルワーカー（MSW）に伝え，MSW から坂井さん
と妻に利用可能な社会保障制度や介護保険申請などについて説明をしても
らった。

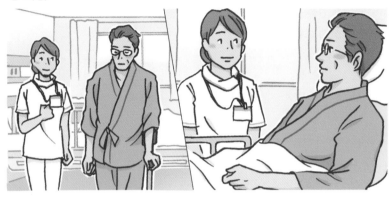

回復期リハビリテーション病棟のある病院への移行

　坂井さんは急性期を脱したため，坂井さん，家族，院内多職種をまじえた
カンファレンスが開催された。カンファレンスでは，主治医から坂井さんと
妻に現在の病状について説明がなされたあと，今後の方針として自宅療養の
準備を整えて退院するか，回復期リハビリテーション病棟のある病院へ転院
するかという選択肢が提示された。その際に看護師は，坂井さんが退院した
場合の生活をイメージしやすいように，訪問看護や訪問リハビリテーション
などの在宅で利用可能なサービスについての情報提供を行った。

　坂井さんに今後の療養についての希望を確認すると，「妻とも話したんだ
けどね，まだお風呂やトイレは手伝ってもらわないといけない。訪問介護や
訪問看護の人がいないときは家族に迷惑をかけると思うと，転院してもう少
しリハビリをがんばりたい。回復期リハビリテーション病棟のある病院は，
いまの病院よりもっと長くリハビリができるから」と話した。

　カンファレンスで転院の方針が決まったため，看護師はこれまでのがんば
りをねぎらいつつ転院に向けて引き続き ADL の拡大を支援し，また，脳梗
塞の再発や合併症が発生しないように病状の安定化をはかった。一方，
MSW に転院調整を依頼し，坂井さんの転院先に情報を伝達するため看護サ
マリーを作成した。サマリーには，坂井さんのリハビリテーションの目標，
病状についての理解，仕事のこと，家族関係などについて記載した。

● **スクリーニングとアセスメント**　前述したように，まずは療養の場の移
行支援が必要となる対象者を見きわめることから始まる。入院直後から患
者・家族に対してスクリーニングを行い，支援が必要か，あるいは，スムー
ズな療養の場の移行のために必要な支援を明らかにする。多職種チームで協
働して，入院の目的や治療内容，入院期間，患者の意向，患者がかかえてい
る身体的・心理的・社会的問題をかかえているかを確認し，得られた情報か
ら療養の場の移行が困難な要因を抽出する。おもに下記の項目に該当する患

●**表10-3　移行支援におけるおもなアセスメント項目**

医療上の課題	・病状，治療方針，今後の予測 ・疾患の進行や重症化の予防 ・新たに必要となる医療処置・医療管理(服薬管理・栄養管理・呼吸管理など) ・患者・家族の病状理解，受けとめの状況 ・患者・家族のセルフケア能力とサポート体制
生活上の課題	・ADL の評価(患者の「していること」「できること」「したいこと」) ・病状の変化が ADL に及ぼす影響 ・食事・排泄・移動・入浴・睡眠の評価 ・自宅環境や家族・地域のサポート体制の評価

(大阪府：大阪府入退院支援の手引き．2018-03＜https://www.pref.osaka.lg.jp/kaigoshien/iryou kaigorenkei/iryoukaigotebiki.html＞＜参照 2021-09-01＞より作成)

者は，療養の場の移行支援が必要だと判断される。

(1)がん，認知症，誤嚥性肺炎などの急性呼吸器感染症のいずれかであること。

(2)緊急入院であること。

(3)要介護状態であると考えられるが，要介護認定が未申請であること。

(4)家族または同居者から虐待を受けている，またはその疑いがあること。

(5)生活困窮者であること。

(6)入院前に比べて ADL が低下しているため，生活様式の再構築が必要であること。

(7)排泄に介助を要すること。

(8)同居者の有無にかかわらず，必要な養育または介護を十分に提供できる状態にないこと。

(9)退院後に医療処置(胃瘻など)が必要なこと。

(10)入退院を繰り返していること。

　事例❶の坂井さんは脳梗塞による緊急入院であり，ADL の低下が見られ，今後は身のまわりのことに他者の援助が必要となるなど，入院前後の生活の変化が大きいと予測される。そのため，療養の場の移行支援が必要と判断される。

　さらに，療養の場の移行に向けて課題になっていることと，今後必要となる支援を予測してアセスメントすることが重要である(●表 10-3)。そのためには，患者がみずからの不安を表出できるようにかかわることが必要になる。発症直後の坂井さんは，自分の身体状況を理解することができず，混乱していた。時間経過とともに，麻痺が生じていること，それにより身体の自由がきかなくなったことに直面し，精神的にも不安定な状況となった。看護師は，いらだつ坂井さんに寄り添い，ADL を介助するとともに病室でのリハビリテーションにもかかわった。このような支援を行うことで，坂井さんは率直な気持ちを打ち明けられるようになり，看護師は坂井さんが経済的な問題をかかえていることを把握することができた。

●**課題の共有と方針の決定**　坂井さんは，リハビリテーションに取り組むことで身体状況が変化してきたことにより，しだいに回復に希望を見いだす

◉**表10-4　方向性統一のためのカンファレンスの内容**

- 患者・家族の意向を確認する。
- 多職種間で情報を共有する。
- 療養の場の移行に向けてなにが課題になっているか，必要な医療・ケアはなにかを明確にする。
- 療養場所・療養方法や今後の方向性について，選択肢をあげて，そのメリット・デメリットを整理する。
- 具体的な支援方法，役割分担，期間を決める。

ことができるようになってきた。療養の場の移行を見すえた支援を行うために，患者の病状がある程度落ち着いたところでカンファレンスを開催する必要が生じた。カンファレンスでは，患者・家族の意向や状況，医学的な状況判断などをふまえ，療養の場を移行する時期や目標を設定し，移行に向けた医療上・生活上の課題の整理が行われた（◉表10-4）。そうして共有された課題から，今後の方針が決定された。

　カンファレンスにおいて最も大切なことは，患者・家族がこれからどのような生活を送りたいと思っているか，そして，どのような医療・ケアを受けたいと望んでいるかを確認することである。患者・家族にとって最善の支援を考え，選択肢を見いだすために，多職種が得ている情報を出し合い，多角的に検討する必要がある。看護師は，患者・家族が現在の状況を受けとめながらこれからのことを考えられるように，情報提供を行ったり，医療者主導の決定とならないように調整したりする役割が求められる。

　事例❶の看護師は，坂井さんがこれまで健康で自立した生活を送ってきたため，麻痺があることでの生活の変化がイメージができないのではないかと考えた。そこで，坂井さんのイメージをたすけるために，利用可能なサービスについての情報提供をし，坂井さんが主体的に療養の場所を選択できるように支援した。

　なお，療養の場所の選択にあたっては，患者だけでなく家族の意向も重要である。坂井さんは，自分で妻と話し合うことができたが，患者と家族の意向が異なる場合は調整が必要である。

● **療養の場の移行に向けた課題解決**　カンファレンスで方針が決まったあとは，それに向けて必要な支援と療養環境の準備・調整を検討して実行する。看護師は，回復の促進や，合併症の発生予防といった病状の安定化を確実に行う。療養の場を移行したあとも継続して必要となる医療管理やケアについては，移行先の医療職者と相談して引き継ぐ必要がある。また，可能な範囲でセルフケアの確立を目ざし，入院によりADLの低下を最小限にとどめる。できる限りよりよい健康状態で療養の場を移行できるようにかかわる。

● **療養の場の移行に向けての調整**　事例❶の坂井さんはADLの改善を目ざして，回復期リハビリテーション病棟のある病院に転院することを決めた。現在入院中の病院と転院先となる施設との連絡は，おもに各施設の医療連携室や地域連携室が中心となって行われる。医療施設であればMSWが，介護施設であればケアマネジャーなどが窓口になることが多いが，看護師がそ

の役割を担うこともある。

　また，療養の場の移行にあたり，看護師は**看護サマリー**を作成する必要がある。看護サマリーとは，移行先でもスムーズな医療・ケアが継続して受けられるように，患者の情報をまとめたものである。看護サマリーには，患者の氏名，生年月日，現病歴，既往歴といった基本的な情報に加えて，ADLの状況，看護上の問題事項，入院中の経過，病状についての理解，または患者の仕事のことや家族関係，価値観，治療にかける思いなどについても記載する。このような情報を移行先に申し送ることで，患者への継続した看護が可能となる。

●**評価**　適切な療養の場の移行支援が行うことができたかをふり返ることは，今後の支援を改善していくために必要なことである。入院から転院までのADLの維持・改善率，平均在院日数，患者・家族の満足度などが指標となる。なお，公益財団法人日本医療機能評価機構が実施している病院機能評価には，下記の項目があげられている[1]。

- 療養の継続性に関する検討が行われたか。
- 退院，転院などに関する説明と同意が行われたか。
- 計画に沿った療養の指導や関係機関との調整が行われたか。
- 連携先で必要な情報の提供が行われたか。

2 在宅への移行

　ここまでは回復期リハビリテーション病棟への転院を支える移行支援について解説してきたが，次の**事例❷**では回復期リハビリテーション病棟から在宅への退院支援について解説する。

事例❷ 脳梗塞を発症した坂井さんの移行を支える支援②
回復期リハビリテーション病棟から在宅への移行

　転院後も坂井さんはリハビリテーションに熱心に取り組み，その結果，多脚杖で歩行することが可能となった。しかし，坂井さんは営業職への復帰を目標としていたため，いまの状態では車を運転して営業に行くことはむずかしいことを実感し落ち込んでいた。看護師は，坂井さんがいつもリハビリテーションをがんばっていることをねぎらい，今後の生活について坂井さんと一緒に考えた。また，MSWが復職支援の制度を紹介した。数日後，坂井さんは，「上司は経理や総務に異動したらいいと言ってくれている。自分が必要とされるところがあるんだから，やってみようかなと思っている」と話した。

　坂井さんの退院日が決まり，退院に向けた支援が行われていた。食後の配薬時，坂井さんが薬を取り出しにくそうにしていることに気がついた看護師は，薬剤師に相談し，取り出しやすいように薬包を工夫してもらった。また，坂井さんが要支援に該当すると考えた看護師は，坂井さんの了解を得たうえで，地域の居宅介護支援事業所に連絡し要介護認定の申請を行った。坂井さ

---

1 ）公益財団法人日本医療機能評価機構：病院機能評価機能種別版評価項目一般病院 2＜3rdG：Ver2.0＞評価の視点/評価の要素．2017-10-01(https://www.jq-hyouka.jcqhc.or.jp/accreditation/publication/#standard)（参照 2021-09-07)．

んの認定結果は要支援 2 であり，住宅改修費を利用して自宅のトイレや風呂場に手すりを設置することになった。

　一方，坂井さんは「病院はバリアフリーだけど，家に帰ってだいじょうぶかな。手すりはつけたと聞いたけど，退院してから困ることが出ないか心配」と話していたため，看護師は退院前に自宅への外出について提案した。坂井さんの希望により，看護師が坂井さんと一緒に自宅の様子を確認し，トイレやお風呂などにおいて日常生活に困ることはないかを確認した。帰院後，看護師は，外出で得た情報を理学療法士や作業療法士，MSW，ケアマネージャーと共有した。坂井さんは，「これで安心して退院できます。やっぱり家はいいですね」と話し，妻も「どうなるかと思ったけど，杖で歩けるようになって，夫はよくがんばったと思います。これからは，再発しないように私が生活を調整しようと思います」と話した。

　坂井さんは発症以前と比べて ADL の低下がみられるため，退院前に退院前カンファレンスを開催し，地域のサービス提供者や専門職との情報共有を行った。退院前カンファレンスには，患者・家族，院内の多職種チーム，地域の各サービス提供者が参加し，患者が不安に感じている点の整理，患者が望む退院後の暮らしの確認，生活課題の検討，在宅療養に向けた環境の準備・調整を行った。看護師は，あらためて患者・家族の希望を聞き，カンファレンスの場で率直に発言できるような雰囲気づくりに努めた。また，在宅で利用可能なサービスについて坂井さんに再度情報提供をした。退院前カンファレンス後，看護師は地域に向けた看護サマリーを作成した。

　坂井さんは退院後の在宅サービスの利用は希望せず，今後はケアマネージャーなどが中心となってサポートを継続し，外来通院をしつつ復職の準備を進めていくことになった。

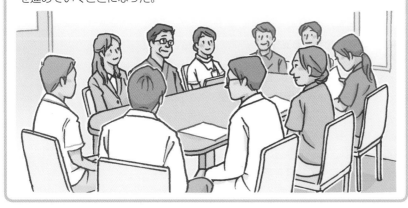

● **スクリーニングとアセスメント**　事例❶と同じく，入院時にはスクリーニングとアセスメントを行い，患者の病状，ADL，退院後の生活の希望などを確認する。

　そして，現状から予測される患者の今後の改善状態や，それを達成するまでに要する期間を患者・家族を含めたチームで共有し，支援計画をたてて援助を進めていく。

● **課題の共有と方針の決定**　急性期を脱し，社会復帰に向けて退院後の生活を見すえる段階になると，患者が望むゴールと医療チームが目ざすゴール

にズレが生じることがある。

　たとえば，「1人でトイレに行けるようになりたい」「口から食事が食べられるようになりたい」といった希望を患者がもっていても，病状や治療上，到達することが困難な場合がある。そのようなとき，患者は現状をなかなか受け入れることができず，不安や落ち込み，怒りといったさまざまな感情をあらわすことがある。看護師は，患者の思いを受けとめ，患者がこれまでの生活のなかで大切にしてきたことや，価値観に配慮したかかわりに努めるようにする。患者が現状を受け入れられるようになるには時間が必要である。また，患者の受容を支援することと同時に，いまできることに着目して援助することも重要である。

　坂井さんも，営業職への復帰を目ざしてリハビリテーションに励んでいたが，坂井さんの回復状態では，発症前と同様の業務を行うことは困難であった。看護師はその気持ちに寄り添いつつ，復職についての現実的な手だてを見いだすために MSW と連携した。

　それにより，復職に関して具体的にどのように会社に話をすればよいかが明確になった。

●**療養の場の移行に向けた課題解決**　在宅への移行にあたっては，病状の安定化に加えて，退院後の生活に合わせた医療の簡便化，セルフケアの確立，社会資源の活用といった支援が必要になる。

　1 **医療の簡便化**　退院後も継続して必要となる医療処置については，自宅で患者・家族が行えるように簡便な方法を検討する。たとえば，医療機器やカテーテル類の自宅での設置場所を工夫することや，内服薬の種類が多い場合に一包化を検討することなどがあげられる。退院前から医療機器やカテーテルなどの管理方法を練習したり，トラブルが生じた場合の対応を決めておいたりすることも必要である。**事例❷**の看護師は，配薬の際に坂井さんが薬を取り出しにくそうにしている様子に気づき，薬剤師と連携して問題に対処することができた。

　このように，患者に関心を寄せて，患者が療養生活を送るうえで必要な動作を確認していくことが重要である。

　2 **セルフケアの確立**　移動・食事・排泄・整容といった ADL を，なるべく自宅の環境に近いかたちで練習しておく。たとえば，自宅での入浴に困難があると予測される場合に，福祉用具や住宅改修によって可能になるかを多職種チームで検討し，その設備に合わせた入浴動作を練習するなどである。また，在宅移行後におこりうる病状変化や困りごとについて，あらかじめ検討し，患者に情報提供しておくことも大切である。**事例❷**では，看護師が坂井さんと一緒に退院前訪問指導を行い，自宅の様子を確認して他職種と共有し，在宅での環境を想定した支援の調整を行った。

　3 **社会資源の活用**　在宅への移行に際して，患者の不安を払拭（ふっしょく）し，患者自身が望む療養生活を送るためには，適切な社会資源の活用が重要となる。社会資源は，患者のセルフケア能力を補うためのものや，経済面でのたすけになるもの，市区町村が独自に行っているサービスや，ボランティアで運営

1. 氏名　　　　　　　　男・女　　　　　　生年月日（年齢　　）
2. 住所（現住所と訪問先が異なる場合，明記する）　連絡先
3. 病名　　　　　　　　　　　既往症
4. 今回の入院にいたった病状と入院における病状経過（治療経過）
5. 今後の方針（医師からの説明内容，告知の有無含む）
6. 医師の説明に対する受けとめや病気の理解 　　本人：　　　　　　　　　　　家族：
7. 希望する最期の場所 　　本人：　　　　　　　　　　　家族：
8. 入院前の状況と変化した点（入院前＿＿＿＿⇒現在＿＿＿＿） 　　・自立度　　　　　・認知度　　　　　　・PS（パフォーマンスステータス）
9. 継続する課題 　（1）身体機能障害（麻痺，拘縮，言語，視覚，聴覚，嚥下，その他） 　（2）認知障害，意思の疎通 　（3）感染症，アレルギー，禁忌 　（4）栄養状態，嚥下機能，食事・水分制限の有無，体重の増減，歯・口腔の状態 　（5）皮膚の状況（スキントラブル，褥瘡など） 　（6）排便コントロール（摘便の要否，最終排便日など）
10. 家庭環境 　（1）介護状況：単身，介護者，介護協力者，キーパーソン ・介護力，介護可能な時間 　（2）家屋環境：戸建，集合住宅 ・エレベーターの有無 ・トイレ ・ベッド ・手すり
11. ADL・IADL およびセルフケア能力：自立か，要介助かを明記 　（1）ADL：食事，排泄（トイレ，ポータブルトイレ，オムツ），保清（入浴， 　　　シャワー浴，清拭），寝返り，座位，立位，歩行，移乗・移動 　（2）IADL：家事，意欲，金銭管理など 　（3）内服の管理能力（具体的に確認する） 　（4）リハビリテーションの状況と目標や考慮すべきこと（杖や補装具の使用など） 　（5）介護者による介護方法の達成状況

○図10-4　地域への情報提供シート（看護サマリーシート）の例

（東京都福祉保健局医療政策部：東京都退院支援マニュアル〜病院から住み慣れた地域へ，安心して生活が送れるために〜，平成28年3月改訂版．2016-03＜http://www.fukushihoken.metro.tokyo.jp/iryo/sonota/zaitakuryouyou/taiinnshienn.files/taiinn1.pdf＞＜参照2021-10-01＞による，一部改変）

されている患者会・家族会など多種多様である。

　看護師は，MSWや地域のサービス提供者と協働しながら患者に情報提供し，退院後の生活をイメージできるように支援する。事例❷では，坂井さんを地域の居宅介護支援事業所につなぐことで要支援2の認定を受け，住宅改修費を利用することができた。

　● **療養の場の移行に向けての調整**　退院前には，最終的な患者・家族の状況について共有し，準備・調整を行う。

　退院前の準備・調整のためには，退院前カンファレンスの開催や，地域に向けた看護サマリー（○図10-4）の作成が効果的である。

12. 継続する医療および医療処置
 (1) ・経管栄養(胃瘻・腸瘻・食道瘻・経鼻, 栄養剤, 量, 注入時間, 注入方法,
　　　カテーテルの種類やサイズ)
　　・HPN(輸液内容, 量, 間欠か持続か, ポンプメーカー)
　　・点滴(末梢, CV, CV ポート, 内容, 量)
　　・インスリン注射(薬剤名, 量, 時間, BS 値)
　　・尿留置カテーテル(経尿道・膀胱瘻・腎瘻, カテーテルの種類, サイズ, 交換頻
　　　度と次回の交換日)
　　・ドレーン管理(挿入部, 包帯交換頻度, 通常の排液量)
　　・疼痛管理(薬剤名, 量, 内服時間, 貼付剤等交換時間, 持続皮下注, レスキュー
　　　の使用頻度)
　　・気管切開(永久気管孔, カニューレの種類, 交換頻度)
　　・人工呼吸器(機種, 設定, 回路交換者)
　　・在宅酸素(流量, 時間, 機種, 携帯ボンベの有無)
　　・ストーマ, ウロストミー(部位, 使用装具の詳細, 交換頻度)
　　・透析(血液・腹膜, 時間, 透析液濃度, 機器メーカー)
　　・褥瘡(部位, 処置内容)
　　・吸引(吸引頻度)
 (2) 誰が医療管理を行うのか(誰に指導したか)
　　どこまで指導できているか, その達成度はどうか
 (3) 今後の医療管理を担うところはどこか
　　・カテーテル交換等はどこの医療機関で行うか, 次の交換予定日はいつか
　　・医療材料, 衛生材料の準備, 手配状況
　　・在宅療養指導管理料は, どこの医療機関が算定か, 訪問看護指示書との関係は
　　　どうか

13. 今後の医療的サポートについて
　　・病院受診時の科と主治医は誰か, 退院後のフォロー窓口はどこか
　　・今後かかりつけ医に依頼するか, 介入予定のかかりつけ医はどこか
　　・訪問看護ステーションはどこか
　　・病状急変時の受け入れ病院はどこか
　　・災害時に備えた対応

14. その他利用する必要性のあるサポート
　　リハビリテーション, 薬局, 訪問介護, 福祉用具など

15. 保険, 公費情報
　　要介護度, 難病, 身体障害, 生活保護など

▷図10-4　(続き)

　1 退院前カンファレンスの開催　とくに患者が下記に該当する場合には, 退院前カンファレンスの開催が必要となる[1]。
(1) 在宅で人工呼吸器や腹膜透析器など高度な医療機器を使用する場合
(2) がんや難病などで症状コントロールがむずかしい場合
(3) 看取りの可能性がある場合
(4) 吸引や経管栄養などの医療ケアを必要とする場合
(5) ADL の低下や認知症など心身機能の低下がみられる場合
(6) 独居など療養環境に問題があると考えられる場合

1) 東京都健康福祉局:東京都退院支援マニュアル. 2016-03(https://www.fukushihoken.metro.tokyo.lg.jp/iryo/iryo_hoken/zaitakuryouyou/taiinnshienn.html)(参照 2021-09-01).

◗表10-5　退院前カンファレンスのおもな議題

1. 在宅生活への希望確認
2. 病状について
3. 服用薬剤の状況について
4. 医療機器への対応
5. 介護の留意点・介護体制など
6. 緊急時・看取りなどの対応
7. 今後の検討事項
（外来受診・訪問看護指示書作成・在宅指導管理料算定など）

（東京都福祉保健局：東京都退院支援マニュアル. 2016-03＜https://www.fukushihoken.metro.tokyo.lg.jp/iryo/iryo_hoken/zaitakuryouyou/taiinnshienn.files/taiinn1.pdf＞＜参照 2021-09-01＞より作成）

（7）経済的な問題をかかえている場合

退院前カンファレンスでは，患者・家族や院内の多職種だけでなく，ケアマネジャーや訪問看護師，地域包括支援サービス担当者など，地域の多職種チームも参加し，患者がその人らしく安全な療養生活を送ることができるように包括的なケアの実現に向けた検討を行う（◗表10-5）。

◻2地域に向けた看護サマリーの作成　在宅の移行においても，事例❶と同じく看護サマリーの作成が重要となる。退院前カンファレンスで確認された内容をふまえて，地域の多職種に向けて情報提供を行う（◗318〜319ページ, 図10-4）。地域の多職種が必要とする情報は，医療処置やケアのほか，家族や家庭環境，病状や治療への理解度など多岐にわたる。看護師は，患者・家族が安心して在宅療養を継続できるように，患者の入院中に得たさまざまな情報のなかから必要なものを整理して提供する必要がある。

地域包括ケアシステムの構築や地域医療連携促進に向けた活動のなかで，その地域で共用できる看護サマリーを作成しているところもある。

●評価　在宅移行支援の評価には，事例❶で解説した評価項目（◗315ページ）のほか，移行後の患者・家族の生活状況の把握が必要となる。順調に自宅での生活が送れているか，退院後に支援が必要になったことはあるか，入院中に行っておくべきだったことはないかなどについて，ケアマネジャーから話を聞いたり，外来受診時に確認したりする。このような取り組みは，今後の移行支援の改善だけでなく，患者・家族にとって生活の困難や不安を表出する機会にもなる。

2 人生の最期のときにある人の療養の場の移行支援

すべての患者が健康状態を改善して療養の場を移行できるわけではない。なかには，人生の最期のときを望む場所で過ごすために移行支援を必要とする患者もいる。ここでは，終末期がん患者の事例をとりあげ，自宅での療養を実現するためにどのような移行支援が必要かについて解説する。

事例 ❸　人生の最期のときにある泉さんの療養の場の移行支援

　泉さんは 50 代女性，職業は主婦，2 歳年上の会社員の夫と，会社員の長女との 3 人暮らしである。長女は結婚の予定がある。10 年前に子宮頸がんが見つかり，手術と術後補助療法を行った。数か月前から右下肢の痛みが出現し，だんだんひどくなって歩くのにも支障が出てきたため受診した。精査したところ，右鼠径部リンパ節転移と尿管への腫瘍浸潤が見つかった。入院して化学療法を行ったが効果は見られず，消化管閉塞も出現したため化学療法は中止となった。この間にも徐々に右下肢の痛みは増強し，歩行や ADL にも支障をきたすようになり，泉さんは精神的なつらさや不安を訴えるようになった。

　緩和ケアチームが介入し，医療用麻薬による痛みのコントロールと精神的な支援を行った。痛みが軽減したことで落ち着きを取り戻した泉さんは，主治医に予後についてたずね，月単位であることを聞いた。その翌日，泉さんは「一晩中眠れなかったが，今後について考えたので，聞いてほしい」と看護師をベットサイドによんだ。そして，「少しでも動けるうちに自宅に帰りたい，母親として娘の結婚のしたくをしてやりたい」と話した。

　看護師は主治医や緩和ケアチームと話し合い，泉さんの気持ちを尊重して在宅で療養できるように支援していくことになった。在宅療養にあたり，泉さんの了解後，主治医と看護師で夫と長女の面談を行った。泉さんが娘さんの結婚準備をしてあげたいので，在宅療養を希望されていることを夫に話すと，「病院にいても結婚準備は娘とできるのではないか」「食事があまりとれていないので病院で点滴をしてもらったほうがよいのではないか」「昼間，泉さんを家に 1 人でおいておけない」「痛みが強くなったらどうしたらいいのか」と困惑した表情をみせた。長女は黙っていた。

　主治医から予後が厳しいこと，在宅に戻るなら状態が落ち着いているいまがよいと伝えられた。夫は目に涙を浮かべていた。長女は，「お母さんが帰りたいというなら，そうしたい」「会社の制度を使えば，介護休暇が取れると思うから，お父さん，大丈夫だよ」と話した。夫もそれならと了解し，泉さんと家族は訪問診療と訪問看護を利用して自宅で療養することが決まった。

　看護師は，泉さんの退院に向けて調整が必要な点を以下のように考えた。

(1)疼痛のマネジメント，医療用麻薬の服薬管理，頓服薬(レスキュー薬)の服用の習得が必要である。

(2)少し食べるだけでも腹部のはりがあり，経口摂取が進んでいないため，退院時には栄養士に食事指導をしてもらう必要がある。

(3)泉さんはつかまり立ちでの歩行がやっとであり，居住環境の調整が必要である。

(4)家族は泉さんの意思決定を尊重し在宅療養を受け入れたが，今後の経過を予測できず，疼痛マネジメントや経口摂取に不安をいだいている。

　看護師は，在宅での医療体制を確立し，疼痛をはじめとする症状マネジメントや食事・排泄などの日常生活が安楽に行えるように，訪問診療・訪問看護につなぐ計画をたてた。また，家族の不安や予期悲嘆に対する支援が継続されることも重要だととらえた。さらに，院内他職種と連携して，MSW に利用可能な社会資源について相談したほか，栄養士から食事指導が受けられるように調整した。泉さんと家族に対しては，痛みが増強したときの頓服薬

（レスキュー薬）服用のタイミングの習得，痛み日記の記載，排便コントロールについてのセルフケア支援を行った。

　退院数日前に，泉さんの在宅での医療と生活を支える退院前カンファレンスが病院内で開催された。参加者は泉さん，夫，長女，病院側からは主治医，病棟看護師，MSW，受け入れる地域からは在宅医，訪問看護師であった。カンファレンスでは，泉さんの病状と治療や看護の経過，泉さんの在宅療養での目標，今後必要となる医療や看護の予測について共有した。

　退院後の役割について話し合い，在宅医や訪問看護師が 24 時間体制で支援すること，在宅の医療チームでコントロールできない痛みなどが生じた場合は，病院に入院できることなどを確認した。

　退院前カンファレンスのあった日，泉さんは夜勤の看護師に「夫や娘には迷惑をかけて申し訳ないけど，自宅に帰ることができてうれしい，娘が生まれてきたときから，この子がいつかお嫁さんになるときには，私が母にしてもらったようにしてあげようと思っていたことがいくつかあるの」と静かに話した。

　退院当日泉さんは伝い歩きではあったが，自力で夫の運転する車に乗り，笑顔で退院していった。退院後 1 週間ほどして，訪問看護師から，泉さんは電動ベッドを導入してリビングに設置し自宅での療養環境が整ったこと，疼痛もコントロールでき，娘がつくった料理を食べることができていると報告があった。

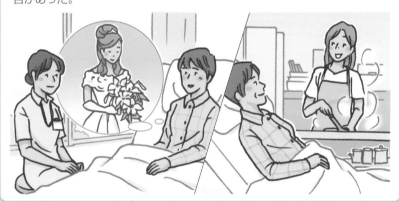

● **支援の目的**　療養の場の移行支援の目的は，人生の最期のときを患者・家族が望む場所で生活できるようにすることである。その際には，看護師は患者・家族との信頼関係を基盤としたコミュニケーションにより，患者の意向・希望を把握する。とくに人生の最期の時期であることを患者や家族が認識するには，精神的な苦痛や予期悲嘆が伴うため，患者や家族の受けとめを確認しつつ進めることが重要である。

　事例❸では，泉さんの意向が確認され，最後まで母親としての役割を遂行できることを目ざして移行支援が始まった。また，泉さんの意向をかなえたいという長女の思いが移行の基盤となっていた。もし，泉さんの ADL の低下が顕著で，「家族に迷惑をかけてしまう」といった思いが強ければ，緩和ケア病棟などの医療施設が移行先になったかもしれない。

● **家族を含めた療養の場の意思決定**　泉さんが望む医療や療養の場所を選

択できるように，医療者や家族とともに話し合い，意向を明確にしていくプロセスはアドバンスケアプランニング（ACP）といわれるものである（◐296ページ）。

泉さんの意向に基づいて療養の場所を決める際には，家族である夫と長女の意向も確認された。夫は自宅療養に不安があったが，予後が厳しいこと，母の願いをかなえてあげたいという長女の意向により，最終的には自宅療養に納得した。複数の家族成員がいる場合には，それぞれの家族員の思いを調整しながら，家族間で話し合いがもてるように支援していく必要がある。

事例❸の場合は，夫の不安がなくなったわけではないので，看護師は，退院に向けての調整事項に疼痛マネジメントや食事摂取への支援，夫の予期悲嘆への支援を考えている。

● **移行先で対応可能な医療処置を見きわめた支援**　終末期にあるがん患者には，がんの進行などによる疼痛をはじめとする複数の症状がある。症状は患者の生活に影響を及ぼすため，人生の最終段階における患者の目標を達成するためにも，適切なマネジメントが必要である。看護師は，入院中に症状に対して患者や家族がセルフケアできるように支援する。多くの医療処置があると，家族も手に負えないという気持ちになるため，できるだけ簡便な方法でこれだけは，という項目を主にして継続できるようにする。

● **在宅療養の支援体制と環境整備**　療養の場の移行支援では，移行時にある問題に対処するだけでなく，医療と生活がどのように変化していくのかを予測して，切れ目のない支援を行うことが重要である。泉さんの病状は，コントロールがむずかしく，今後変化していくことが予測されたため，退院前カンファレンスを開催して，在宅移行にあたっての対応が検討された。泉さんや家族も同席することで，在宅で症状が悪化するなど問題が発生した場合に，受けられる支援が明確になった。

● **多職種チームでのアプローチ**　泉さんの療養の場所の移行支援には，泉さんの家族を中心として，看護師，医師，緩和ケアチーム（緩和医療科医師，緩和ケア認定看護師，精神科医師），MSW，管理栄養士，訪問看護師，在宅医がかかわった。これらの職種が連携することにより移行支援をスムーズに行うことができた。

看護師は，医療者のなかでも患者・家族にとって身近な存在であり，つねに泉さんに関心をはらっていたため，治療中止のわるい知らせを受けた泉さんの今後に対する思いをいち早く知ることができ，早期の移行支援につなげることができた。人生の最終段階にある人の療養の場の移行支援においては，時間的な制限があることもあり，多職種で連携・協働する支援がより重要である。

✎ work **復習と課題**

❶ 医療提供体制が病院完結型から地域完結型へと変化し，病床の機能分化と連携を進めている理由と，それが患者の療養環境にどのような影響を与えたのか説明してみよう。

❷ 療養の場を移行する患者は，どのような困難をかかえているか，考えてみよう。

❸ 患者が療養する場にはどのようなものがあるか，その特徴とともに列記してみよう。また，自分の住んでいる地域の医療施設，介護施設，在宅サービスを調べてみよう。

第 11 章

新たな治療法，
先端医療と看護

本章の目標	□ 医学や医療技術の進歩による新たな治療法，処置にはどのようなものがあり，従来の治療法，処置とどのように異なるのかを知る。
	□ 新たな治療法，処置の出現は，医療を受ける人の健康行動にどのような変化をもたらすかを理解し，患者・家族の看護のあり方について学ぶ。

　科学技術や医学の進歩とともに，医療の現場には日々新たな薬剤や治療法，医療処置が登場している。新たな治療法は，従来の方法に比べてなんらかの利点を有している。たとえば，痛みや外見の変化が少ない，新たな効果が期待できる，入院期間が短くてすむ，などである。しかし，多くの場合，新たな治療法や処置は，不確実な要素ももち合わせている。すなわち，新たな効能をもつ薬剤であっても，すべての人にその効果をもたらすとは限らず，副作用の危険性もある。また，外見の変化が少ない手術法は，それだけ病巣の取り残しの可能性が高くなり，それが悪性のものであれば残存器官に再発の危険性も高まる。

　したがって，患者に対する十分な情報提供が一層重要となり，看護師をはじめ医療者の役割の発揮が期待されている。

A　新たな治療法・医療処置の開発・普及

1　移植・再生医療

1　臓器移植

　臓器移植には，生体臓器移植(腎臓，肺など主として2つある臓器や肝臓など再生能力のある臓器の移植)と脳死臓器移植(心臓，肺，肝臓などの移植)および心停止後の死体臓器移植(角膜，皮膚，骨などの移植)がある。

　●**脳死臓器移植の現状**　わが国では，1997(平成9)年に「臓器の移植に関する法律」(臓器移植法)が制定されてから，脳死者からの臓器提供による脳死臓器移植が行われるようになった(◐287ページ)。それ以前は，心臓死後の角膜・腎臓の提供，あるいは血縁者の臓器提供による生体腎移植・生体肝移植などに限られていた。

　臓器移植は，末期の臓器不全患者にとって有効性が認められている治療法で，米国での心臓移植は年間二千例以上行われている。しかし，わが国では文化的・社会的背景，臓器移植医療の体制整備の立ち遅れにより，いまだなじみ深い治療法とはいいがたいのが現実であり，腎移植を例にみても透析患者に対する腎移植件数はきわめて少ない(◐表11-1)。

　●**患者・ドナー・家族の支援**　自分自身や家族が移植医療の適応となり，それしか治療法が残されていないという状況にある人にとって，この現実は

◉表11-1　腎臓移植実施件数

年	腎不全による透析患者数（各年年末）	腎移植件数	死体腎移植（心停止下）	脳死腎移植
2003	237,710	866	134	4
2004	248,166	904	167	6
2005	257,765	995	144	16
2006	264,473	1,139	181	16
2007	275,119	1,230	163	24
2008	282,622	1,204	184	26
2009	290,675	1,313	175	14
2010	297,126	1,485	146	62
2011	304,592	1,389	126	86
2012	309,946	1,610	116	77
2013	314,180	1,586	88	67
2014	319,388	1,598	42	85
2015	324,986	1,661	63	104
2016	329,609	1,648	61	116
2017	334,505	1,544	65	133
2018	339,841	1,683	55	127
2019	344,640	1,827	54	176
2020	347,671	1,711	17	124
2021	349,700	1,773	19	106

（日本移植学会：臓器移植ファクトブック2022. による）

---

column　新たな医療や治療をあらわす用語

　新たな医療や治療をあらわす用語には，先端医療のほか，先進医療や高度医療などがある。

　先進医療とは，公的医療保険の対象になっていない新しい医療技術のうち，効果が期待されており，保険給付の対象とすべきか評価が必要として，厚生労働大臣が保険診療との併用を認めているものである。医療技術ごとに設定された施設基準を満たした医療機関でのみ実施される。具体的には，重粒子線治療や，家族性アルツハイマー病の遺伝子診断，早期乳がんに対する経皮的乳がんラジオ波焼灼療法などがある。

　一方，以前は未承認や適応外の医薬品・医療機器の使用を伴う医療技術を高度医療とよんでいたが，2012年に先進医療と高度医療が一本化され，現在は，未承認や適応外の医薬品・医療機器の使用を伴わない医療技術を先進医療A，伴う医療技術（かつての高度医療）を先進医療Bとしている。

　なお，先端医療は，最先端・最新の医療であることをあらわす言葉としてしばしば用いられるが，診療報酬や医療保険などに使用される用語ではない。

厳しい。さらに提供臓器は限られた数であるため，移植を望みながらも実現せず，その間に病状の悪化によって亡くなる患者も多い。また，移植の機会に恵まれても，見知らぬ他者の死によって移植手術が可能となった事態や，移植された臓器へのさまざまな思いが生じ，移植患者の心理は複雑である。手術が終わっても，移植患者のその後の生活には免疫抑制薬の長期服用や，かぜなどの感染症予防への細心の注意が必要であり，拒絶反応出現のおそれをもちながら生活していくことになる。

　一方，突然の事故や病気によって脳死となった患者が臓器提供の意思を有している場合，悲報と時を同じくして臓器提供への同意を求められた家族は，悲嘆のなかで短期間に意思決定をしなくてはならない。

　このように移植医療では，**ドナー**（組織や臓器の提供者）および**レシピエント**（受け手・移植患者），さらにそれぞれの家族がサポートを必要としている。

2 造血幹細胞移植

　造血幹細胞移植は，白血病の一部や重症再生不良性貧血に有効な治療法である。ドナー登録者のなかから，白血球の型ともいえる HLA 抗原（ヒト組織適合性白血球抗原）適合者の造血幹細胞を移植する同種移植と，患者本人の幹細胞を用いる自家移植がある。同種移植には，骨髄移植，臍帯血移植，末梢血幹細胞移植などがある。

● **骨髄移植**　わが国の**骨髄移植**は，1991（平成 3）年に設立された骨髄移植推進財団骨髄バンクのドナー募集・登録によって全国展開が開始された（◐表 11-2, 11-3）。骨髄移植は，ドナー登録者のなかから数百〜数万人に 1 人とされる HLA 適合者の骨髄液を，通常，全身麻酔下で骨盤などの大きな骨から 500〜1,000 mL 採取し，患者に輸注する治療法である。

● **臍帯血移植**　**臍帯血移植**は，分娩時に娩出される胎盤中から臍帯血を採取し，そのなかに含まれる造血幹細胞を分離・保存し，白血病患者などに移植する治療法である。臍帯血移植は，骨髄移植と異なり採取にあたって提供

◐表 11-2　骨髄バンク登録者数，移植件数

年度	骨髄提供登録者	移植数	年度	骨髄提供登録者	移植数
2005	242,858	908	2014	450,597	1,331
2006	276,847	963	2015	458,352	1,234
2007	306,397	1,027	2016	470,270	1,250
2008	335,052	1,118	2017	483,879	1,241
2009	357,378	1,232	2018	509,263	1,214
2010	380,457	1,192	2019	529,965	1,232
2011	407,871	1,272	2020	530,953	1,096
2012	429,677	1,338	2021	537,820	1,173
2013	444,143	1,343	2022	544,305	1,055

（公益財団法人日本骨髄バンク：骨髄バンク事業の現状（ドナー登録者・移植例数等），骨髄バンクデータ集＜https//www.jmdp.or.jp/data/01.html＞＜参照 2023-10-01＞による）

◎表 11-3　骨髄移植症例件数（1992〜2023 年 3 月末）

病名	総数	小児	成人
総数	27,558	3,612	23,946
急性リンパ性白血病	5,522	1,114	4,408
急性骨髄性白血病	8,906	639	8,267
慢性骨髄性白血病	1,715	152	1,563
骨髄異形成症候群	4,572	369	4,203
再生不良性貧血	1,359	578	781
先天性代謝異常	137	106	31
原発性免疫不全症	324	259	65
その他	5,023	395	4,628

（公益財団法人日本骨髄バンク：骨髄バンク事業の現状（ドナー登録者・移植例数等），骨髄バンク
データ集＜https//www.jmdp.or.jp/data/01.html＞＜参照 2023-10-01＞による）

者への身体的侵襲がないこと，リンパ球が未熟なため組織適合性の一致が不要なこと，拒絶反応が少ないことなど利点が多いが，採取できる幹細胞数が少ないため，おもに小児の難治性血液疾患の治療に用いられる。

● **患者・家族の支援**　骨髄移植，臍帯血移植，末梢血幹細胞移植などは，おもに血液疾患の治療法として現在では確固たる地位を築きつつある。それだけに患者・家族の治療への関心は高く期待も大きい。しかし，放射線治療や化学療法などによる負担の大きい前処置，クリーンルームへの入室，移植片対宿主病 graft-versus-host disease（GVHD）など，克服しなければならない課題は多く，治療効果も個人差が大きい。そのため患者・家族への支援においては，最新かつ十分な情報提供と，長期にわたる治療・療養過程での支援体制づくりが重要となる。

3　再生医療

　再生医療 regenerative medicine は，再生医学の成果を医療に応用した医療のなかでも新たな分野である。再生医学とは，ヒトの組織のなかで胎児期にしか形成されない組織や器官などが，なんらかの理由によって欠損したり機能が失われたりした場合，その機能を，ときには形態までをも新たに回復，形成させる研究分野である。この分野ではこれまで，クローン技術，ES 細胞，iPS 細胞などが成果をあげてきた。

● **クローン技術**　**クローン**とは，同一の起源と均一な遺伝情報をもつ複数個体のことである。動物への実験や適応が繰り返され，ヒツジなどの高等生物のクローンをつくることに成功している。しかし，ヒトに対しては倫理上の問題があり，現在では世界各国で研究に規制がかけられている。

● **ES 細胞**　**ES 細胞** embryonic stem cells（**胚性幹細胞**）とは，胚盤胞期に属する細胞塊からつくられる細胞株のことで，理論上すべての組織に分化する可能性をもつため，再生医療への応用が注目されている。ただし受精卵を材料として用いることは，生命の萌芽をつみとることでもあるため，倫理的な問

題をかかえている。

● **iPS 細胞**　**iPS 細胞** induced pluripotent stem cells（**人工多能性幹細胞**，もしくは**誘導多能性幹細胞**）とは，体細胞へ数種類の遺伝子（転写因子）を導入することで，ES 細胞に似た分化多能性をもたせた細胞のことである。2006 年に京都大学の山中伸弥教授らのグループによって世界ではじめてつくられた。iPS 細胞技術の開発により，受精卵をまったく使用せずに分化多能細胞の単離培養が可能となったことで，ES 細胞研究での倫理的問題も解決された。また患者自身から iPS 細胞を樹立する技術が確立されれば，拒絶反応のない移植用組織や臓器の作製が可能になると期待されている。

4　人工臓器

　前述のように，わが国では脳死による臓器提供者が諸外国に比べて圧倒的に少ないため，末期の臓器不全を呈する患者には，臓器機能を代行する人工的な治療手段が用いられることが多い。たとえば，腎不全患者への血液透析や腹膜透析（腹膜灌流），肝不全患者への血液濾過などがある。

　なかでも，重症心不全患者に用いられる補助人工心臓 ventricular assist device（VAD）は，2011 年 4 月に植込型 VAD が保険適用となり，治療成績も年々向上している。植込型 VAD の普及によって，これまでの体外型 VADでは困難であった退院が可能となり，患者の QOL は飛躍的に向上した。さらに，これまで臓器移植までの橋渡しととらえられていた VAD が，心臓移植にかわる長期療養手段として論議されるようにもなり，再生医療の進歩とともに人工臓器による医療は従来のかたちから大きくかわろうとしている。

2　臨床試験（治験）

● **新 GCP**　現在治療に用いられている内服薬や注射薬は，医薬品として世に出るまでに多くの段階を経ている。動物実験を終えた新薬もしくは海外で開発された薬剤のわが国への導入のプロセスの第 1 段階は，志願した健常成人を対象に，薬の成分が生体に及ぼす影響をみることである。第 2 段階では少数の患者で有効性と安全性などを調べ，第 3 段階で多数の患者で従来の標準的な薬剤と比較して有効性と安全性を確認する。

　このプロセスを**臨床試験（治験）**といい，この基本ルールに相当するものが，1989（平成元）年 10 月に厚生省（現厚生労働省）より通達された「医薬品の臨床試験の実施の基準 good clinical practice（**GCP**）」である。その後 1997 年に省令として制定（新 GCP）され，何度かの改正を経たのち，治験の手続きの効率化・治験業務の迅速化などを目的とした 2012（平成 24）年の改正とともに，その運用の参考として GCP ガイダンスが公表された。

● **治験コーディネーター**　治験において重要な役割を果たすのが，**治験コーディネーター** clinical research coordinator（**CRC**）である。治験コーディネーターの役割は，治験責任医師との役割調整，被験者（患者）との直接的なかかわり（インフォームドコンセント，補足説明，定期面接，服薬指導など），

病棟・外来看護チームへのかかわりや，薬剤部・放射線部・臨床検査部などの関連部門との連携，記録など多岐にわたる。

　治験コーディネーターには，看護師が専任あるいは兼任して携わっている例が少なくない。新たな薬剤に一縷の望みを託して治験にのぞむ患者・家族への支援において，副作用や効能に対しての不安や疑問への情報提供，および被験者（患者）の治療過程や療養生活，日常生活行動をきめ細かく支援することの意義は大きく，看護の専門性をいかした役割としてコーディネート機能に期待が寄せられている。

3　遺伝医療・ゲノム医療

　20世紀最大の科学研究成果の1つといわれる**ヒトゲノム計画** human genome project は，ヒトゲノムの全塩基配列を解析するもので，1953年のDNAの二重らせん構造の発見から50年目となる2003年に完了した。今後，ゲノム情報の解明が，がんやアルツハイマー病などの治療へ貢献することが期待されている。

　解明された遺伝情報を，医療に応用する**遺伝医療**が注目されている。遺伝医療とは，遺伝性疾患から生活習慣病まで，広い意味での遺伝病患者とその家族を対象に，診断，治療，長期にわたるフォローアップ，予防，および遺伝カウンセリングなどを行う包括的・学際的な医療である。

　ヒトゲノム計画も含めた近年の遺伝学の進歩により，遺伝要因が関与することが明らかになった疾患の割合は急激に増大している。たとえば，がんはその代表的な疾患の1つである。がんの発症に関連した数百種類の遺伝子を網羅的に調べ，患者の治療や診断に役だてる医療はがんゲノム医療とよばれ，一部の検査は健康保険の適用となっている。保険適用となる検査は，厚生労働省が指定したがんゲノム医療中核拠点病院・拠点病院・連携病院で受けることができる。現在，一生の間にがんをはじめとするなんらかの遺伝病に罹患する人の割合は，国民全体の半数にも上ると考えられ，21世紀の医療が遺伝医療を抜きに考えられないことを明示している。

　また，遺伝医療は，対象となる疾患が多岐にわたるという特徴をもつ。遺伝子病，染色体異常，多因子遺伝病などがおもな対象となるが，家族性腫瘍や，薬剤や放射線の影響など催奇形性に関する相談なども含む。また医療の対象も，患者本人だけにとどまらず，血縁者，近親者も対象となる。

　この分野では，従来の医療とは比較にならないほど高度かつ慎重な医療倫理が要求される。遺伝医療では複雑な遺伝情報をめぐる遺伝カウンセリングが重要となり，遺伝学的検査を受けるか否か，検査結果を知りたいか，子どもをもつかなど，患者や家族の選択や意思決定がきわめて重要視されることになる。また，疾患の種類や現在までの研究成果から，生命予後や症状発現時期，自然経過，治療法の有無といった疾患の経過や転帰はさまざまであり，患者のQOL維持・向上を目ざす医療が求められている。

B　新たな治療法や医療処置を受ける患者・家族の看護

1　新たな治療法の選択における問題

● **情報提供と意思決定**　健康意識の高まりや，医療機関の情報開示，そしてインターネットの普及やマスメディアによって，人々の医療情報へのアクセスはかつてないほど盛んに，かつ容易になってきている。したがって，医療機関を訪れる前から新しい治療法や先端技術についての情報をもっている，あるいは特定の治療法を受けることを前提に受診やセカンドオピニオンを求めてくる患者もまれではない。

　しかし，多くの患者は，その治療法の利点や改良点には目を奪われるが，短所や危険性について同様の注意をはらっていることは少ない。さらに，新たな治療法や先端医療技術は，その適応を厳密に定めていることが多く，患者の病状や状況によっては適応できない場合もある。また適応となっても，治療に過大な期待や即効性を求めていると，治療後の落胆が大きかったり，後悔したりすることもある。

　新たな治療法選択にあたっての看護師の役割は，その治療や処置に伴う情報の提供と，患者が情報をもとに十分思考し，主体的な意思決定ができるよう，そのプロセスを支援することにある。インフォームドコンセントにおける看護の役割に違いはないが，新たな治療法や処置に対する患者・家族の心理をよく理解し，また患者・家族は治療法そのものに注意を奪われがちであることに注意する必要がある。治療に向けての準備だけでなく，治療後の生活や回復プロセス，必要なリハビリテーションについての情報など，治療前後の状況から回復期，家庭療養や社会復帰に向けた生活に関する幅広い視野をもち，情報提供，支援を行うことが求められる。

　多くの情報を有することがすなわち意思決定につながるわけではなく，かえって混乱をまねくこともある。必要とする情報とその理解度，意思決定に必要なサポートはなにかなど，情報提供とともに患者・家族とよく話し合うことが重要となる。

● **患者・家族の擁護**　移植医療における臓器提供の意思決定など，患者・家族は乏しい情報，限られた時間のなかで決断を迫られたり，選択の余地があまりない状況で治療に同意するなど，苛酷な状況におかれることもある。新たな治療法を受けることで，予想もしなかった苦痛や不快，副作用，術後障害などが出現することもある。

　どのような状況においても，患者・家族に生じる苦痛や不都合，不利益につねに気を配り，それらの問題に積極的に対処することは，看護師としての責務である。よって，看護師には，患者・家族の代弁者，利益の確保者，不

利益の排除者，擁護者，教育者としての役割が求められる。

2　看護方法の開発

　新たな治療法，先端医療を受ける患者の看護では，それまでの経験や知識の蓄積では対処できない問題や課題が出現してくる。直接的な看護技術のみならず，移植医療や治験におけるコーディネーターといった，専門性をいかした新たな職種への貢献や，機器を装着した状態で在宅に移行する患者への生活支援などといった役割が一層期待されている。

　新たな看護方法の開発のためには，治療法に精通することはもとより，細かな観察や患者の訴えに敏感に対応し，つねに先を見こした看護が提供できるよう看護技術や器具の開発，観察視点の精選などに取り組まなくてはならない。これらは日常の看護実践での創意工夫や関連知識から導き出す必要がある。また，研究的取り組みも不可欠である。新たな治療法に伴い現状でどのような不都合や問題がおきているのかを見きわめる，治療に伴う患者の思いや気持ちを明らかにする，開発した看護方法の効果を検証するなどが研究課題となる。

　今後の科学技術や医療の進歩，新たな治療法の導入に伴い，新たな問題，課題が出現する可能性がある。予断や先入観に左右されず，綿密な観察と患者・家族の主観的訴えや思いに耳を傾け，それらを真摯に受けとめ対処することが問題の解決につながる。

✎ work　復習と課題

❶ 新たな治療法，先端医療の現状と動向について調べてみよう。

❷ 新たな治療法，処置を受ける人の看護の役割について述べなさい。

参考文献

1. 小川道雄：外科学臨床講義——考える臨床医であるために知っておきたい外科学の最近の進歩. へるす出版，1995.
2. 数間恵子ほか編：手術患者の QOL と看護. 医学書院，1999.
3. 竹内登美子編著：開腹術/腹腔鏡下手術を受ける患者の看護（講義から実習へ 周手術期看護 3）. 医歯薬出版，2000.
4. 虎の門病院看護部編：手術室看護手順，第 2 版. 医学書院，1998.
5. 日本看護協会：看護職の治験コーディネーターに関する実態調査報告書. 1999.
6. 山中源治：在宅療養に移行する植込型補助人工心臓患者および主介護者の体験と看護支援の検討. 日本クリティカルケア看護学会誌 12(3)：25-37, 2016.
7. Lea, D.H.ほか著，清水淑子監修，溝口満子・安藤広子監訳：遺伝看護の実践——事例からのアプローチ. 日本看護協会出版会，2001.

用語解説

ADL ⇒「日常生活動作(日常生活活動)」

ICF ⇒「国際生活機能分類」

ICIDH ⇒「国際障害分類」

NCD(非感染性疾患) Non Communicable Disease の略。がん、心筋梗塞、脳卒中、糖尿病、慢性閉塞性肺疾患(COPD)などの感染性疾患以外の疾病の総称である。国際的に予防および管理のための包括的な対策を講じることが重視されている。

PDCA サイクル Plan(計画)—Do(実施)—Check(評価)—Action(処置・改善)のサイクルを繰り返し、継続的に医療・ケアの質の改善をはかるプロセス。

PM2.5 大気中に浮遊する粒径が $2.5\mu m$ 以下の微小粒子状物質である。物の燃焼などによって直接排出されるものと、ガス状大気汚染物質が主として環境大気中での化学反応により粒子化したものとがある。呼吸系や循環器系に影響がある。

PTSD ⇒「心的外傷後ストレス障害」

SDH ⇒「健康の社会的決定要因」

THP ⇒「トータル–ヘルスプロモーション–プラン」

VDT 症候群 パソコンなどの端末表示装置 visual display terminal(VDT)を用いた作業に従事する人にみられる、肩こり、腰痛、眼精疲労などの症状の総称。

アイデンティティ(自己同一性〔自我同一性〕) 人が時や場面をこえて一個の人格として存在し、自己を自己として確信する自我の統一をもっていることをいう。青年期に意識される「自分はどのような自分か」「自分は社会のなかでどのように認められているか」という自己認識にあたる。

アドバンスケアプランニング 将来の治療や療養について、患者・家族と医療者が、患者の意向や価値観などについて、あらかじめ話し合い共有するプロセス。意思表示が

むずかしい状態になったとしても、患者の意向を尊重した医療を実施するために行われる。

アドヒアランス 患者が医療者によって推奨された療養法を理解し、それに同意したうえで実施すること。患者本人が主体的に治療に参加することを示す。

アルコール関連問題 アルコール依存症などの疾患だけでなく、飲酒に関連するさまざまな心理・社会問題なども含めた概念。

アンドラゴジー 成人という発達段階の特徴をいかし、成人の学習を援助するための基本的な考え方や方法のこと。成人教育学ともいう。

インフォームドコンセント 患者が自身の病状や行われる治療を正しく判断・理解できるように、医療者から医療に関する情報を的確かつ十分に得て、これを理解し納得して、自分自身で治療やケアを選択して、それを行うことに同意するという一連の過程、あるいは考え方のことである。「説明と同意」とも訳される。

インフォームドディシジョン 事実や情報に基づいて決定を行うこと。医療に関して現状の説明や情報提供がなされたうえで、それらをもとに患者が決定を下すことである。

インフォームドリフューザル 医療に関する情報提供がなされたうえで、患者が医療を拒否すること。

エンドオブライフケア 終末期に必要とされるケアの多様化に伴い生まれた、「エンドオブライフ」という時期に着目した概念。わが国における明確な定義はまだない。

エンパワメント 人々が自分たちの健康に影響を及ぼす意思決定や行動をより強くコントロールできるようになるプロセス(WHO：Health promotion glossary による)。権力や権限、あるいは能力を与えるという

のがもともとの意味である。近年は公衆衛生をはじめとして，医療や看護，社会運動，教育，国際協力，ビジネスなどさまざまな分野で用いられる用語となっており，分野によって若干意味合いが異なることもあるため注意が必要である。

家族機能　コミュニケーションや問題解決への対応などにより，家族が一体となってかかわり合う機能をいう。フリードマンは，①情緒機能，②社会化と地位付与機能，③ヘルスケア機能，④生殖機能，⑤経済的機能，という5つを家族機能としてあげている。

がん対策基本法　がんの対策のための国，地方公共団体などの責務を明確にし，基本的施策・対策の推進に関する計画と，厚生労働省にがん対策推進協議会をおくことを定めた法律。これに基づき，がん対策推進基本計画が策定されている。

危機　困難な状況に直面し，その人がもつ通常の対処能力や経験では克服できないと感じたときに陥る，強い不安・緊張および認知・情緒的混乱の状態。成長・発達過程のなかで遭遇する発達危機と，偶発的・限定的に生じる状況危機とがある。また，消耗性危機とショック性危機とに分ける分類もある。

共同意思決定（シェアード-ディシジョン-メイキング）　医療者と患者が共同に行う選択。情報格差から，患者がとりあえず医療者の言うことを聞いて承諾せざるをえないような関係性を改善するために近年用いられている。

業務上疾病　⇒「職業性疾病」

クオリティ-インディケーター　医療の質の指標のこと。たとえば，転倒・転落の発生率は，期間中に発生した転倒・転落の件数を，期間中の入院患者の延べ数で除した数であらわされる。

クリニカルパス（クリティカルパス）　特定の疾患あるいは治療を受ける患者の，入院から退院までの治療・処置・検査・看護・リハビリテーションなどを，経時的・職種別に一覧表にしたケア計画書。患者への説明に用いられることもある。

グループダイナミクス　集団のなかで，人間の意識や行動はその集団による影響や支配を受ける。このような集団にはたらく力動的作用に関する学問をいう。あるいは，その特性を治療や援助にいかす考え方のこと。集団力学ともいう。

ケアマネジメント　当事者や家族のニードに応じて，医療系サービスや福祉系サービスなどの社会資源，関連職種・機関を結びつけ提供すること。介護保険においては，利用者とその家族が適切なサービスを受けられるよう，アセスメント，ケアプラン作成，サービス提供機関の連絡・調整，ケアプランの評価などを行うことをさす。

ケースマネジメント　対象者1人ひとりのニードに応じた看護計画や他部門との連携をはかり，その人へのケアが効果的・効率的になされるように調整をすること。

健康格差　地域や社会経済状況の違いによる集団における健康状態の差をいう。個々の生活習慣に加え，所得の格差や雇用形態の違い，住んでいる地域や家族構成などの要因が重なることで，生活習慣や病気のかかりやすさだけでなく，平均寿命の差にもつながることがわかっている。

健康寿命　健康上の問題で日常生活が制限されることなく生活できる期間をいう。単に長生きするだけでなく，健康寿命の延伸をはかることは，QOLを高めることにつながる。

健康信念モデル　⇒「ヘルスビリーフモデル」

健康の社会的決定要因（SDH）　人々の健康状態に大きく関連する社会・経済・環境的な要因のこと。明確な根拠を示すものとして，社会格差やストレスなどがあげられている。

行動変容ステージモデル　⇒「トランスセオレティカルモデル」

コーピング　⇒「ストレスコーピング」

国際障害分類(ICIDH)　1980 年から 2001 年に ICF に改訂されるまで用いられていた障害の分類法。障害を機能障害，能力障害，社会的不利の 3 つのレベルに分けていた。障害をもつ人への視点がマイナス面にかたよっていることや，環境的な因子が考慮されていないことなどに対する批判があった。

国際生活機能分類(ICF)　2001 年，WHO において採択された国際障害分類(ICIDH)の改訂版。人間の健康状態は生活機能(心身機能・身体構造，活動，参加)と，背景因子(個人因子・環境因子)との相互作用によるものであるととらえている。

コントロールの所在(ローカスオブコントロール)　行動を統制する意識の所在が内(自己)にあるか，外(他者や環境など)にあるかによって，望ましい行動に対する主体的な取り組みに違いが生じるという考え方。内(自己)の傾向が強い場合を内的コントロール所在傾向，外(他者や環境など)の傾向が強い場合を外的コントロール所在傾向と分類する。

コンプライアンス　患者が医療者によって推奨された療養法に従ってそれを実践していくことをあらわし，実践していない状態をノンコンプライアンスという。法令遵守という意味をもつ言葉であり，患者が医師の指示に忠実に従うというパターナリズムの意味合いが強い。近年は，病気の管理には本人の主体性が重要であることから，アドヒアランスの概念が用いられるようになってきている。

作業関連疾患　⇒「職業性疾病」

シェアード-ディシジョン-メイキング　⇒「共同意思決定」

自己概念　自分がどういう人間かについての個人的な認識のこと。自分の能力や性質，外見などに関する自分自身のとらえ方だけでなく，自分が他者からどのように思われ評価されていると考えているかも含まれる。

自己効力感　ある行動について，「自分にはそれをする力がある」という自分の能力に対する認識。

自己同一性(自我同一性)　⇒「アイデンティティ」

死の準備教育(デスエデュケーション)　ふだんから死を身近なこととしてとらえ，学ぶことによって，自分や他者の死に備えての心構えを習得し，生と死の意義を探求すること。

集団力学　⇒「グループダイナミクス」

生涯発達　人の発達は青年期までで終わるものではなく，成人期や老年期でも継続し，生涯にわたり変化し自己実現を続けるという概念。

状況危機　⇒「危機」

消耗性危機　たとえば病の長期化などで，はじめは有効に対処できていても，徐々に対処能力が消耗されていくことで生じる危機。消耗性危機を示した危機モデルとして，アギュララとメズイックのモデルがある。

職業性疾病　職業に関連して生じやすくなる，もしくは増悪しやすくなる健康障害のこと。発症・増悪の要因に作業(作業様態・作業条件・作業環境など)が関連した疾患は，作業関連疾患として区別される場合もある。労働基準法では業務上疾病という言葉が用いられている。

ショック性危機　突然のできごとにより生じる危機。たとえば，事故や予期せぬ病の発覚などで生じやすい。ショック性危機を示した危機モデルとして，フィンクの危機モデルがある。

身体像(ボディイメージ)　人が自分の身体についてもっているイメージ。とくにストーマ造設や乳房切除など，身体の外観や機能が変化する治療を受けた患者では，これまでもっていたイメージが混乱し，変化した身体に対するイメージの修正にかなりのエ

ネルギーと時間を要する。

心的外傷後ストレス障害（PTSD）　災害や事件などの強いストレスに遭遇した場合に生じる精神障害。

ストレス関連疾患　ストレスによって生じる健康障害。頭痛や不眠症，消化器疾患など多岐にわたる。

ストレスコーピング　ストレスへの対処の過程。おおまかに，認知評価，対処，反応カテゴリーのプロセスを経る。対処には，問題解決を主とする問題中心型と，心理的負担を軽くするために自身の情動を調整する情動中心型がある。

ストレス–マネジメント　ストレスを予防的に管理し，うまく付き合っていくこと。セルフマネジメントの知識・技術の1つでもある。

ストレッサー　ストレスを生じさせる刺激。

スピリチュアルペイン　⇒「霊的苦痛」

生活習慣病　食事や運動，喫煙，飲酒などの生活習慣が深く関与する疾患。かつては成人病とよばれていた。

セーフティマネジメント　医療事故がおきないよう日ごろから安全を確保するために行う，システムづくりや，計画，行動のこと。

セクシュアリティ　生物学的な性（セックス）だけでなく，心理学的，社会・文化的な性も包括した概念。

セルフケア　健康をまもり増進するための主体的活動。オレムは，個人に必要なセルフケアの種類をセルフケア要件と表現し，普遍的セルフケア要件，発達的セルフケア要件，健康逸脱に対するセルフケア要件の3つに分類した。

セルフマネジメント　症状や治療および自身の生活について，病気をもつ人が自分で管理すること。自己管理ともいう。セルフマネジメントの主体は本人および身近で支える家族であり，保健医療職者と協働して実施される。

全人的苦痛（トータルペイン）　患者の苦痛を，身体的苦痛として一面的にとらえるのではなく，精神的苦痛や社会的苦痛，霊的苦痛も含めた総体としてとらえる概念である。これら4つの苦痛は互いに影響し合い，患者の苦痛を形成している。

ソーシャルサポート　家族や友人，職場の関係者，医療者など周囲の人たちから得られるさまざまな支援をさす。慰めや励まし，関心を寄せることなどにより情緒的負担を軽減する情緒的サポートと，物質的・金銭的援助や，活動的援助などにより問題解決をはかる道具的サポートに分けられる。また，情緒的サポートのなかでも，実績を認めるなどの肯定的評価を示すことなどを評価的サポートという場合がある。一方，道具的サポートのなかでも，問題解決のための助言や忠告といった情報提供をすることを情報的サポートという場合がある。

代理意思決定　患者本人が意思決定をすることがむずかしい場合（患者が乳児であったり，意識不明であったりする場合など）に，その人にかわり他者が意思決定を行うこと。

地域医療構想　2025年に向けて，病床の機能分化・連携を進めるために，医療機能ごとに2025年の医療需要と病床の必要量を推計し，定めるもの。医療介護総合確保推進法により，2015年より都道府県が策定することが義務づけられた。

地域包括ケアシステム　ニーズに応じた住宅が提供されることを基本としたうえで，生活上の安全・安心・健康を確保するために，医療や介護のみならず，福祉サービスを含めたさまざまな生活支援サービスが日常生活の場で適切に提供できるような地域の体制。

チームアプローチ　医師・看護師・薬剤師・理学療法士などの高い専門性をもつ複数の医療者がチームを形成し，目標に向かって連携・協働して患者の治療にあたること。例として，緩和ケアチームや栄養サポートチームなどがある。

デスエデュケーション　⇒「死の準備教育」

トータルペイン　⇒「全人的苦痛」

トータルヘルスプロモーションプラン
（THP）　労働者の心身両面にわたる健康
管理のこと。

特定健康診査　2008（平成20）年度から，40
〜74歳の医療保険加入者に義務づけられ
た生活習慣病に関する健診。生活習慣病を
予防するために，メタボリックシンドロー
ムに着目し，特定保健指導を必要とする者
を抽出するために行われる。

特定保健指導　特定健康診査の結果，必要が
あると判断された者に行われる保健指導。

トランスセオレティカルモデル　プロチャス
カとディクレメンテにより考案された保健
行動に関するモデル。①人の行動変容は，
前熟考ステージ・熟考ステージ・準備ス
テージ・実行ステージ・維持ステージとい
う5段階のステージを経て進んでいくとい
う考え方（行動変容ステージ），②あるス
テージから次のステージへ，円滑に移行す
るよう用いられる方略（変容プロセス），③
行動変容をおこすことの利得とコスト（意
思決定のバランス），④自己効力感（セルフ
エフィカシー）の4つの概念で構成されて
いる。変化のステージモデルや行動変容ス
テージモデルなどともよばれる。

トリアージ　対象の健康障害の緊急度や重症
度の判定を行い，治療の優先順位にそって
救命・救助活動を展開すること。

日常生活動作（日常生活活動）　食事，入浴，
更衣，移動，排泄など，誰もが毎日繰り返
し行う身のまわりの動作（活動）のことをさ
す。

ノーマライゼーション　障害の有無にかかわ
らず，同じ地域で同じように生活を送るこ
とができるように環境を整えていこうとす
る，社会福祉における基本的な考え方。

ハイリスクアプローチ　発病のリスクが高い
人々にはたらきかける方法。

パターナリズム　父権主義。語源は，父親が
自分の未熟な子どものために世話を焼いた
り温情をもってふるまうことをさす。たと
えば，医師の言うがままにまかせることが
患者のためであるという考えなど。

発達危機　⇒「危機」

バリアンス　クリニカルパスで示された一定
の経過から外れた場合をいう。原因を分析
することにより問題点を明らかにすること
ができ，対策もたてやすくなる。

ピアサポート　同じような体験をした人々が
対等な立場で実践する相互支援活動のこと。
同病者の体験を聴くことや，自身の体験や
思いを開示することで情緒的支援を受けた
り，療養生活への助言や医療福祉サービス
の情報を得たりすることができる。また，
自身の体験をもとに他者を支援することで，
自己効力感や自尊感情を高めることにもつ
ながる。患者会や家族会といったピアサ
ポートの形態をセルフヘルプグループとい
う。

非感染性疾患　⇒「NCD」

不確かさ　病気の進行や，それに伴う生活の
変化，治療の効果などを正確に予測するこ
とができない状況で発生する認知的状態。
患者や家族の不安やストレスの原因となる。

ヘルスビリーフモデル（健康信念モデル）　個
人の健康行動を理解・説明するためのモデ
ル。自分がどの程度病気になりやすいと考
えているか（認知された脆弱性），病気がど
の程度重篤な結果をもたらすと考えている
か（認知された重大性），予防的健康行動の
有益性（認知された利益）と障害（認知され
た障害），行動のきっかけ，自己効力感と
いった要素が健康行動に影響すると考えら
れている。

ヘルスプロモーション　1986年のオタワ憲
章がもとになった健康総合戦略の手法。オ
タワ憲章では，「人々がみずからの健康を
コントロールし，改善することができるよ
うにするプロセス」と定義され，2005年
のバンコク憲章では，「人々がみずからの

健康とその決定要因をコントロールし，改善できるようにするプロセス」と定義された。

ヘルスリテラシー　個人や地域社会全体の健康を維持・増進するために，必要な情報がどこにあるかを知り，理解し，活用することができる能力や意欲のこと。

変化のステージモデル　⇒「トランスセオレティカルモデル」

ボディイメージ　⇒「身体像」

ポピュレーションアプローチ　集団全体の発病のリスクを減少させるために，ハイリスクの人々だけでなく，潜在的に発病の可能性のある集団全体にはたらきかける方法。

病みの軌跡　コービンとストラウスによって提唱された，慢性病の管理のための看護モデル。慢性病は長い時間をかけて多様に変化する行路をたどるため，同じ病気であっても個別的な経験となるという考え。その行路を適切に管理することで，症状をコントロールすることもできる。

リスクマネジメント　医療事故の発生を未然に防ぐだけでなく，発生した事故をすみやかに処理して対象者の安全や組織の損害回避をはかることも含めた，一連の対策や行動，またはシステムのこと。危機管理ともいう。

霊的苦痛(スピリチュアルペイン)　人生や自分の存在の意味・価値に関する苦悩。宗教的なもののみをさすのではなく，すべての患者に根源的に内在するものとされる。

レディネス　学習が効果的に行われるために必要な，その人の内的な準備状態や準備性のこと。

労働衛生の3管理　労働衛生管理の基本となる，作業環境管理，作業管理，健康管理のこと。

ローカスオブコントロール　⇒「コントロールの所在」

ロコモティブシンドローム　運動器の障害のために自立度が低下した状態をいう。進行すると介護が必要となる危険性が高まる。

ワークライフバランス　仕事と生活の調和のこと。仕事にやりがいや充実感をもちながら働きつつ，かつ家庭や地域生活においても充実した生き方が実現できるよう，仕事と生活のバランスを調整すること。

索引